科学出版社“十四五”普通高等教育本科规划教材
科学出版社普通高等教育药学类系列教材

# 药学概论

第2版

主　编　胡昌华　段小群
副主编　于　超　韩　波　韦锦斌　许小红　张立明
编　委　（按姓氏拼音排序）
常军民（新疆医科大学）　段小群（桂林医学院）
韩　波（成都中医药大学）　胡昌华（西南大学）
李　刚（内蒙古医科大学）　李　乐（石河子大学）
李　楠（成都中医药大学）　李俊龙（成都大学）
刘雪梅（西南大学）　汪祖华（贵州中医药大学）
韦锦斌（广西医科大学）　韦思平（西南医科大学）
许小红（成都医学院）　于　超（重庆医科大学）
余　娴（重庆医科大学）　张　帆（川北医学院）
张立明（宁夏医科大学）　周　威（贵州医科大学）

科学出版社
北　京

## 内 容 简 介

药学概论是药学专业的一门引导性课程，又是非药学专业学生了解药学相关专业课程与知识的一门概要性课程。本教材按照药物的概念、分类、制备过程、剂型发展、有效性与安全性评价、质量控制和流通使用以及临床用药等顺序概要介绍药学相关二级学科主要内容，创新性地选择经典药物案例贯穿于章节，让初学者对药物全产业链的学习有一个系统完整的认识和思考。本教材以学生为中心，以药物安全使用、服务人民健康为目标，通过经典药物案例引导学生创新思维，研讨创新药物、推动医药产业新质生产力发展。

本教材适合药学类相关专业学生使用，也可供非药学类专业学生选修使用。

**图书在版编目（CIP）数据**

药学概论 / 胡昌华，段小群主编. —2 版. —北京 ：科学出版社，2025. 1. -- (科学出版社“十四五”普通高等教育本科规划教材)（科学出版社普通高等教育药学类系列教材）. -- ISBN 978-7-03-080118-0

Ⅰ. R9

中国国家版本馆 CIP 数据核字第 20246VT184 号

责任编辑：王锞韫 / 责任校对：严　娜
责任印制：张　伟 / 封面设计：陈　敬

科学出版社 出版
北京东黄城根北街 16 号
邮政编码: 100717
http://www. sciencep. com
北京中科印刷有限公司印刷
科学出版社发行　各地新华书店经销
*
2016 年 8 月第　一　版　开本：787×1092　1/16
2025 年 1 月第　二　版　印张：13
2025 年 1 月第五次印刷　字数：380 000
**定价：55.00 元**
（如有印装质量问题，我社负责调换）

# 前　　言

《药学概论》第一版于 2016 年出版以来得到了各高校的积极使用和教师学生的高度肯定，2020 年获得重庆市高等教育重点建设教材奖励。为了更好地响应党的二十大关于教育、科技、人才“三位一体”协同融合发展的新理念，贯彻教育部“四新”学科建设和“双万计划”的工作部署，在新医科、新药科建设背景下，科学出版社于 2022 年底启动了第二版药学类系列教材的编写。我们在第一版编写基础上，扩大了编委队伍，补充了相关章节内容及药学前沿进展，更新了截至 2023 年 12 月底的相关政策和时效数据，增加了新药研究与开发章节，经过数次线上和线下会议研讨，形成了第二版的最终定稿内容。

改版后的教材有以下特点：①知识体系思想性强。教材体系坚持以学生为中心的理念，采用药物研发制造与合理应用服务全链条的递进关系进行编写。从药物的概念、分类、制备过程、剂型发展、有效性与安全性评价、质量控制和流通使用以及临床用药等，较系统性地介绍了生药学、天然药物化学、药物化学、生物技术药物学、药理学、药剂学、药物分析学、中药学、临床药学、药事管理学、药品流通与药品营销、药物的研究与开发等药学主干课程的知识体系，不仅从学科的横向方向做到了涵盖范围广且从每个学科的纵向方向深化阐述，达到了培养学生药学专业兴趣和引导后续相关课程学习的目的。②案例教学创新性强。教材创新性地将经典药物案例贯穿在章节中，结合案例分析与知识链接，问题导向和结果导向突出。既有经典的药物介绍，也有目前畅销的抗体药物等生物药物的前沿进展分析。从“经典”到“精典”，一脉相承，增强了学生对药物研究历史和未来创新药物的深刻认知，也蕴含了独特的药学课程思政元素。③职业导向应用性强。一方面在内容阐述部分针对性地结合了目前临床一线药物案例，以案例来解读药物，使之贴近学生，贴近实际，增强了教材的亲和力和感染力；另一方面罗列了相关学科与职业关系的紧密度，辅佐了教材的针对性和实效性，较好地为学生的职业规划起到引导作用。

第二版教材由胡昌华、段小群任主编，于超、韩波、韦锦斌、许小红、张立明任副主编。各章编写的人员依次为：第一章于超（重庆医科大学）、韦锦斌（广西医科大学）；第二章常军民（新疆医科大学）、张帆（川北医学院）；第三章张立明（宁夏医科大学）；第四章韦思平（西南医科大学）、李俊龙（成都大学）；第五章胡昌华、刘雪梅（西南大学）；第六章段小群（桂林医学院）；第七章汪祖华（贵州中医药大学）；第八章周威（贵州医科大学）；第九章韩波（成都中医药大学）；第十章李楠（成都中医药大学）；第十一章李刚（内蒙古医科大学）；第十二章李乐（石河子大学）；第十三章余娴、于超（重庆医科大学）；第十四章许小红（成都医学院）、胡昌华（西南大学）。

本教材的编写得到了科学出版社和各参编单位的大力支持和帮助。限于编者水平，难免有疏漏、不当之处，恳请广大师生和同行予以批评指正。

胡昌华

2024 年 11 月于西南大学

# 前言

# 目　　录

# 第一章　绪　论

**学习目标**

掌握：药物与药品、药学与药学学科专业的基本概念与基本任务。

熟悉：药物起源与药学学科发展、药学专业本科教学国家质量标准。

了解：世界和我国最早医药著作或经典名著、药学课程体系的结构。

药学概论主要面向刚入学的药学及药学相关专业新生，通过概括性介绍药学及药学学科的基本属性，重点介绍药学各学科的基本概念、历史沿革、学科范畴、研究领域、研究成就，使学生对药学学科的知识体系有个相对全面的了解，引导学生获得正确的、全面的药学概念，奠定未来拟开展学习的药学知识结构与逻辑基础，培养药学专业意识、科学素养和职业使命感。

## 第一节　药物与药品

### 一、药物的基本概念与分类

#### （一）药物与药品的概念

"药"字在《说文解字》中释为"治病之草"。最早"药"字出自数千年前古钟鼎类铜器上的铭文。药物（drug）是指能够通过改变人体的生理、生化功能和病理状态，用于预防、诊断和治疗疾病的物质。这是个泛指的概念，药物与毒物在一定剂量下并无明确界限，毒物是指较小剂量就能对人体产生毒害作用、损害人体健康的化学物质。任何药物剂量过大都可能产生毒性反应，从某种意义上来说，药物与毒物只是用量的区别。

药品（medicine）是指用于预防、治疗、诊断人的疾病，有目的地调节人的生理功能并规定有适应证或者功能主治、用法和用量的物质，包括中药、化学药和生物制品等，这是《中华人民共和国药品管理法》对药品的定义。我国的药品概念中还应当包括中药材、中药饮片、中成药、化学原料药及其制剂、抗生素、生化药品、放射性药品、血清、疫苗、血液制品和诊断药品等。药品须经国家药品监督管理局药品审评中心（center for drug evaluation）正式批准，有注册批准文号才能上市销售。药物概念上比药品包含的范围更广，在上市前处于研究状态，未获得国家正式批准的只能称为药物而不能称为药品。但在一般表述中，药物和药品是通用的（图 1-1）。

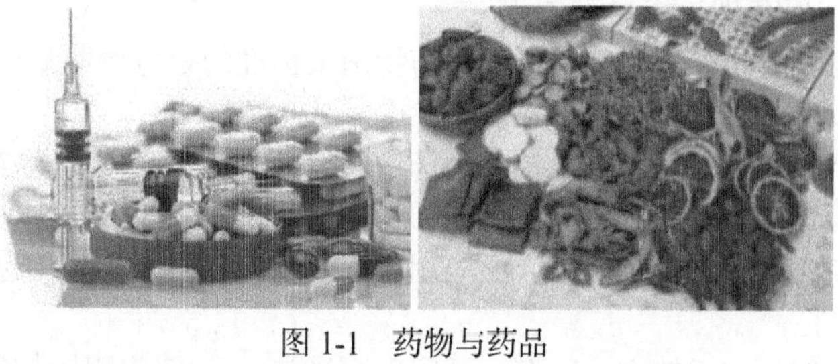

图 1-1　药物与药品

药品应具有安全性、有效性及质量可控性 3 个基本属性。安全性即药品在规定的适应证或者功能主治、用法用量使用的情况下，对用药者生命安全的影响程度，也是药品质量的首要属性。在研发与使用过程中都必须高度重视药物的安全性。有效性即合格药品在正常用法用量情况下能满足预防、治疗、诊断人的疾病并有目的地调节人的生理功能的性能。质量可控性即药品在规定的有效期及规定的运输、保管、贮藏条件下，药品的各项质量检查指标仍能保持在合格范围内的性质。

## （二）药品的分类

我国《药品注册管理办法》规定，按药品注册分类为化学药品，生物制品，中药、天然药物。

**1. 化学药品注册分类**

（1）1类：境内外均未上市的创新药。指含有新的结构明确的、具有药理作用的化合物，且具有临床价值的药品。

（2）2类：境内外均未上市的改良型新药。指在已知活性成分的基础上，对其结构、剂型、处方工艺、给药途径、适应证等进行优化，且具有明显临床优势的药品。

（3）3类：境内申请人仿制境外上市但境内未上市原研药品的药品。该类药品应与原研药品的质量和疗效一致。原研药品指境内外首个获准上市，且具有完整和充分的安全性、有效性数据作为上市依据的药品。

（4）4类：境内申请人仿制已在境内上市原研药品的药品。该类药品应与原研药品的质量和疗效一致。

（5）5类：境外上市的药品申请在境内上市。

**2. 生物制品注册分类** 生物制品主要包括疫苗、血液制品、生物技术药物、微生态制剂、免疫调节剂、诊断制品等，根据用途可以分为预防用生物制品和治疗用生物制品两类。

（1）预防用生物制品分类

1）1类：新型疫苗。指境内外均未上市的创新疫苗。

2）2类：改良型疫苗。指对境内已上市疫苗产品进行改良创新，使新产品具有重大技术进步和（或）具有显著临床优势，或者对制品的安全性、质量控制方面有显著改进的疫苗。

3）3类：境外上市、境内未上市的疫苗。

4）4类：境内已上市的疫苗。

5）5类：进口疫苗。

（2）治疗用生物制品

1）1类：新型生物制品。指未在境内外上市的全新治疗用生物制品。

2）2类：改良型生物制品。

3）3类：境外上市、境内未上市的生物制品。

4）4类：境内已上市的生物制品。

5）5类：进口生物制品。

**3. 中药、天然药物注册分类** 中药和天然药物的区别在于中药是在我国中医药理论指导下使用，天然药物是在现代医药理论指导下使用。

（1）1类：创新药。指含有未在中药或天然药物国家标准的处方中收载的新处方，且具有临床价值的药品，包括单方制剂和复方制剂。

（2）2类：改良型新药。指对已上市销售中药、天然药物的剂型、给药途径、适应证等进行优化，且具有明显临床优势的药品。

（3）3类：古代经典名方。指目前仍广泛应用、疗效确切、具有明显特色与优势的清代及清代以前医籍所记载的方剂。

（4）4类：同方类似药。指处方、剂型、日用生药量与已上市销售中药或天然药物相同，且在质量、安全性和有效性方面与该中药或天然药物具有相似性的药品。

（5）5类：进口药。指境外上市的中药、天然药物申请在境内上市。

## 二、古代药物应用与发展

### （一）中国古代药物的应用与发展

中国古代药物应用源远流长，从萌芽、奠基、发展到理论成熟经历了5000多年。周朝至春秋期间的《诗经》记载药物有一百多种；《山海经》记载药物有124种；《五十二病方》是我国现存最早的方剂学著作，反映了先秦时期的用药水平。

秦汉时期是我国古代医药学的奠基时期，《神农本草经》是我国现存最早的一部药物文献之一。全书分三卷，载药365种（植物药252种，动物药67种，矿物药46种），分上、中、下三品。书中对每一味药的产地、性质、采集时间、入药部位和主治病证都有详细记载，而且对各种药物怎样相互配合应用，以及简单的制剂都作了概述。《黄帝内经》是第一部冠以中华民族先祖“黄帝”之名的巨著，是中医现存成书最早的一部医学典籍，也是研究治疗原则和药物学的医药学巨著。《神农本草经》《黄帝内经》《难经》《伤寒杂病论》是我国传统医学四大经典著作。《雷公炮炙论》在南北朝时期问世，是我国药学史上最早的炮制学专著。唐朝的《新修本草》是世界上最早的一部由国家权力机关颁布的，具有法律效力的药学专著，也是世界上最早的“药典”，比欧洲《纽伦堡药典》早800年。《太平惠民和剂局方》被称为世界上第一部成方制剂规范，收载了大量的方剂和制法。明朝李时珍编著的《本草纲目》是中国古代药物应用成熟的标志，代表着中国古代药学进入成熟时期，全书共52卷，约190万字，收载药物1892种，新药374种，药方11 096个，插图1160幅，分为16部，共60类，该书先后被译成英、日、朝、德、法、俄和拉丁等7种文字，传播到世界各地，是举世闻名的药物学巨著。

### （二）世界各地古代药物的应用与发展

**1. 古代两河流域与古埃及药物** 古代两河流域指底格里斯（Tigris）河和幼发拉底（Euphrates）河之间的美索不达米亚（Mesopotamia）平原，孕育了西亚最早的文明。当时的医药是集驱除妖魔、巫术和医药治疗三方面的混合体。古巴比伦（公元前2100）的《汉谟拉比法典》（Code of Hammurabi）是人类历史上第一部完备的法典。

古埃及的文字大多记载于纸草书上，现存最早的药学记录可以追溯到图坦卡蒙（Tutankhamun）时期。抄写于公元前1550年的《埃伯斯莎草纸》（Ebers Papyrus）被认为是世界上最早的药物治疗手册之一，其中载有700余种药物和800多个处方，许多药物至今仍在使用。

**2. 古希腊与古罗马药物** 古希腊的地理位置独特，受早期古埃及、古巴比伦等文明影响，建立了古希腊医药文明。《希波克拉底全集》中记载了近400种草药。希波克拉底学派的学说以及医学经验、医德思想等在西方影响深远。

古罗马药学是继承古希腊药学发展起来的。古罗马第一位药物学家戴俄斯科利提斯编著了5卷《医药全书》（Materia Medica），记载了600多种植物，近1000种药物，描述了古罗马时期的药物及其功效。此外，盖伦创立发明了浸出方法制备植物药制剂，被称为“盖伦制剂”（Galenic formulation），又称格林制剂，一直沿用至今。

**3. 古印度与古阿拉伯药物** 古印度的医药学体系对中西方医药学事业的发展有着不可替代的作用。《阿育吠陀》（Ayurveda）中记载了77种病症和许多古印度药物及治疗相应病症的药方信息。

世界上第一个正规药房产生于阿拉伯。公元754年，阿拉伯人在巴格达城建立了药房，被认为是当时独立配制和发售药物的专门机构。阿维森纳（Avicenna）的《医典》（Canon of Medicine）收录了药物800种，该书被视为阿拉伯医学成就顶峰的代表，被译成多种文字，其影响欧洲医学界达数百年之久。

## 三、近代药物应用与发展

通常人们把药物应用发展分为4个阶段。第一阶段：从古代到19世纪末，这个时期是近代药学发展前的漫长准备阶段，是天然产物利用到化合物分离纯化技术发展时期，技术应用以获得更多单体天然化合物和纯天然药物的制剂为特点，以吗啡、奎宁等药物的分离应用为代表，这是古代医药技术逐步发展时期，为近代药学发展奠定了基础。第二阶段：从19世纪末到20世纪初，进入了近代药学初始期，是合成药物的兴起阶段，有机合成技术促进单一成分化学药物及其治疗的概念得以深化，以百浪多息、磺胺类药物等的化学合成为代表。第三阶段：20世纪40～60年代为近代药学大发展时期，是大量化学药物合成并上市，以及生化药物的兴起阶段，此阶段以工业化生产技术和微生物发酵技术的应用为标志，代表近代药学技术突破时期。第四阶段：20世纪70年代至今，此阶段多个学科紧密交叉，生物技术快速发展，以蛋白质和基因为靶点的药物筛选与评价技术的发展为特征，特别是合成生物学和细胞治疗药物的应用推动创新药物发展达到了新高度。

### （一）近代药物发现丰富了理论与实践

19世纪后，掀起了从天然药物中分离有效化学成分的热潮。1805年从鸦片中分离得到具有镇痛作用的吗啡（morphine）；1818年从番木鳖中分离得到治疗肌无力的番木鳖碱（strychnine alkaloid，又译士的宁）和马钱子碱（brucine），从金鸡纳树皮中分离得到治疟疾的药物奎宁（quinine）；1821年从咖啡豆中得到咖啡因（caffeine）；1833年从颠茄中得到治疗胃肠道痉挛的阿托品（atropine）；1897年，德国化学家霍夫曼给水杨酸分子加了一个乙酰基，发明了乙酰水杨酸，也就是现在的阿司匹林。1899年阿司匹林作为第一个人工合成的药物正式上市，标志着“药物化学”的诞生。人类虽然很早就发现了柳树类植物提取物（天然水杨酸）的药用功能，但化学修饰乙酰基才使基于分子结构的药物设计与研发走向新时代。进入20世纪后，激素类药物、维生素、磺胺类药物、抗生素类药物等被相继发现并投入使用。20世纪50年代以后，治疗心血管及抗肿瘤药物的研究进入高潮。至今，人们已成功研制出数以万计的药物。

### （二）近代药物发现源于多学科的发展

19世纪有机化学工业发展迅速，一些有机合成药物的偶然发现使人们意识到，有机化学合成能提供自然界没有的新药物，于是人们开始尝试合成已经发现的天然药物，并对其进行人为的修饰改造来获得活性更强，不良反应更小的药物。药学的发展与微生物学的发展相辅相成。路易斯·巴斯德（Louis Pasteur）证明发酵及传染病都是由微生物引起的。德国人科赫（Koch）发现了霍乱弧菌、结核分枝杆菌及炭疽杆菌等。巴斯德还用减弱微生物毒力的方法首先进行疫苗研究，从而创立了经典免疫学。19世纪中叶以后，解剖学的发展以及麻醉法、防腐法和无菌法的应用也不断促进了医学的发展，以现代解剖学、生理学、微生物学和免疫学为基础的现代医学科学的持续发展，使得药物发现不再只是依赖于经验的偶然过程。

## 四、现代药物研究的发展

随着DNA双螺旋结构的发现和现代分子生物学的发展，人们对疾病和药物靶点的认识也逐步深入到基因和分子水平。此外，蛋白质结构的生物学发展更使人们对疾病靶点的认识深入到原子水平，可以直接观察药物小分子和靶点大分子之间的相互作用，第一个靶向抗肿瘤药物伊马替尼就是在这样的科学背景下产生的。

药物研发迅速发展得益于当代高新技术，即信息技术、新材料技术、新能源技术、生物技术、空间技术，以及海洋工程技术的发展。许多重大疾病的发病机制可通过生物技术在分子和细胞水平上得以阐明。AlphaFold-2的成功使我们能够大规模预测药物靶点分子的三维结构。随着人类基因组计划的完成，生物医学进入了后基因组时代，不计其数的新工具、创新概念和技术，包括分子胶、双特异性抗体、抗体药物偶联、DNA 编码库、变构调节剂、多组学技术、智能药物递送系统和天然产物合成生物学等层出不穷，这些生物医学基础研究成果推动着创新药物的发现。1978 年哈佛大学 Zamecnik 等首次提出了反义寡核苷酸（antisense oligonucleotide，ASO）的概念，经过 20 年发展，1998 年首款 ASO 药物 Vitravene 获批上市。同年，Andrew Fire 和 Craig Mello 在线虫中首次揭示了 RNA 干扰机制，并因此获得诺贝尔奖。2001 年 Elbashir 等首次利用体外合成干扰小 RNA（siRNA）实现了哺乳动物细胞中基因表达调控，标志着 RNA 干扰开始从研究走向临床应用。2004 年首款 siRNA 药物 bevasiranib 进入临床，2016～2021 年小核酸药物领域迎来了蓬勃发展期，已有超过 10 款小核酸药物获批上市。免疫检查点抑制药和蛋白降解技术成为新一代药物研发的亮点。肿瘤免疫逃逸的研究促使 PD-1/PD-L1 抗体治疗和 car-T 细胞治疗付诸临床实践；细胞泛素化降解系统和自噬系统的研究使蛋白靶向降解药物（protacs，lytacs，autacs 和 attecs 等）成为新药转化研究的热点，无不体现着技术进步的引领作用。

纵观诺贝尔奖的化学、生理学或医学奖项，与新药研究相关的基础研究所获奖项不胜枚举（表 1-1）。从 1901 年第一届诺贝尔生理学或医学奖颁发以来，120 年的时间里诺贝尔奖很多次授予了促进药物研发的基础研究和技术发明，其中多次直接授予了药物发明者，具有颠覆性、革命性意义的疗法已成为现今的热门赛道。

**表 1-1 历届与药物相关研究获诺贝尔奖**

| 年份 | 相关药物/疗法 | 获奖者 | 奖项 | 年份 | 相关药物/疗法 | 获奖者 | 奖项 |
|---|---|---|---|---|---|---|---|
| 1901 | 抗毒素 | 埃米尔·阿道夫·冯·贝林（德国） | 诺贝尔生理学或医学奖 | 1939 | 雌激素 | 阿道夫·弗里德里希·约翰·布特南特（德国） | 诺贝尔化学奖 |
| 1903 | 维生素 D | 尼尔斯·吕贝里·芬森（丹麦） | 诺贝尔生理学或医学奖 | 1943 | 维生素 K | 亨利克·达姆（丹麦）和爱德华·阿德尔伯特·多伊西（美国） | 诺贝尔生理学或医学奖 |
| 1923 | 胰岛素 | 弗雷德里克·格兰特·班廷和约翰·麦克劳德（加拿大） | 诺贝尔生理学或医学奖 | 1945 | 青霉素 | 亚历山大·弗莱明（英国）、恩斯特·伯利斯·柴恩（德国）和霍华德·弗洛里（英国） | 诺贝尔生理学或医学奖 |
| 1929 | 维生素 $B_1$ | 克里斯蒂安·艾克曼（荷兰）和弗雷德里克·霍普金斯（英国） | 诺贝尔生理学或医学奖 | 1950 | 肾上腺皮质 | 菲利普·肖瓦特·亨奇（美国）、爱德华·卡尔文·肯德尔（美国）和塔德乌什·赖希施泰因（瑞士） | 诺贝尔生理学或医学奖 |
| 1930 | 输血疗法 | 卡尔·兰德施泰纳（奥地利） | 诺贝尔生理学或医学奖 | 1952 | 链霉素 | 赛尔曼·A·瓦克斯曼（美国） | 诺贝尔生理学或医学奖 |
| 1934 | 维生素 $B_{12}$ | 乔治·惠普尔、乔治·迈诺特和威廉·莫菲（美国） | 诺贝尔生理学或医学奖 | 1957 | 抗组胺药物 | 达尼埃尔·博韦（意大利） | 诺贝尔生理学或医学奖 |
| 1937 | 维生素 C | 圣捷尔吉·阿尔伯特（匈牙利） | 诺贝尔生理学或医学奖 | 1966 | 激素 | 查尔斯·布兰顿·哈金斯和裴顿·劳斯（美国） | 诺贝尔生理学或医学奖 |
| 1939 | 磺胺类抗生素 | 格哈德·多马克（德国） | 诺贝尔生理学或医学奖 | 1976 | 乙肝疫苗 | 巴鲁克·塞缪尔·布隆伯格和丹尼尔·卡尔顿·盖杜谢克（美国） | 诺贝尔生理学或医学奖 |

续表

| 年份 | 相关药物/疗法 | 获奖者 | 奖项 | 年份 | 相关药物/疗法 | 获奖者 | 奖项 |
|---|---|---|---|---|---|---|---|
| 1982 | 非甾体抗炎药 | 苏恩·伯格斯特龙（瑞典）、本格特·萨米尔松（瑞典）、约翰·范恩（英国） | 诺贝尔生理学或医学奖 | 2015 | 青蒿素<br>伊维菌素 | 屠呦呦（中国）、大村智（日本）和威廉·C·坎贝尔（爱尔兰） | 诺贝尔生理学或医学奖 |
| 2004 | 蛋白降解疗法 | 阿龙·切哈诺沃（以色列）、阿夫拉姆·赫什科（以色列）和欧文·罗斯（美国） | 诺贝尔化学奖 | 2018 | PD-1抑制药 | 詹姆斯·艾利森（美国）、本庶佑（日本） | 诺贝尔生理学或医学奖 |
| 2006 | RNAi疗法 | 安德鲁法厄和克雷格·梅洛（美国） | 诺贝尔生理学或医学奖 | 2018 | 阿达木单抗 | 弗朗西斯·阿诺德（美国）、乔治·史密斯（美国）和格雷戈里·温特尔（英国） | 诺贝尔化学奖 |
| 2008 | 宫颈癌疫苗 | 哈拉尔德楚尔·豪森（德国）、弗朗索瓦丝·巴尔和西诺西（法国）和吕克·蒙塔尼（法国） | 诺贝尔生理学或医学奖 | 2019 | 罗沙司他 | 威廉·凯林（美国）、彼得·拉特克利夫（英国）和格雷格·塞门扎（美国） | 诺贝尔生理学或医学奖 |
| 2012 | 干细胞疗法 | 约翰·格登（英国）和山中伸弥（日本） | 诺贝尔生理学或医学奖 | 2020 | 丙型肝炎的抗病毒类药物 | 哈维·阿尔特（美国）、迈克尔·霍顿（英国）和查尔斯·M·赖斯（美国） | 诺贝尔生理学或医学奖 |
| 2013 | 外泌体疗法 | 詹姆斯·E·罗斯曼（美国）、兰迪·谢克曼（美国）和托马斯·苏德霍夫（德国） | 诺贝尔生理学或医学奖 | 2023 | mRNA疫苗 | 卡塔琳·考里科和德鲁·韦斯曼（美国） | 诺贝尔生理学或医学奖 |

# 第二节　药学与药学学科发展

## 一、药学及其学科概况

### （一）药学的概念

药学（pharmaceutical science）是研究药物的来源、成分、性状、作用及机制、用途、分析鉴定、加工生产、经营、使用和管理的一门科学。主要研究对象是药物，关注的是药物对人体的效应和安全性。药学是在人类与疾病斗争的过程中逐渐产生并发展起来的一门学科。

### （二）药学学科

药学学科是以化学、生命科学、医学、人工智能等相关学科为基础的一门综合性学科。药学学科研究内容包括药物新靶点的发现与确证，药物设计、筛选、制备，药物制剂的设计理论、处方及工艺，药物质量控制，药物体内过程，药物作用机制与有效性、安全性，临床合理用药，药事管理、药物经济、循证药学、药物信息、社会药学与伦理等。现代药学学科是一门应用型的综合性学科，随着科技和社会的发展，一些新兴交叉学科如分子生物学、经济学、数学、基因组学等和药学学科交叉融合发展，对药学学科的进步起到了极大的推进作用。

目前教育部《学位授予和人才培养学科目录》将全部学科共分为13个学科门类，包括哲学、经济学、法学、教育学、文学、历史学、理学、工学、农学、医学、军事学、管理学、艺术学。每个学科门类下包含若干个一级学科，其中医学门类包含基础医学、临床医学、口腔医学、公共卫生与预防医学、中医学、中西医结合、药学、中药学、特种医学、医学技术、护理学共 11 个一级学科。每个一级学科又进一步分为若干二级学科甚至三级学科等。药学学科下设的主要二级学科有药物化学、药剂学、生药学、药物分析学、微生物与生化药学、药理学 6 个二级学科，此外还延伸出了临床药学、药事管理与法规和社会与管理药学等学科。

### （三）药学学科的任务

**1. 研究与开发新药** 研制新药，必须按照国家药品监督管理部门的规定如实报送研制方法、质量指标、药理及毒理试验结果等有关资料和样品，经药品监督管理部门批准后，方可进行临床试验。完成临床试验并通过审批的新药，由药品监督管理部门批准，发给新药证书后方可投入生产。

**2. 制备安全有效的药物** 持有药品生产许可证并具备生产条件的企业方可进行药品的生产。药品的制备应根据药物的理化性质及临床治疗需要等因素将药物制成一定剂型的制剂，如片剂、胶囊剂、注射剂、栓剂、缓控释制剂等。药品的整个生产环节应符合《药品生产质量管理规范》的要求。

**3. 合理用药与药学服务** 近年来，随着药品监管力度的加大，药品不良反应报告和监测制度不断完善，对安全用药、合理用药的需求上升到了新的高度。合理用药是指根据疾病种类、患者状况和临床药理学理论，选择最佳的药物及其制剂，制订或调整给药方案，以期有效、安全、经济地防治疾病。所有与药品相关的药学服务都是为了能更好地使用药物，临床合理用药已是现代药学教育中一个非常重要的组成部分。

**4. 药品质量控制与监管科学** 药品与人类生活息息相关，药品质量对人类的健康和生命至关重要。药品监督管理部门有权按照法律、行政法规的规定对报经其审批的药品研制内容和药品的生产、经营，以及医疗机构使用药品的事项进行监督检查。药品质量监督管理的内容包括制订和执行药品标准、实施药品质量监督检查与检验、实行药品质量的审批与许可、对违法行为实施行政处罚。

### （四）药学与相关学科的关系

**1. 药学与中学各科目知识的联系** 药学中大量的专业知识是建立在化学知识基础之上的，化学结构简单改变就可能完全改变药物的药效。而就生物学而言，一方面通过生物技术方法可以产生包括疫苗在内的新药；另一方面，药物作用主体是人体，药物进入人体后如何发挥治疗疾病的作用，以及药物本身在体内发生了怎样的变化都与其生物学机制密切相关。其他与药学相关的学科，如药物制剂相关原理、药物在体内的变化过程等都涉及大量的数学模型建立，在药物实验室及临床研究等方面都会涉及大量的数据处理与分析等。因此，物理学及数学等基础学科是药学的重要理论基础。当然，语文知识与英语能力对于理解药学的相关知识、查阅国外的药学文献等方面都是重要的基础工具。

**2. 药学与中药学的关系** 药学和中药学同属于医学门类下的两个独立的一级学科，也是两个独立的本科专业。中药学是研究中药基本理论和临床应用的学科，是中医药各专业的基础学科之一。中药学的研究内容包括中药的起源和发展、中药的产地与采集、性能、功效、道地药材、中药炮制、中药治病的机制、中药配伍、煎服方法及临床应用等。药学研究的是化学药或生物药，主要研究药物的作用机制、药理作用、不良反应等。药学和中药学在研究思路和方法上有相似的一面，也有所区别。

**3. 药学与化学的关系** 研究药学要以化学为基础，药物通过维持或干预机体内化学反应对疾病进行治疗。现代化学有 5 个二级学科：无机化学、有机化学、物理化学、分析化学与高分子化学。无机化学是化学学科中发展最早的一个分支学科，也是药学专业学生入校后学习的第一门专业的化学课程。无机化学是研究无机化合物的结构、性质及其应用的一门化学分支学科，既是其他化学学科的基础，又是药学学科的基础。有机化学是研究物质的组成、结构、性质及其相关作用的学科，对药物化学、天然药物化学的学习，起着非常重要的作用。分析化学是研究物质的组成、含量、结构和形态等化学信息的分析方法学科，对于药物的质量分析方法与标准的建立、质量控制有重要作用，交叉形成药物分析学科。物理化学是在物理和化学两大学科基础上发展起来的，它应用物理学的理论与实验技术，探索、归纳和研究化学的基本规律和理论，构成化学学科的理论基础。因此，化学所有学科都与药学学科有密切关联。

**4. 药学与生物科学的关系** 一方面药物的使用对象主要是人，需要阐明药物在体内如何发挥作用以及药物的体内处置过程；另一方面，随着生物技术向传统医药各个领域的渗透，基因工程、细胞工程、酶工程、转基因动物模型等高新技术使医药产业正发生着战略性的变革，生命科学的发展对药学学科也产生了深刻的影响。分子生物学及生物技术的不断发展开拓了新药靶标发现与研制的新思路、新途径。许多药物可以通过现代生物学技术而获得，如疫苗、细胞因子及多种抗生素等。现代药物中的生物药物，尤其是生物技术药物都是利用生物科学的相关知识发现和制备的。

**5. 药学与临床医学的关系** 人类健康历史是医学史和药物史共同发展的历史。研究药物应以临床需求为导向，医学的发展也离不开药学的应用基础，二者相辅相成。药学与临床医学都是医学门类下独立的一级学科，也是两个重要的本科专业，二者有着十分密切的联系。药理学就是药学与临床医学联系的纽带。

## 二、新医科和新药科建设

### （一）新医科建设内涵

2018 年 8 月，中共中央、国务院印发关于新时代教育改革发展的重要文件，首次正式提出了“新医科”的概念。同年 10 月，教育部、国家卫生健康委员会、国家中医药管理局启动实施《卓越医生教育培训计划 2.0》，对新医科建设进行全面部署。新医科建设是指以人工智能、大数据为代表的新一轮科技革命和产业变革为背景，医工理文融通，对原有医学专业进行创新发展。加快推进新医科建设，实施新一轮医学教育综合改革，深入推进卓越医生教育培养计划 2.0，实施国家级、省级一流专业和一流课程“双万计划”。具体而言，新医科建设的内涵主要体现在新理念、新结构、新模式、新质量和新体系 5 个方面。

### （二）新医科背景下药学学科建设与发展

《“健康中国 2030”规划纲要》中明确了 2030 年人民健康水平持续提升的具体目标，这就意味着“健康中国”建设需要大量优质卫生健康人力资源的支撑和保障，从而对我国医学教育规模、结构、质量提出了新要求。卫生健康行业智能化对医学教育提出新要求。临床诊疗、医疗装备、新药研发、临床技术与决策等都呈现出数据化、精准化、智能化的特征，新一代医药工作者必须适应现代科技知识和技能发展的新要求。药学所呈现的与数学、生物学、经济学等多学科交叉发展态势，为药学发展特别是新药科建设提供了前所未有的机遇。教育部 2023 年 12 月专门印发了《服务健康事业和健康产业人才培养引导性专业指南》，指导学校增设新医科相关专业，加快培养交叉学科医药融通复合型人才。持续推动基础拔尖人才培养，新增药学进入 101 拔尖人才培养计划序列，为原创新药研究和开发奠定了基础。

## 三、药学学科与生物医药产业

### （一）药学是生物技术产业最重要的组成部分

生物技术产业包括医药生物技术产业、工业生物技术产业、农业生物技术产业和海洋生物技术产业等，其中医药生物技术产业是生物技术产业最重要的组成部分，占生物技术产业的 60%以上，而且生物技术在制药技术上的应用也最成熟。生物技术药物正成为生物医药产业发展新质生产力的核心内容之一。

### （二）生物医药产业融入药学学科

目前医药生物技术产品（包括基因工程药物、疫苗、生物诊断试剂等）的产值在医药产业中所占比例不足 10%，而且由于传统的新药研制方法难度越来越大，研制开发成本不断上升，成功率越来越低。因此，在世界较大的制药公司中，目前有占比相当高的新药研制项目是使用生物技术进行开发。21 世纪，整个医药工业将面临使用生物技术进行更新改造，合成生物学与药物的发现和制备的关系将会越来越紧密。

### （三）药学学科与生物医药产业对健康中国的作用

药学和医药产业发展经历了从天然药物到化学合成药物、生物技术新型药物的历史过程。以治疗疾病、维护健康为目的的药物开发和研究，无疑是人类最重要的活动之一。以分子生物学为基础的现代生物技术的发展，受到了药学进步与发展的影响。培育新产业生物技术的发展，如新型疫苗、活性蛋白质与多肽、医药用酶、微生物次生代谢产物（包括抗生素等），已经成为我国开拓新领域的必由之路。目前，中国已成为全球化学原料药的生产和出口大国之一，还是全球最大的药物制剂生产国。中国已成为世界疫苗产品的最大生产国，国产疫苗在满足国内居民防病、治病需求的同时，已开始向世界卫生组织提供疫苗产品，用于其他国家的疾病预防。只有大力发展我国现代的生物医药产业，才能为“健康中国”的社会建设、为广大人民的身体健康保驾护航。

# 第三节 国内外药学教育概况

## 一、我国药学教育的历史与发展

中国药学发展主要源自源远流长且博大精深的传统医药，曾经处于当时世界的先进水平。传统药学人员培养长期沿袭着家庭、师徒教育模式。相对系统的药学教育可追溯到唐代出现药园师的培养模式。古代大量药学著作的传抄、整理、编撰也是当时药学教育很好的例证。了解高等药学教育模式的演变历程，对探索我国高等药学教育的发展具有重要的指导意义。

### （一）国内药学教育的发展沿革

我国创办药学教育始于 1906 年，经历了起始（1906～1949 年）、调整（1950～1970 年）和发展（1971 年至今）3 个阶段。起始阶段，主要通过增设新学校、增加新布点来扩大高等教育的总体规模；调整阶段，主要通过挖掘现有学校的潜力、提高现有学校的内部效率、扩大现有学校的招生数量来实现高等教育总体规模的扩大；发展阶段，一方面通过增设新的药学类院校或在现有具备条件的院校新开设药学类专业从而扩大药学类教学院校布点，另一方面通过在已有的药学院校（系）中开设新的药学类专业以及扩大招生规模等方式拓展药学教育。20 世纪 80 年代以前，主要由医药院校培养药学人才，如今，医学、综合性、理工、化工、工业、农业、商业、民族等院校都设有药学类专业。经过无数药学教育工作者的共同努力，培养了数以万计的高级药学人才，为中国药学事业发展作出了巨大的贡献。

### （二）国内药学教育规模与现状

专业是高等学校或中等专业学校根据社会分工需要而划分的学业门类，是我国高考填报志愿的基础。药学教育层次涵盖专科、本科（学士）、研究生（硕士、博士），包含普通高等教育、成人在职教育及职业教育等形式。药学类相关的本科专业设置（参照教育部普通高等学校本科专业目录

2022 年版）包括药学及药物制剂两个基本专业，特设专业为临床药学、药事管理、药物分析、药物化学以及海洋药学和化妆品科学与技术，其中，临床药学是国家控制专业。药学及相关专业设置除了药学类专业外还有中药学类、生物工程类、化工与制药类专业。中药学类包括中药学及中药资源与开发两个基本专业，特设专业为藏药学、蒙药学、中药制药以及中草药栽培与鉴定。以上药学类及中药学类所属专业均授予理学学位。生物制药属于工学门类下的一级学科生物工程类下的特设专业，制药工程属于工学门类下的一级学科化工与制药类下的二级学科专业，二者均授予工学学位。截至 2023 年底，我国药学本科专业办学点达到 261 个。

药学研究生教育包括硕士及博士两个层面，硕士学位类型包括学术型及专业型学位，博士学位包括学术型及专业型学位[教育部公布 2022 版《研究生教育学科专业目录》，医学门类下增设药学博士专业学位（代码：1055）]。对于学术型硕士与博士专业一般按照二级学科确定，主要专业包括药剂学、药物化学、药物分析学、药理学、生药学、微生物与生化药学、临床药学等。目前，我国已基本形成较完善的、具备一定规模的高等药学教育体系，但仍需要通过借鉴国外综合性大学药学院的办学经验与课程体系进行深入改革。我国的药学教育以四年制的学士学位为主，主要以培养制药人才和科研人才为主要目标。自 2006 年起，教育部同意将 5 年制临床药学专业纳入目录外专业进行招生管理，我国多所具有药学专业的综合性大学及医药院校开设了 5 年制临床药学专业。2012 年本科招生专业目录调整，将该专业确定为国家控制的特色专业，目的是培养临床药师，以满足药学、社区药学相关工作岗位的实际需要。截至 2022 年底，全国已有 56 所院校开设了 5 年制临床药学专业。

## 二、国外药学教育概况

世界各国的药学教育发展极不平衡。现代药学教育在欧美等发达国家经历了 200 多年的发展，已形成较完善和成熟的教育体系。就国外药学教育而言，其重要特征是注重以岗位胜任能力为主的应用型人才的培养，以及在培养过程中注重实践实训。

### （一）美国药学教育发展现状

美国药学教育近几十年来的发展，可划分为 3 个发展阶段：20 世纪 60 年代以前，是以药品为中心的传统药学阶段；1960～1990 年，药学实践进入以安全用药为中心的临床药学（clinical pharmacy）阶段；20 世纪 90 年代后明确提出了“药学监护（pharmaceutical care）”的概念，提出药学服务最重要的问题是药师必须接受“以患者为中心（patient-centered）”的服务作为其执业理念，把药师的工作性质和职责推到了临床第一线。国际药学联合会（International Pharmaceutical Federation，FIP）于 1998 年发表有关药学服务声明，对药学服务提出了要求和工作原则，即药师通过优化药物的使用并促进健康和预防疾病来提供直接的患者服务。这标志着药学服务概念自美国药学界提出后已被国际广泛接受，药学工作已进入新的发展阶段。

美国的药学教育在很大程度上是围绕其职业资格考试进行的。在美国，药学博士（doctor of pharmacy，Pharm.D）是最热门的专业之一，只有美国药学教育认证委员会（ACPE）认证的药学院授予的 Pharm.D 学位才可以申请报考药师资格。ACPE 在认证方面就临床药学教育的目标任务、组织与管理、课程设置、学生、教职员工、设施与资源等 6 个方面提出了 30 条严格的标准。ACPE 于 1997 年通过决定，将 Pharm.D 作为其唯一的执业准入学位，2000 年起全面实施 Pharm.D 临床药学专业教育，即 2004～2005 学年度以后毕业的学生必须要求具有 Pharm.D 学历才具有参加药师考试的资格。

美国的药学教育主要有高中起点的四年制本科（bachelor of science in pharmaceutical sciences，BSPS）和六年制 Pharm.D 教育，其中前 2 年为药学预科（pre-professional），对 Pharm.D 和 BSPS 课程都是一样的。完成 2 年药学预科并获准 Pharm.D 申请的同学，继续完成 4 年专业教育阶段

（professional）（分别称为 P1、P2、P3、P4）的 Pharm.D 学习即可获得 Pharm.D 学位；未获准 Pharm.D 的同学则可进入相关的其他专业学习，2 年后获得相应的本科学位，可申请 BS 学位。

在美国，涉及药学专业的学历学位包括学士（bachelor of science，BS）、硕士（master of science，MS）、博士（doctor of philosophy，Ph.D）以及 Pharm.D。Ph.D 与 Pharm.D 不同，前者为学术型或研究型学位，注重学术研究和论文；后者为专业型或技能型学位，注重培养毕业生具有临床药学和药学监护方面的知识及技能。Pharm.D 是美国药学教育特设的一个学位，目前逐渐被更多的国家（如加拿大）采用。这一学位是针对药师（pharmacist）这一职位而专门设立的，Pharm.D 教育实质上就是临床药学教育，是美国多数药学院药学教育的主体，甚至是唯一的教育类型。美国药学实践专业课程设置范围广泛，内容新颖实用，如开设的药物经济学、药学信息、药学数学和文献评价等课程，其课程设置中生物医学占很大比例，如患者情况评估、临床毒理学、临床营养学等课程，同时注重普及人文学科知识，增设了药事伦理学、临床沟通技巧等课程，充分体现了药学工作以人为本的思想宗旨。

### （二）英国药学教育发展现状

英国的药学教育一向处于国际领先地位，其培养的目标主要是以从事临床药师工作的应用型人才和新药研究相关研究型人才。药学硕士和博士按研究型和专业型两个方向培养，研究型人才的培养授课比例小，实验比例大。取得的学位包括专业型的药学硕士（M.Pharm）和学术型的理学硕士学位（M.Sc）或哲学硕士（M.Phil）和哲学博士（Ph.D），理学或哲学硕士学位一般是为了攻读博士（Ph.D）做准备的。哲学博士（Ph.D）等同于我国目前在药学领域授予的博士学位，属于科学学位类型，主要在学术界、政府机构、企业的核心部门从事决策、研发和管理类等核心工作。

专业型药学硕士（M.Pharm.）比较注重学生专业知识的深化，实验及实践内容较多，其就业方向主要集中在医院从事药学服务或去制药企业从事药品的研制和开发。攻读专业型药学硕士（M.Pharm.）需在英国药政局（General Pharmaceutical Council）认证的药学院，经过 4 年的全日制学习，即 3 年本科，1 年硕士，一旦开始就必须读完 4 年，否则即使读完 3 年也是没有本科学历的，而且学生只有在本硕 4 年毕业之后，才有资格去申请见习药师或预注册药师（pre-registrated pharmacist）。之后经过一年的实习培训，通过相应的国家考试就可以加入英国皇家医药学会（Royal Pharmaceutical Society，RPS）。英国规定，每一位药学专业毕业想成为药剂师的人都必须在英国皇家药剂师协会指定培训地点（如医院、药店，或者药厂等）工作 1 年，然后才能参加药剂师职业考试。只有通过了考试才能获得药剂师的称号，并且有资格负责各种药物零售以及监管。

英国药学教育过程中十分注重实用和实践。规定药师的实习期为 52 周，实习必须在具有英国注册药师资格，担任主管 3 年以上并通过培训和考核合格的导师指导下完成。对于培训过程及每一方面的具体技能都做了详尽的规定。对其行为规范提出了 3 个考查单元的要求，包括个人效能、人际能力、药品及医疗保健能力，对每一个考查单元又提出了不同的职能要求，如在个人效能方面就要求考查自我管理、工作管理、难题处置、质量管理及学习能力等 5 个方面。

### （三）日本药学教育发展现状

日本药学教育比较早地借鉴了欧美等的教育理念，培养的人才主要是研究型和以临床药师为主的应用型人才，而且越来越注重后者的培养。于 2006 年开始实行药学 6 年制教育，这是日本药学教育历史中的一次重大变革。日本为培养出高质量的药剂师，各药学院校不断地更新教学体系质量，由过去以专业知识为主的课程体系设置转变为融知识、能力、态度等因素于一体的药学教育模式。6 年制药学教育专业学位培养体系主要强调临床药师的培养。当前日本社会对药师的需求巨大，大部分学生选择 6 年制的药学教育，以获得药师执照为学习目标。6 年制药学教育模式主要由人文科学、药学概论、专业药学（其中包括实践教学和毕业前实习）构成。专业药学由 7 个领域组成，即物化、药化、生药、健康与环境、药物与疾病、制药学和社会药学。每门课程都有相应的大纲要求及学生需要达到的目标。每个单元具体的行为目标分为三部分：知识、态度和能力。各药学院校都设置了需要完成的教学目标和教学方法设计。日本的药学教育顺应了药学的发展，其培养目标、课程设置、教学方法充分体现了其先进的教育理念。

# 第四节　药学专业的定位与发展

## 一、药学专业本科教学国家质量标准

质量为王，标准先行。2018 年，教育部发布了我国首个高等教育教学质量国家标准——《普通高等学校本科专业类教学质量国家标准》(以下简称《国标》)。《国标》涵盖了普通高校本科专业目录中全部 92 个本科专业类。尽管专业类之间各不相同，但内容基本一致，主要涵盖概述、适用专业范围、培养目标、培养规格、师资队伍、教育条件、质量保障体系、附录等 8 项内容。特别对各专业类师资队伍数量和结构、教师学科专业背景和水平、教师教学发展条件等提出定性和定量相结合的要求。同时，明确了各专业类的基本办学条件、基本信息资源、教学经费投入等要求。《国标》还列出了各专业类知识体系和核心课程体系建议。药学专业本科教学国家质量标准是教育部药学类本科专业教学指导委员会根据上述要求结合药学专业的实际，历时多年研制成的教学质量标准，已广泛用于各大高校的药学专业建设和教学的指导实践中。

## 二、药学专业的定位与培养目标

### (一) 药学专业定位

在教育部 2022 年版本科专业体系中，药学类专业是医学类学科门类下的一级学科专业，学科代码为 1007，主要包括 100701 药学、100702 药物制剂，还有 100703TK 临床药学、100704T 药事管理、100705T 药物分析、100706T 药物化学、100707T 海洋药学、100708T 化妆品科学与技术等 8 个专业，已基本涵盖了对药学类专业各行业社会需求的大多数领域，为培养人格健全、全面发展，以及系统掌握基础知识、基本理论和基本技能，具备创新意识和实践能力的专门技术人才打下坚实基础。

### (二) 药学专业培养目标

药学类专业培养的是具备药学学科基础知识、基本理论和基本技能，能够在药物研发、生产、检验、流通、使用和管理等领域，从事药物发现和评价、药物制剂设计与制备、药品质量标准研究和质量控制、药品管理以及药学服务等方面工作的高素质专门人才。药学专业学生主要学习药学各主要分支学科的基本理论和基本知识，受到药学实验方法和技能的基本训练，具有药物制备、质量控制评价及指导合理用药的基本能力。

## 三、药学专业课程体系

课程体系是实现人才培养目标的载体，是保障和提高专业教育质量的关键。在满足药学类专业基本课程体系建设要求的基础上，教育部药学类本科专业教学指导委员会制定的药学类专业国家教学质量标准明确提出各办学高校设置特色课程，建立个性化的课程体系。药学类专业课程体系主要包括 5 个方面。

### (一) 课程基本要求

药学类专业课程体系由通识类课程、基础课程、专业核心课程和专业实践环节等构成。药学类专业教学内容应涵盖国家药学专业教学标准中所列课程的知识或技能，同时各高校设置体现学校、地域或者行业特色的相关选修课程，促进专业教育与创新创业教育有机融合，建立满足学生多样化发展需要、有特色的课程体系。高度重视专业实践环节，建立完善的实践教学体系，实践类课程在总学分中所占的比例不少于 25%，主要包括实验、实训、实习、毕业论文、社会实践等。鼓励学校多途径、多形式完成相关实践教学内容，实验教学中除基本教学内容外，还应有一定的综合性实验、研究性实验和特色实验项目。

### （二）通识类课程

除国家规定的教学内容外，人文和社会科学、自然科学（数学、物理等）、外语、计算机与信息技术、体育和艺术等内容由各校根据办学定位和人才培养目标确定。应面向全体学生开设研究方法、学科前沿、创业基础、就业创业指导等方面的必修课或选修课。

### （三）基础课程

主要包括化学类、生物学类、医学类课程。药学专业的基础课程主要有基础化学课程群（含无机化学、有机化学、物理化学、分析化学等）、生物化学与分子生物学、微生物学、人体解剖生理学等。

### （四）专业核心课程

药学专业核心课程主要包括药物化学、药剂学、药理学、药物分析、药事管理学等。各个高校均应开设这 5 门核心课程。

### （五）专业实践环节要求

主要包括实验、实训、毕业实习与毕业论文、科研训练、社会实践等。规定化学类、生物学类基础课与药学类专业课的实验课与理论课学时比大于 0.8（含），或实验课总学时不少于 550 学时。毕业实习与毕业论文的时间不少于 16 周。毕业论文选题应符合医药行业人才能力素质目标要求，并结合药学科研与药品生产的实际问题。综述不能作为毕业论文选题。保证一个学生一个题目，使学生能够在解决实际问题的过程中学会综合运用所学知识。本专业全部论文选题应以实验性论文选题为主。所有学生均须通过答辩获得毕业论文成绩，通过者才被授予理学学士学位。

## 四、药学类专业认证与一流专业建设

### （一）专业认证

专业认证是国家对高等教育进行专业评价的基本方式，是高等教育外部质量保证的一种途径，是由指定的专门机构采用一套程序和标准对专业进行审核与评价，判断其是否达到既定的教育质量标准，并协助专业进一步改进教育质量的过程。专业认证工作遵循学校自愿申请原则。药学专业认证依据《药学本科专业认证标准》，通过学校自评和外部专家考察评审，以确定申请认证学校药学专业在教育教学方面是否或在多大程度上符合（或达到）国家标准要求，同时帮助学校找出弱项或差距，指出改进药学教育的方向，保证药学专业人才培养质量。《药学本科专业认证标准（第二级）》包括 6 个一级指标、22 个二级指标。6 个一级指标为：①专业培养目标与要求；②课程体系；③师资队伍；④学生发展；⑤支持条件；⑥质量保证与改进，其中 2、3、4 项为核心指标。截至 2023 年底，目前已完成 39 所高校药学专业的认证。

### （二）一流专业建设

为深入落实全国教育大会和《加快推进教育现代化实施方案（2018～2022 年）》精神，贯彻落实新时代全国高校本科教育工作会议、《教育部关于加快建设高水平本科教育 全面提高人才培养能力的意见》，推动新工科、新医科、新农科、新文科建设，做强一流本科、建设一流专业、培养一流人才，全面振兴本科教育，提高高校人才培养能力，实现高等教育内涵式发展，2019 年，教育部决定全面实施“六卓越一拔尖”计划 2.0，启动一流本科专业建设“双万计划”（建设 1 万个左右国家级一流本科专业点和 1 万个左右省级一流本科专业点）。建设遵循的原则：面向各类高校，面向全部专业，突出示范领跑，分“赛道”建设（中央赛道、地方赛道）。教育部高等教育司委托高等学校各专业类教学指导委员会承担国家级一流专业建设推荐工作及指导高校开展一流专业建设。截至 2023 年底，已有 89 所高校获得了药学专业国家级一流本科专业建设点，其中，中央赛道 30 个高校，地方赛道 59 个高校。目前，高等学校药学类教学指导委员会为适应一流专业建设需要，正在研制药学类专业认证第三级标准，用于指导一流专业建设及验收。

## 本章小结

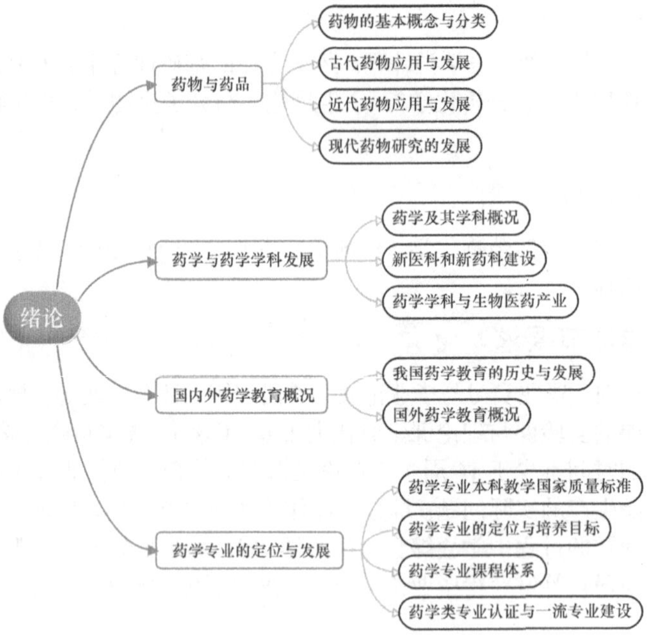


## 思考题

1. 人类历史上第一部完备的法典具有什么历史性意义？
2. 怎样理解药学学科专业发展对健康中国战略的作用？
3. 简述我国药品注册分类对新药研发的指导作用。
4. 药学专业本科教学国家质量标准、专业认证以及一流专业建设对提高药学专业人才培养质量有何重要作用？作为学生如何理解并积极践行？

**知识链接**

在日常生活中除了国家《药品注册管理办法》规定的注册药品分类，常见的药品根据研发历史、药品组方构成和使用场景还有不同的分类方法。

1. 传统药和现代药

（1）传统药（traditional drug）：是传统医药的主要组成部分。传统药是各国、地区、民族传承的民族文化固有的药物，包括植物药、矿物药、动物药，其发现、生产、应用均基于传统医学的经验和理论。我国的传统药有中药、民族药（藏药、蒙药、维药、傣药、壮药等），是各民族医药经典著作收载的防治疾病的天然药材及其制成品。

（2）现代药（modern drug）：一般指19世纪以来发展起来的化学药品（合成药品、抗生素、生化药品、放射性药品等）、生物制品（血清、疫苗、血液制品等）。其特点是用现代医学的理论和方法筛选确定其药效，用以防治疾病。一般是用合成、分离提取、化学修饰、生物技术等方法制取的物质，结构基本清楚，有控制质量的标准和方法。这类药最初在西方国家发展起来，后传入我国，因此又称西药，管理上现称为化学药品。

2. 处方药和非处方药

（1）处方药（prescription drug）：是指凭执业医师和执业助理医师处方方可购买、调配和使用的药品。

（2）非处方药（over-the-counter drug，OTC）：是指由国务院药品监督管理部门公布的，不需要凭执业医师和执业助理医师处方，消费者可以自行判断、购买和使用的药品。

3. 新药、仿制药品和医疗机构制剂

（1）新药（new drug）：是指未在中国境内外上市销售的药品。新药分为创新药和改良型新药。

（2）仿制药品（generic drug）：是指仿制与原研药品质量和疗效一致的药品。WHO将仿制药品称为多来源药品，即治疗等效的可互换药品。治疗等效性是指两种药品具有药物替代性，或者药剂学等效、生物等效性好，疗效和安全性基本相同。仿制药品必须与原研药具有治疗等效性。

（3）医疗机构制剂（hospital preparation）：指医疗机构根据本单位临床需要经批准而配制、自用的固定处方制剂，也称为院内制剂。

4. 国家基本药物、医疗保险用药和新型农村合作医疗（简称新农合）用药

（1）国家基本药物（national essential drug）：是指那些满足人群卫生保健优先需要、必不可少的药品。公平可及、安全有效和合理使用是基本药物的基本特征。1977年，WHO制定了第一个基本药物示范目录，目前全球已有160多个国家制定了本国的基本药物目录，其中105个国家制定和颁布了国家基本药物政策。

（2）医疗保险用药（medical insurance drug）：指医疗保险、工伤保险、生育保险药品目录所列的保险基金可以支付一定费用的药品。我国《社会保险法》规定："符合基本医疗保险药品目录、诊疗项目、医疗服务设施标准以及急诊、抢救的医疗费用，按照国家规定从基本医疗保险基金中支付。"医疗保险用药通过国家、省级药品目录来确定药品品种，至今公布了3版目录，现行版为《国家基本医疗保险工伤保险和生育保险药品目录（2009年版）》。

（3）新农合用药（new rural cooperative drug）：指新型农村合作医疗基金可以支付费用的药品。目前实行分级药物目录，由各省级卫生行政部门结合实际，调整和制定全省（自治区、直辖市）统一的新农合报销药物目录，分县级（及以上）乡或镇、村3级目录。

5. 特殊管理的药品 特殊管理的药品（pharmaceuticals under special control）：是指国家制定法律制度，实行比其他药品更加严格管制的药品。《中华人民共和国药品管理法》第三十五条规定，国家对麻醉药品、精神药品、医疗用毒性药品、放射性药品实行特殊管理。此外，国家对疫苗流通和预防接种、属于药品类易制毒化学品（如麻黄碱）、属于药品类的兴奋剂（如蛋白同化制剂、肽类激素）、部分抗菌药物等也实行一定的特殊管理。

（于 超 韦锦斌）

# 第二章　生　药　学

**学习目标**

掌握：生药学的定义、主要内容；生药的分类与鉴定；生药的采收、加工和贮藏；生药的质量标准；生药资源及道地药材。

熟悉：生药物质研究新方法、生药鉴定技术新方法、生药学案例分析。

了解：生药学的起源和发展、我国生药的研究进展、生药学相关学科与职业前景。

生药学是药学学科下设的二级学科，是全国普通高等教育药学类专业规定设置的一门主要专业课程。生药学是以天然来源的未经加工或只经简单加工的具有医疗或保健作用的植物、动物和矿物为研究对象，研究其质量和变化规律，探讨其资源和可持续利用的一门学科。生药学研究的关键科学问题是天然药物的质量和资源，即如何评价与控制生药的质量、影响生药质量的因素有哪些、如何调控生药的质量、如何通过质量评价研究寻找优质生药资源并使其可持续利用。

## 第一节　生药学的概念与发展简史

### 一、生药学的定义

“生药”（crude drug）又称“天然药物”（natural medicine），系指取自某天然物（如植物、动物、矿物）的整体或其一部分，未经加工或仅经简单加工而成的药物，既可为干品也可为鲜品。来源于植物、动物、矿物的生药可分别称为植物药（vegetable drug）、动物药（animal drug）、矿物药（mineral drug）。例如，采用药用植物的全体（薄荷、蒲公英）、部分（甘草、黄连）、分泌物或渗出物（乳香、血竭），或者采用药用动物的全体（海马、蛤蚧）、部分（鳖甲、鹿茸）、分泌物（蟾酥、麝香），也有采用矿物的矿石（朱砂、芒硝），经过一定方式的简单加工而得。广义上，生药包括一切来源于天然的中药材、草药、民族药材以及提制化学药物的原料药材，兼有生货原药之意。近代“生药”名词，来源于日本学者大井玄洞于1880年将德文pharmakognosie译为“生药学”，将生药学所研究的对象“drogen”译为“生药”。

中药通常是指经过加工和炮制的中药材。“中药材”通常是指加工中药饮片或中成药的原料药材，即未经过精制的天然药物，包括药用的矿物及动植物的全体、部分、制成品或生理、病理产物。中药材是一种原料药，既可经炮制后制成饮片，也可不经炮制直接供药厂生产提取物或有效成分。“饮片”系指药材经过炮制后可直接用于中医临床或中成药制剂生产使用的处方药品，通常呈现为“片”“段”“块”等形态，调配中医处方（汤剂）和中成药生产均须使用饮片作原料，不得直接使用中药材作原料。“中成药”指由饮片按一定治病原则配方制成、随时可以取用的现成药品，包括丸剂、散剂、膏剂、丹剂、冲剂等各种制剂。所以中药不能简单地等同于天然药物或生药。“道地药材”是指来源于特定产区的质优的中药，讲究道地药材是我国历代医家保证生药质量的成功经验。

“生药学”（pharmacognosy）是应用本草学、植物学、动物学、化学（包括植物化学、分析化学、生物化学等）、药理学、中医学、临床医学和分子生物学等学科理论和现代科学技术来研究生药的名称、来源（基源）、生产（栽培）、采制（采集、加工、炮制）、鉴定（真伪鉴别和品质评价）、活性成分、细胞组织培养、医疗用途、资源开发利用及新药创制等方面的科学。

根据我国生药来源复杂、品种混淆、种类繁多及资源丰富等特点，生药学主要侧重于生药的品种鉴定与整理，建立生药及其制剂的品质标准与评价等，以后生药学研究的重点在于实现生产科学化、现代化，符合国际规范的生药及其制剂生产，积极促进中医药国际化的发展。

## 二、生药学的研究内容和任务

### （一）准确识别生药及鉴定基源种类，确保生药质量

生药种类繁多，来源复杂，加上我国幅员辽阔，地理条件复杂，产区广泛，存在问题颇多，如一药多种来源，本末难分；形态相似的生药，可能造成误收、误用；由于地区用语、各地用药历史及用药习惯的差异造成“同名异物”“同物异名”现象普遍存在。一些名贵的中药材，如冬虫夏草、天麻、西洋参、野山参、麝香、牛黄等，在市场上还经常出现各种伪品，如用淀粉铸造的“冬虫夏草”、用土豆加工成的“天麻”、用人参加工成的“西洋参”等。

### （二）加强生药的品质评价，确保其质量标准化

利用植物学、植物化学、分析化学、药理学等相关学科的研究方法，对生药进行性状、显微特征、理化鉴别，并测定生药的浸出物、有效成分或指标成分的含量，以及对重金属、农药残留量、黄曲霉毒素等进行定量或限量检查，建立生药的品质评价方法。在明确有效成分、指标性成分的基础上，建立、完善生药及其制剂品质评价的科学化和标准化，与国际接轨，具有十分重大的意义。生药材质量标准的规范化研究是中药复方药物标准化研究的基础和先决条件。

### （三）考证生药基源，保持资源可持续利用

本草著作是研究我国医药学历史和挖掘新药的宝库，其研究内容丰富，包括植物学、动物学、矿物学、生药学、农学、药理学、药剂学、临床医学、预防医学等内容，是多种学科组成的独特学术体系。但是由于历史条件限制，很多药物来源缺乏植物学的拉丁名记载，插图粗糙，需要有丰富的生药学和植物学知识，才能准确判断。本草著作在药用动植物的栽培、饲养，生药的采收、加工、炮制、贮藏保管等方面，积累了极为丰富的经验，为我国药物资源可持续利用提供了保证。

新的药用植物或同种植物新的用途不断被发现，例如本草著作中无记载或认为无药用价值的长春花、喜树等，已从中提取出了有效的活性成分长春新碱、喜树碱等。为了较为合理地利用和开发这些植物资源，需摸清它们及其近缘种类的分布等，保证药源的供应，这需要植物学、生药学及其相关学科的知识和技能。

### （四）利用生物技术开发生药，规范中药品种

运用现代科学技术考证和发掘有用的药学史料和品种，促进现代生药科学的发展。保存和繁殖珍稀濒危的药用动、植物，培育出优质、抗病力强及产量高的新品种，不断提高中药材的质量。同时还能对生药品种进行更深入和客观的鉴定，可选择合适的 DNA 分子遗传标记技术，在生药属、种、亚种、居群或个体水平上对研究对象进行准确鉴别。

## 三、生药学的起源和发展

生药也称天然药物，人类对于药物的认识起源于天然药物。远古时代，人们在寻找食物的同时，也发现许多有特殊作用的植物可以用来防治疾病，因此有“医食同源”之说。古书记载“神农尝百草，一日遇七十毒”。但太古时期文字未兴，这些知识只能依靠师承口授。后来有了文字，便逐渐记录下来，出现了医药书籍。由于药物中草类占大多数，所以记载药物的书籍便称为“本草”。

生药学在中国起源于本草学，本草学得名于中国汉代某不知名作者假托上古神农之名所做的本草学专著《神农本草经》。唐代，由于生产力的发展以及对外交通日益频繁，外国药物陆续输入，药物品种逐渐增加。为了适应形势需要，朝廷指派苏敬、李勣等 23 人增修陶氏所注本草经，载药

850 种，新增药 114 种。于显庆 4 年（公元 659 年）颁行，称为《新修本草》，又称《唐新本草》《唐本草》，为我国和世界上最早的具有药典性质的本草，对我国药物学的发展有很大影响，对世界医药的发展亦作出了贡献。随着药物知识的不断丰富，新的本草陆续问世，如宋代的《开宝本草》《嘉祐补注本草》，都是总结性的药物学著作。明代的伟大医药学家李时珍（公元 1518～1593 年），在《证类本草》的基础上，进行全面的修订，编成了符合时代发展需要的本草巨著《本草纲目》。这部书在 17 世纪初传到国外，被译成多国文字，对世界医药学作出了贡献，也是研究动、植、矿物的重要典籍。清代乾隆年间赵学敏编成《本草纲目拾遗》一书于 1765 年出版，对《本草纲目》作了一些正误和补充，共载药物 716 种。由汉到清，本草著作不下 300 种，各有所长。其余如地方性的《滇南本草》（明·兰茂）、专记外来药物的《海药本草》（唐·李珣）、记载食物疗法的《食疗本草》（唐·孟诜）。

## 四、我国的生药研究进展

### （一）著作出版及资源整理

我国已出版了一批能反映中国特色的生药学教材以及著作，创办了专门刊登生药学研究论文的期刊，1949～1979 年，我国的生药研究比较集中于中草药资源和经验鉴别的调查整理和研究。1982 年，国务院作出关于对全国中药资源进行系统地调查研究，制定发展规划的决定，全国于 1983～1987 年组织专业队伍，开展了中药资源普查工作，取得了丰硕成果。1986～1995 年由国家科委、国家中医药管理局，组织国内众多医药院校、科研机构对 220 类（专题）中药材进行了系统的品种整理和质量研究，研究内容包括本草考证和文献查考、药源调查、分类学鉴定、性状和显微鉴定、理化分析、化学成分、采收加工、药理和毒理等项研究，其中许多专题已达到国内外领先水平，获得了我国中医药领域的第一个“国家科技进步奖一等奖”。在 1996～2000 年，开展了“中药材质量标准的规范化研究”等，建立了常用中药材国家标准。至今已对至少 250 余种中草药进行了较详细的化学与药理学方面的研究，鉴定了 600 余种药理活性成分。

### （二）栽培与饲养

中华人民共和国成立后，全国重要的植物园和药用植物园，已引种药用植物 4000 余种。许多重要的进口药材也引种栽培成功，如西洋参、白豆蔻、丁香、西红花、胖大海、非洲萝芙木等。一些珍贵的动物性药材，已研究了它们的饲养方法，如麝、熊、蛤蚧、中华鳖等，已成功地进行了饲鹿锯茸、养麝取香、河蚌育珠等工作。

近代的生物技术方法也开始使用，如人参、西洋参、三七、紫草、延胡索、甘草及山莨菪等的组织培养技术。对一些菌类来源的中药，如冬虫夏草、灵芝及蜜环菌等，也研究了它们发酵培养技术，已形成了规模化生产。

近年来，逐步开展了生药无公害栽培技术的研究，生产“绿色生药”已在山楂、金银花等中药材方面取得了成功的经验。

### （三）生药材质量控制

生药品种繁多，产地广阔。由于历代本草记载、地区用药名称和使用习惯的不同，类同品、代用品和民间用药的不断出现，生药的同名异物、品种混乱现象普遍存在，直接影响到药材质量，所以对来源复杂的常用生药进行系统的品种整理和质量研究，是保证和提高药材质量，促进生药标准化，是发展中医药事业的重要课题。

目前我国生药质量控制主要依据三级标准：一级为国家药典标准；二级为局（部）颁标准；三级为地方标准。药典是国家对药品质量标准及检验方法所作的技术规定，是药品生产供应、使用检验、管理部门共同遵循的法定依据，现施行的是 2020 年版《中华人民共和国药典》（简称《中国药典》）。

### （四）生药活性成分研究

近年来从常用生药中进行了较详细的化学与药理学方面的研究，鉴定了 600 余种药理活性成分，从常用生药和民间药中分离到了治疗阿尔茨海默病、防治心血管疾病、抗肿瘤、抗艾滋病病毒（HIV）、抗肝炎、抗过敏、抗脂质过氧化、降血糖、止血、抗菌、消炎和免疫调节等活性成分。生药活性成分的研究对于阐明中药治病的物质基础、中药的标准化、质量控制以及新药开发均有重大意义。

### （五）现代生物技术在生药研究中的应用

1994 年香港中文大学邵鹏柱实验室首次报道利用随机引物聚合酶链式技术（AT-PCR）对人参及西洋参的鉴定，次年他们又报道了利用随机扩增多态性 DNA（RAPD）技术对人参及伪品的鉴定。随后中国及日本等国家和地区的研究人员也相继开始从事这方面的研究。

DNA 分子遗传标记技术用于生药及其基源物种的鉴定，具有特异性强、稳定性好、微量、便捷、准确等特点，特别适合于近缘种、易混淆物种、珍稀物种、动物药材、破碎药材、陈旧药材、腐烂药材及样品量极为有限的植物模式标本、中药出土标本、古化石标本等珍贵样品的鉴定。

生药的分子鉴定是随着分子生物技术的迅速发展，在 20 世纪末和 21 世纪初逐渐发展起来的。随着技术的发展和成熟，生药分子鉴定已进入实用阶段。2010 年版《中国药典》及其增补本首次收载了蕲蛇和乌梢蛇的特异性 PCR 鉴别法，以及川贝母的 PCR-RFLP 鉴别法。在 2015 年版《中国药典》中，又收载了中药材 DNA 条形码分子鉴定指导原则。

### （六）新药开发

近年来有不少新药是直接或间接地从中药开发而来的，其中有近半数是单个中药或其有效成分，包括有效成分的衍生物、中药有效部位或中药的提取物；另有超过半数是从中药复方中开发出的新药。

生药提取物的用途非常广泛，从植物等天然原料中直接提取有效成分、有效部位作为制药原料，是当代国内外开发天然药物和中药现代化的重要途径之一。我国药学工作者在这方面取得成功的实例很多，如来源于蒿属植物黄花蒿，具有倍半萜内酯的结构，其特征在于含有一个内过氧化物-缩酮-乙缩醛-内酯结构的药物青蒿素，具有很好的抗疟活性。小檗碱在植物界中分布较广，大约在 4 个科 10 个属内发现有本品存在，其结构为一种季铵生物碱，具广谱的抗菌活性，主要用于治疗胃肠炎、细菌性痢疾等，如肠道感染、眼结膜炎、化脓性中耳炎等。来源于五加科植物人参茎叶的人参皂苷，其结构是一类固醇类化合物，又称三萜皂苷。不同的人参皂苷具有不同的生物活性：如 Rh2 型具有抑制癌细胞向其他器官转移、增强机体免疫力、快速恢复体质的作用，对癌细胞具有明显的抗转移作用；Rg 型具有兴奋中枢神经、抗疲劳、改善记忆与学习能力，以及促进 DNA、RNA 合成的作用。

### （七）海洋药物研究

海洋是生命的发源地，物种复杂多样，约有 50 万种动物，13 000 多种植物，约占地球资源的 80%，是有待开发的宝藏。海洋生物所含的化学成分结构新颖、复杂，常具有较强的生物活性，是人类未来开发新药的原料基地。

目前一些来源于海洋的先导化合物已成功地开发成新药，如在来源于海带的褐藻酸钠分子的羟基和羧基上分别引入磺酰基和丙二醇基而成的藻酸双酯钠，结构上属于是酸性黏多糖类化合物，可用于缺血性脑血管疾病（如脑血栓、短暂性脑缺血发作）和心血管疾病[如高脂蛋白血症、冠状动脉粥样硬化性心脏病（冠心病）]等的防治；来源于最原始的多细胞动物海绵，其含有的胸腺嘧啶和尿嘧啶的 D-阿拉伯呋喃糖基衍生物 spongothymidine、spongouridine 及 D-arabinosylnucleoside 对病毒、白血病具有显著的增殖抑制活性。

# 第二节　生药学主要内容

## 一、生药的分类和记载

### （一）生药的分类法

我国生药品种繁多，常见的分类方法有按药用部位、按化学成分、按自然系统、按药理作用等进行分类，具体分类如下（图 2-1）。

- 生药
  - 按药用部位
    - 动物类
    - 植物类：根类、根茎类、皮类、茎木类、叶类、花类、果实类、种子类、全草类等
    - 矿物类
  - 按化学成分：根据生药中所含主要化学成分或生物活性成分（如含苷类生药、含生物碱类生药、含挥发油生药等）
  - 按自然系统：根据生药的原植（动）物在分类学上的位置和亲缘关系，按门、纲、目、科、属和种分类排列
  - 按药理作用或中医功效：如按中医疗效分为解表药、清热药、补益药等；按药理分为作用于心血管系统或呼吸系统的生药等
  - 其他分类
    - 根据药物毒性和用药目的：上、中、下三品
    - 根据药物自然属性：玉石、草、木、果、菜、米食等

图 2-1　生药的分类

### （二）生药的记载大纲

生药的记载大纲包括名称（中文名、拉丁名、英文名和日文名等）、基源、植（动）物形态、采制、产地、性状、显微特征、化学成分、理化鉴定、药理作用、功效、附注等。

### （三）生药的拉丁名

生药的拉丁名是国际上通用的名称，通常由两部分组成。

第一部分有多种形式：①原植（动）物的属名（第二格），如葛根 Puerariae Lobatae Radix[原植物 *Pueraria lobata*（Willd.）Ohwi]；②原植（动）物的种名（第二格），如颠茄 Belladonnae Herba（原植物 *Atropa belladonna* L.）；③兼用原植（动）物的属名和种名（第二格），用以区别同属他种来源的生药，如苦参 Sophorae Flavescentis Radix（原植物 *Sophora flavescens* Ait.）；④原植物（第二格）和其他附加词，用以说明具体的性质或状态，如熟地黄 Rehmanniae Radix Praeparata。

第二部分是药用部位的名称，用第一格表示，常见的有根（radix）、根茎（rhizoma）、茎（caulis）、木材（lignum）、枝（ramulus）、树皮（cortex）、叶（folium）、花（flos）、花粉（pollen）、果实（fructus）、果皮（pericarp）、种子（semen）、全草（herba）、树（resina）、分泌物（venenum）等。

有些生药的拉丁名中没有药用部位的名称，直接用原植（动）物的属名或种名。有些生药的拉丁名采用原产地的土名或俗名。矿物类生药的拉丁名，一般采用原矿物拉丁名。

## 二、生药的鉴定

生药的鉴定就是依据国家标准、部颁、地方药品标准以及有关资料规定或记载的生药标准，应用各种技术手段，对生药的真实性、纯度和品质的优良进行鉴定，以保证品种的真实性以及用药安全性。

### （一）原植（动）物鉴定

生药的原植（动）物鉴定又称为分类学鉴定、基源鉴定，是应用植（动）物分类学的方法，鉴定生药来源，确定正确的学名和药用部位，确保品种应用的准确性。包括以下内容：原植物形态的观察、核对文献、核对标本等。

### （二）性状鉴定

性状鉴定（macroscopical identification），又称传统经验鉴别，是运用人体的感官，例如看、摸、闻、尝、水试及火试等直观的方法，对生药的性状（形态、大小、色泽、表面、质地、断面及气味等）进行鉴别。性状鉴定主要用于观察完整的生药及饮片。这种鉴别方法，更多的是医药工作者长期经验积累的总结，方法简便易行、快速有效，是常用的鉴别方法之一。

**知识链接** **生药性状鉴定实例**

例 1：三七主根呈类圆锥形或圆柱形，少数有分枝，长 1～6cm。表面灰褐色或灰黄色，有蜡样光泽，有多数断续纵纹及少数横长皮孔样突起。顶端有茎痕，周围有瘤状突起，形似猴头，习称“猴头三七”。体重，质坚实，断面灰绿色、黄绿色或灰白色，击碎后皮部与木部分离，皮部有棕色细小树脂道斑点，木部微呈放射状排列，习称“铜皮铁骨”。三七气微，味苦回甜。筋条呈圆柱形或圆锥形，长 2～6cm，上端直径约为 0.8cm，下端直径约为 0.3cm。剪口呈不规则皱缩块状或条状，表面有数个明显的茎痕及环纹，断面中心灰绿色或白色，边缘深绿色或灰色。三七外形见图 2-2。

例 2：大黄根茎呈类圆柱形、圆锥形、卵圆形或不规则块状，长 3～17cm。表面黄棕色或红棕色，有的可见类白色斜方形网状纹理。质坚实，横断而淡红棕色或黄棕色，颗粒性。皮部极狭。其髓占根茎横断面绝大部分，可见多数量状成线纹状的星点，成环排列或散在，多数星点形成岛状、短线状和网状的黄棕色纹理，习称锦纹。根木质部发达，具放射状纹理，形成层环明显，无星点。气清香，味苦而微涩，嚼之粘牙而有砂粒感，并使唾液染黄。以外表黄棕、锦纹明显、质坚实、气清香、味苦而微涩者为佳。大黄外形见图 2-3。

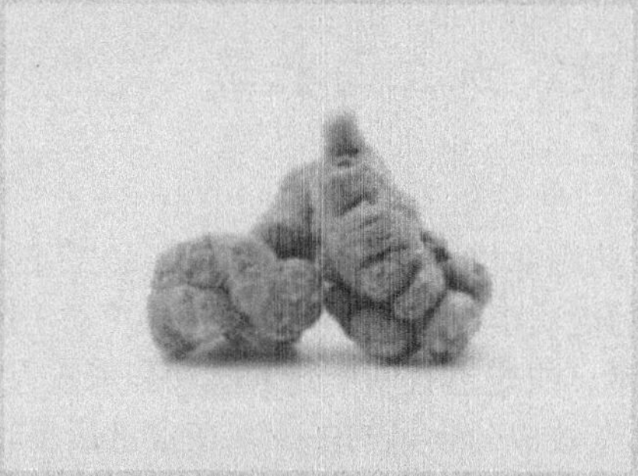

图 2-2 三七外形图

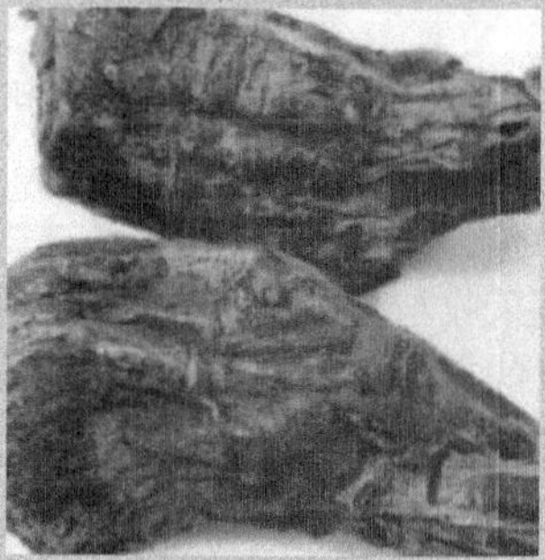

图 2-3 大黄外形图

### （三）显微鉴定

利用显微镜及显微技术对生药商品中所含中药的组织、细胞或内含物等特征进行鉴别的方法，是保证品种正确性和质量可靠性的一种方法。包括组织鉴定和粉末鉴定，适用于性状鉴定不易识别的生药、性状相似难以区别的多来源生药、破碎生药、粉末生药及由粉末生药制成的丸、散、锭、丹等中药成方制剂。

### （四）理化鉴定

理化鉴别是通过利用物理或化学方法对生药及制剂中所含的主要有效成分进行定性和定量分析鉴定药材真伪优劣的方法。具体方法有理化常数测定、荧光试验、微量升华法、化学反应、分光光度法以及色谱法等。

### （五）生物检定

利用药物对生物体的作用以测定其效价或生物活性的一种方法，它以药理作用为基础，统计学为工具，选用特定的实验设计，在一定的条件下比较供试品和标准品所产生的特定反应，通过等反应剂量间比例的计算，从而测得供试品中活性成分的效价。

### （六）计算机辅助鉴定

此方法建立在上述鉴定方法的基础上，将各味生药各项指标建立资料库，即可从数据库中查到相互吻合的条目，作出判断。

### （七）DNA 分子遗传标记技术

上述几种方法由于主观性较强，且受到植物特征稳定欠佳的局限。DNA 分子标记是指以 DNA 多态性为基础的遗传标记。DNA 分子作为遗传信息的直接载体，信息量大，不受环境因素和生物体发育阶段及器官、组织差异的影响，DNA 分子遗传标记可以直接分析生物基因型，检测手段简单、快捷，易于实现自动化，因此对物种的鉴别更为准确、可靠。

### （八）指纹图谱鉴定

指纹图谱（fingerprint）是近年来发展起来的生药鉴定新技术，是控制生药及其制品质量的有效手段。根据测定手段的不同，分为化学指纹图谱（如色谱指纹图谱）和生物指纹图谱（如 DNA 指纹图谱）。通常的化学指纹图谱，是指采用光谱、色谱或其他分析方法建立的用于表征生药化学成分特征的图谱。对某些复杂物质经适当处理后，采用一定的分析手段，得到的能够标示其化学特征的色谱图或光谱图。它是建立在中药化学成分系统研究的基础上，能够较全面地反映所含化学成分的种类和数量，能对中药质量进行整体描述和评价。同时可进一步开展谱效学研究，有助于阐明中药作用机制。因此，中药指纹图谱的研究和建立，对于促进中药现代化具有重要的意义。

## 三、生药的采收、加工与贮藏

### （一）生药的采收

生药的合理采收与药用植（动）物的种类、药用部位、采收期密切相关。生药的采收是否合理，直接影响着药材的产量与质量。为了获得药材的优质丰产，应当根据药用植（动）物的生长发育状况和有效成分的变化规律，以及地区差异等因素，决定适宜的生药采收期和采收方法。

**1. 现代采收原则** 生药疗效高低取决于其有效成分含量的多少，在含量最多时采收，便可得到优质的药材。研究结果表明，不同药材品种、不同药用部位以及不同物候期的药材所含有效成分的含量是不同的，在确定适宜的采收期时，必须把有效成分的含量、药材的产量以及毒性成分的含量这 3 个指标结合起来考虑，以找出适宜的采收期。

**2. 传统采收原则** 生药有效成分在其体内的消长规律还不甚清楚的情况下，通常根据传统经验，结合各种药材的生物学特性、不同药用部位的生长特点、成熟程度以及采收难易程度和产量等不同因素，确定生药的采收时间和采收方法。

（1）植物类药材：根及根茎类药材一般在生长停止或花叶萎谢的休眠期（秋冬季），或初春发芽前，或刚露芽时采收，如牛膝、党参等；茎、木类一般在秋、冬季落叶后，或初春萌芽前采收，如大血藤、鸡血藤等；皮类中药，树皮一般在清明至夏至之间采收，如杜仲、黄柏等；根皮则以秋末冬初采收为宜，并趁鲜抽去木心，如牡丹皮、地骨皮等；叶类通常在开花前盛叶期或花盛期采收，如荷叶、艾叶、大青叶等，有的与生产品的采收期同时采收，如人参叶、三七叶等；花类一般在花含苞待放或花初开放时采收，通常选择在晴天、上午露水初干时采摘，如金银花、辛夷等；果实类一般于果实近成熟或成熟时采收，如乌梅、吴茱萸等；种子类在完全成熟后采收，此时种子内物质积累已停止；全草类多在植物茎叶茂盛或在花蕾时或花盛期而果实种子尚未成熟时采收，如薄荷、益母草等。

（2）动物类药材：要根据其种类的不同，选择适宜的采收期。例如卵鞘入药需在虫卵孵化为成虫之前采收；成虫入药需捕捉成虫；还需要根据各种药用动物的生长习性和活动规律而采取不同的捕获采收方法，例如两栖动物宜在“冬眠期”捕捉、鹿茸需在清明后采收等。

（3）矿物药类药材：一般没有季节性限制，可全年采挖，如石膏、滑石等。

## （二）生药的加工

生药采收后，除少数要求鲜用（如生姜、鲜石斛、鲜芦根等）外，绝大多数均需进行产地加工。常用加工方法包括洗涤与挑选、修整切制及去皮、壳，以及蒸煮和熏晒等。

**1. 植物药类** 除少数（如鲜生地、鲜芦根等）鲜用外，大多数药材在采收后需要根据不同药用部位进行适当加工，而不同的药用部位有不同的加工方法。

（1）根及根茎类药材：一般在采挖后去尽泥土、茎叶和须毛等，迅速干燥。某些生药还需要去皮、切片、抽去木心、蒸烫等。

（2）皮类药材：一般在采收后须切成一定大小后晒干，或加工成卷筒，或先削去栓皮。

（3）叶类及全草类药材：这类药材含挥发油较多，故采后置通风处阴干；草类则须先行捆扎成一定重量或体积再干燥。

（4）花类药材：一般直接晒干或烘干，注意控制烘晒时间以及保持花朵的完整性。

（5）果实类药材：一般采后直接干燥。某些生药还需要烘烤、烟熏（如乌梅）、切割（如化橘红）、沸水微烫（如五味子）等处理方法。

（6）种子类药材：通常在果实干燥后去果皮取种子，或直接采收干燥的种子，或将果实干燥贮藏，用时再取种子。

**2. 动物药类** 常用的方法有洗涤、清选、干燥、冰冻或加入适宜防腐剂等，但因动物种类不同或相同动物因产地、时间的不同，其加工方法也有差异性。

**3. 矿物药类** 清除泥土和非药用部位，保持药材的纯净度。

## （三）生药的贮藏

生药在贮藏保管过程中，因受环境的影响，常会发生霉烂、虫蛀、变色和泛油等现象，导致药材变质，影响和失去疗效。生药的合理贮藏，对保证生药的品质有重要意义。

**1. 防虫** 虫害对药材的影响甚大，药材害虫的发育和蔓延情况，是依据库内的温度、空气相对湿度以及药材的成分和含水量而定的。药材因含有淀粉、蛋白质、脂肪和糖类等，即成为害虫的良好滋生地。主要预防措施有：①药材仓库应先进行清扫、修补、粉刷和消毒；②按药材性质及易虫蛀与否分类存放，定期检查易虫蛀药材，保持仓库干燥通风；③定期消毒。

**2. 防霉** 大气中存在的霉菌孢子，散落在药材表面，在适当的温度、湿度下，即萌发为菌丝，分泌酵素，使药材腐败、变质，失去药效。药材的防霉措施，主要是控制库房的湿度在65%～70%为宜，药材含水量不能超过其本身的安全水分，一般含水量应保持在15%以下。

**3. 防变色** 各种药材自身含有的一些化学成分，经过氧化、分解和聚合等作用，可产生有色物质，使原有色泽加深或改变，甚至导致变质；另一方面某些外因，如温度、湿度、日光、氧气和杀虫剂等多与变色快慢有关。因此，防止生药变色，就必须对生药进行干燥、避光、冷藏处理。

**4. 防走油**（泛油） 走油指药材所含的油质、糖质、黏液质等外溢于药材表面的现象，如柏子仁、枸杞、麦冬等。防走油的主要方法是避光、避风、冷藏等。

**5. 防自燃** 自燃是因贮藏不当而导致生药自动燃烧的现象。原因主要是富含油脂的生药，在夏季由于层层堆置，导致其内部热量散发不出去，局部温度增高，焦化至燃烧，如柏子仁、紫苏子、海金沙等。防止自燃的方法主要是保持药材干燥、仓库空气流通、堆垛层间不能太高。

**6. 防久贮药材** 生药由于化学成分自然分解、挥发、升华而不能久贮的，应当注意贮藏期限。如松香久贮，在石油醚中溶解度降低；明矾和芒硝久贮，易风化失水；洋地黄和麦角久贮有效成分易分解；冰片等易挥发，走失气味，应装入塑料袋或密闭容器内，避光避风保存。

**7. 贮藏技术** 除了传统的贮藏手段，新的贮藏技术也应用于药材的贮藏和管理中。例如气调贮藏、除氧剂、辐射灭菌等。

## 四、生药的质量标准

### （一）药品标准

药品标准是对药品的质量规格和检验方法所作的技术规定，它具有法律的约束力，是药品生产、供应、使用、检验部门遵循的法定依据。制定和颁发药品标准是加强药品管理，保证人民用药安全有效的一项重要措施。

**1.《中国药典》** 是我国的国家药品所遵循的标准。中华人民共和国成立以来，《中国药典》已颁布过 11 版，2020 年版《中国药典》共收载品种 5911 种，分为四部出版。一部收载药材和饮片、植物油脂和提取物、成方制剂和单味制剂等；二部收载化学药品、抗生素、生化药品以及放射性药品等；三部收载生物制品；四部收载通则，包括制剂通则、检验方法、指导原则、标准物质和试液试药相关通则、药用辅料等。

**2. 局**（**部**）**颁标准** 除《中国药典》外，国家药品监督管理局还颁布“国家药品监督管理局药品标准”（简称部颁药品标准或部颁标准），收载了国内已有生产疗效较好，需要统一标准，但尚未列入《中国药典》的药品标准，以及与药品质量指标、生产工艺和检验方法相关的技术指导原则和规范。

**3. 地方药品标准** 《中华人民共和国药品管理法》规定，中药饮片必须按照国家药品标准炮制，国家药品标准没有规定的必须按省（自治区、直辖市）人民政府药品监督管理部门制定的炮制规范炮制。省（自治区、直辖市）人民政府药品监督管理部门制定的炮制规范应当报国务院药品监督管理部门备案，不符合国家药品标准或者不按照省（自治区、直辖市）人民政府药品监督管理部门制定的炮制规范炮制的，不得出厂销售。

### （二）生药质量控制的主要内容及方法

生药质量控制的主要内容包括检查生药中可能混入的杂质以及与药品质量有关的项目，根据品种不同或具体情况，检查内容不同，概括起来如下。

**1. 按生药基源分类**

（1）植物类生药：如杂质、水分、灰分、酸不溶性灰分、膨胀度、水中不溶物、重金属、砷盐、吸收度及色度等。

（2）动物类生药：动物类生药含较多水分，易霉坏变质，故多规定水分检查，以及挥发性碱性（挥发性盐基氮）物质的限量检查。

（3）矿物类生药：如检查重金属、砷盐、镁盐、铁盐、锌盐及干燥失重等项目。

**2. 按检查性质分类**

（1）限量检查：指常规检查项目，对多数生药均使用，即共性内容，如水分限量（<15%）、有害物质的限量及杂质限量等。

（2）定量检查：指与生药临床疗效直接相关的项目，即个性内容，如有效成分的含量、生物活性的强度等。

### （三）生药质量标准的制订

生药质量标准的制订必须建立在细致的考察及试验基础上，各项试验数据必须准确、可靠，以保证生药质量的可控性和重现性。

生药质量标准由质量标准草案及起草说明组成。质量标准草案包括名称、汉语拼音、药材拉丁名、基源、性状、鉴别、检查、浸出物、含量测定、炮制、性味与归经、功能与主治、用法与用量、注意事项及贮藏等项。

## 五、生药资源及道地药材

### （一）生药资源

我国幅员辽阔，自然条件优越，蕴藏着极其丰富的资源。生药资源包括植物药资源、动物药资源和矿物药资源。广义的生药资源，还包括栽培和饲养的药用植物和动物以及利用生物技术繁殖的生物个体和活性有效物质。

### （二）道地药材

道地药材主要指某些地区栽培生产的优质药材，也包括优质野生药材。该产地称道地产区。道地药材之所以质量优良，主要是因为这些地区有适宜的地理气候条件和生态环境，长期优育和栽培形成了优良的品种和先进的栽培技术，独特的加工方法形成了美观的商品性状。目前道地产区分为两个部分：①道地药材产区，即形成了一批符合本地条件的道地药材，包括关药产区、北药产区、怀药产区、浙药产区、江南药产区、川药产区、云贵药产区、广药产区、西药产区及藏药产区；②道地药材集散地，即药市，包括历史上传统的四大药市，有安徽亳州、河北安国、江西樟树和河南禹州。

### （三）生药资源开发利用的途径

资源的开发是指人们对资源进行劳动，为进一步利用所采取的措施。资源的利用是指人们对已开发出来的资源进行一定目的的使用，如进行加工和制成新产品等。

**1. 生药资源的药物开发**

（1）以生物亲缘关系寻找新药源：根据“植物亲缘-化学成分-疗效相关性”的基本理论从同科属中，寻找生药的新资源，此外还找到了一些进口药材的国产资源，如新疆阿魏（*Ferula sinkiangensis* K.M.Shen）等资源。

（2）从历代医书、本草记载中挖掘新药源：如根据中医活血化瘀原则，从川芎中发现了能治疗心血管疾病的川芎嗪。

（3）从民族药、民间药中发现新药源：如从草珊瑚[*Sarcandra glabra*（Thunb.）Nakai]中开发出了“肿节风针剂”和“复方草珊瑚含片”等。

（4）扩大药用部位，增加新品种：根据中医中药传统经验，往往仅采用药用植物某一部位，而同一药用植物的其他部位也含有类似的药用成分和相同的药理作用。

（5）利用有效成分、有效部位开发新药：如从蒿属植物黄花蒿（*Artemisia annua* L.）中提取的抗疟药物青蒿素。

（6）改造某些药用植物成分的化学结构开发新药物：如从黄藤茎木中提取巴马汀，经氢化后得到四氢帕马丁（延胡索乙素），比直接提取更经济实用。

（7）利用生物技术开发新药源：用植物某一器官、愈伤组织、细胞等，通过人工无菌离体培养，诱导分化成完整植株或生产活性成分的方法。

**2. 生药资源多方向开发利用** 随着人们日益增长的物质生活需求及文化素养、科学水平的不断提高，随着医疗模式逐步由治疗型向预防保健型方面的转变，生药资源开发利用的领域也在不断扩大，已逐渐渗入到人们日常生活的各个方面，如保健食品、美容化妆品、药膳、药浴、天然香料、天然色素、矫味剂和卫生用品等。

# 第三节　生药学案例分析

## 一、人参的生药学鉴定

### 人参 Ginseng Radix et Rhizoma

**【基源鉴定】** 本品为五加科植物人参（东北人参）*Panax ginseng* C.A.Mey. 的干燥根及根茎。栽培品称“园参”，播种在山林、野生状态下自然生长的又称“林下山参”，习称“籽海”。

**【植物形态】** 多年生草本，全株高达60cm。主根肥大，根茎短，茎单一，直立，掌状复叶轮生茎顶。叶椭圆形，叶缘有锯齿，沿叶脉有稀疏刚毛。伞形花序单个顶生；花萼5，齿裂；花瓣5，浅绿色或浅黄绿色；雄蕊5，子房下位，2室。浆果状核果扁圆形，成熟时鲜红色（习称亮红顶），内含半圆形种子2粒。人参植物形态见图2-4。

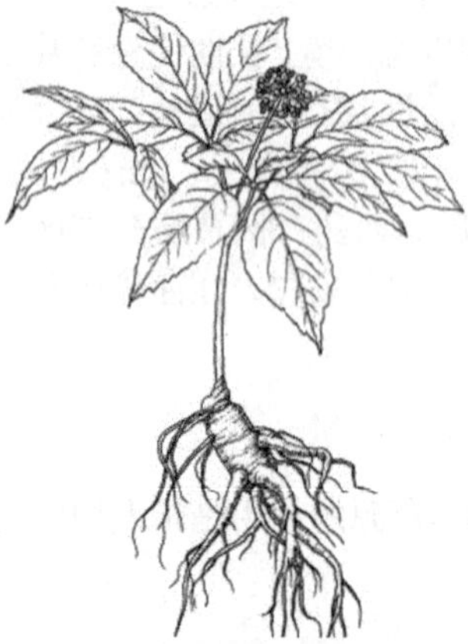

图2-4　人参植物形态简图

**【采制】** 园参于9～10月间采收栽培6年的人参根，林下参于7月下旬至9月果红熟时采挖15年左右的地下部分，洗净。加工成：①生晒参。取洗净的鲜参，除去支根晒干；如不除去支根晒干，则称“全须生晒参”；剪下小支根及细根晒干称“白参须”。②红参。将园参剪去小支根蒸透（3～6h）后烘干或晒干。剪下的支根和细根蒸后干燥者称“红参须”。③糖参。人参鲜根置沸水中浸烫后，排针扎孔，浓糖水浸渍后干燥。

**【产地】** 人参主产于我国的东北地区（吉林、辽宁及黑龙江）、朝鲜半岛、日本及俄罗斯的西伯利亚地区。产于朝鲜和韩国的称“高丽参”（或朝鲜人参），产于俄罗斯地区的被称为“西伯利亚人参”。

**【性状鉴定】** 生晒参主根呈圆柱形或纺锤形，长3～15cm，直径为1～2cm；表面灰黄色，上部或全体有疏浅断续的粗横纹及明显的纵皱；下部有支根2～3条，并着生多数细长的须根；须根上常有不明显的细小疣状突出（习称“珍珠疙瘩”）；根茎（芦头）明显较主根短细，长1～4cm，直径为0.3～1.5cm，多拘挛而弯曲，具不定根（芋）和稀疏的凹窝状茎痕（芦碗）；质较硬，断面淡黄白色，显粉性；形成层环纹棕黄色，皮部有黄棕色的点状树脂道及放射状裂隙；香气特异；味微苦、甘。

**【显微特征】** 根横切面：①木栓层为数列细胞。栓内层窄。②韧皮部外侧有裂隙，内侧薄壁细胞排列较紧密；有树脂道散在，内含黄色分泌物。③形成层环明显。④木质部射线宽广；导管单个散在或数个相聚，径向断续排列成放射状，导管旁偶有非木化纤维。⑤薄壁细胞含草酸钙簇晶，并含有众多淀粉粒。人参横切面简图见图2-5。

粉末：淡黄白色。①树脂道碎片：含黄色块状分泌物，分泌细胞中含粒状物或油滴。②草酸钙簇晶：直径为20～68μm，棱角大多尖锐。③木栓细胞：类方形或多角形，细胞壁细波状弯曲。④网纹导管及梯纹导管直径为 10～56μm。⑤淀粉粒：极多，单粒类球形、半圆形或不规则多角形，直径为 4～20μm，脐点点状、裂缝状或人字状；复粒由 2～6 分粒组成。

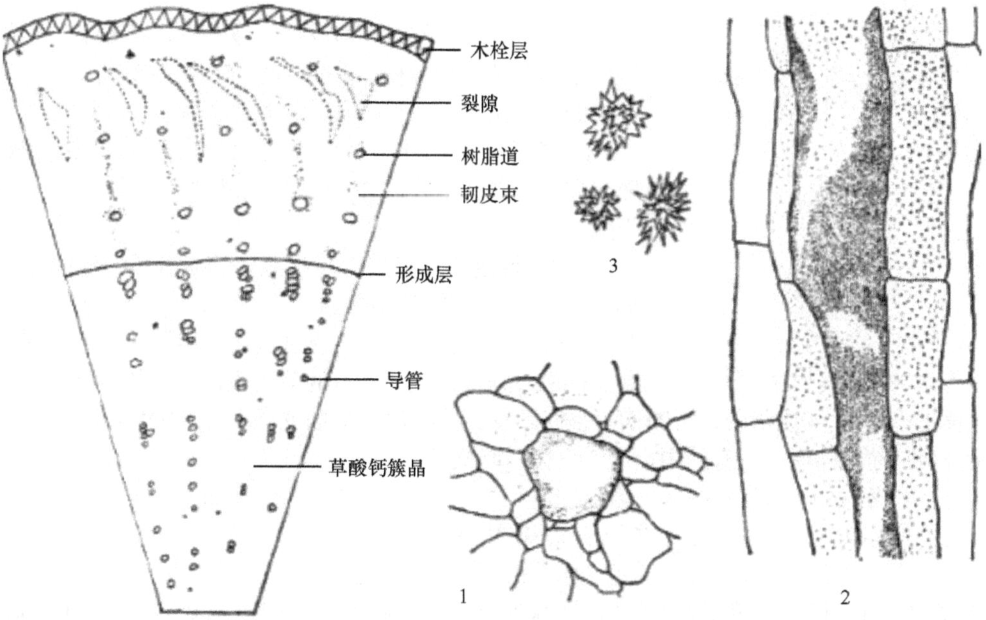


人参根横切面简图（×15）

1. 树脂道横切面（×150） 2. 树脂道纵切面（×150） 3. 草酸钙簇晶（×150）

图 2-5 人参横切面简图

**【化学成分】** 主要含人参皂苷类、多糖、炔醇及挥发油类成分。多数为达玛烷型皂苷，如人参皂苷 $Ra_1$、$Ra_2$、$Rb_1$、$Rb_2$、$Rb_3$、Rc、Rd、Re、Rf、$Rg_1$、$Rg_2$、$Rg_3$、$Rh_1$、$Rh_2$ 等；少数为齐墩果酸型（C 型）皂苷，如人参皂苷 Ro。皂苷中的糖有葡萄糖、鼠李糖、木糖、阿拉伯呋喃糖、阿拉伯吡喃糖等。

人参地上部分的叶、茎、花、种子等均含有人参皂苷；茎、叶中以原人参三醇类皂苷居多，还含微量的黄酮类化合物。

人参多糖（panaxans）也是人参中的重要活性物质，已分离得到了十几种单体；人参多糖多由葡萄糖、半乳糖醛酸、果糖、甘露糖、阿拉伯糖等组成。

**【理化鉴别】** 鉴别：取本品粉末经加三氯甲烷提取、水饱和正丁醇萃取和氨水碱化后，与人参对照药材及人参皂苷 $Rb_1$、Re、Rf 及 $Rg_1$ 对照品液共薄层展开，以三氯甲烷-乙酸乙酯-甲醇-水（15∶40∶20∶10）的下层溶液为展开剂，展开，取出，晾干，喷以 10%硫酸乙醇溶液，在 105℃加热至斑点显色清晰，分别置日光和紫外光灯（365nm）下检视。供试品色谱中，在与对照药材和对照品色谱相应的位置上，分别显相同颜色的斑点或荧光斑点。

含量测定：采用 HPLC 法测定，本品含人参皂苷 $Rg_1$ 和人参皂苷 Re 的总量不得少于 0.30%，人参皂苷 $Rb_1$ 不得少于 0.20%。

## 二、黄连的生药学鉴定

### 黄连 Coptidis Rhizoma

**【基源鉴定】** 本品为毛茛科植物黄连 *Coptis chinensis* Franch.、三角叶黄连 *Coptis deltoidea* C.Y.Cheng et Hsiao 或云连 *Coptis teeta* Wall.的干燥根茎。以上 3 种分别习称“味连”“雅连”“云连”。

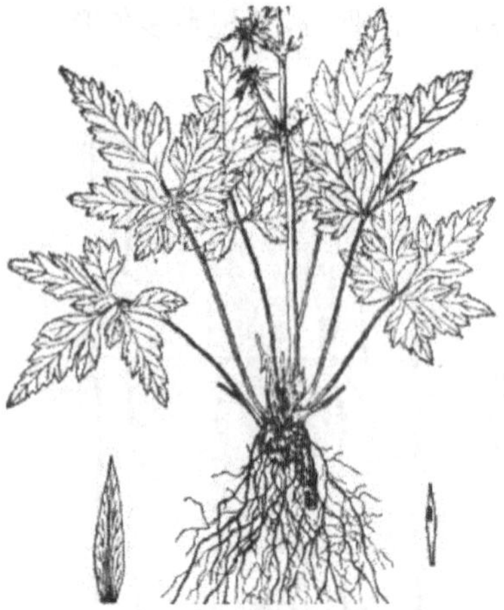

图 2-6　黄连植物形态简图

【植物形态】 黄连：多年生草本，高 15～35cm。根茎直立，向上分枝，黄色。叶基生，叶片坚纸质，卵状三角形，3 全裂；中央裂片有细柄，卵状菱形。聚伞花序顶生，花 3～8；萼片 5；花瓣黄绿色，线形或线状披针形。蓇葖果。三角叶黄连根茎不分枝或少分枝，有长节间；叶片稍革质，轮廓三角形；中央裂片三角状，卵形。黄连植物形态见图 2-6。

【采制】 栽培 4～6 年后可采收，以第 5 年采挖较好；一般均在秋末冬初采收。挖出根茎，除去地上部分、泥土及须根，干燥。

【性状鉴定】 味连：①根茎多簇状分枝，弯曲互抱，形如倒鸡爪状，习称"鸡爪黄连"；单枝根茎长 2～7cm，直径为 3～8mm。②表面灰黄色或黄褐色，粗糙，有不规则结状突起、须根及须根残基。③有的节间表面平滑如茎秆，习称"过桥"，长 1～4cm。④质坚硬，折断面不整齐，皮部橙红色或暗棕色，木部鲜黄色或橙黄色，射线放射状排列，髓部红棕色，有的中空。⑤气微，味极苦。

雅连：多为单枝，略呈圆柱形，微弯曲，长 4～8cm，直径为 5～10mm，"过桥"较长。

云连：多为单枝，圆柱形弯曲或呈钩状，较细小，长 1.5～5.0cm，直径为 1.5～4mm。"过桥"较短，以粗壮、坚实、断面皮部橙黄色、木部鲜黄色或橙黄色为佳。

【显微特征】 根茎横切面的表现如下。味连：①木栓层为数层细胞（其外有表皮，但常脱落）。②皮层较宽，石细胞单个散在或数个成群，鲜黄色。③中柱鞘纤维成束或伴有少数石细胞，均呈黄色。④维管束外韧型，环状排列，射线明显；木质部黄色，木化，木纤维较发达。⑤髓部为薄壁细胞，无石细胞。

雅连：皮层及髓部有较多石细胞。

云连：皮层、中柱鞘及髓部均无石细胞。

粉末的表现如下。味连：棕黄色，味极苦。①石细胞鲜黄色，类圆形、类方形、类多角形或稍延长。②韧皮纤维成束，鲜黄色，纺锤形或长梭形，壁较厚，可见裂缝状、点状纹孔。③木纤维成束，鲜黄色，壁具裂隙状纹孔。④鳞叶表皮细胞绿黄色或黄棕色，略呈长方形，壁微波状弯曲。⑤导管多为孔纹导管，少数为具缘纹孔、螺纹、网纹导管。此外，可见长圆形、肾形、类球形或卵形淀粉粒，木薄壁细胞和细小草酸钙方晶等。

雅连：与味连相似，但石细胞较味连多。

云连：无石细胞，无韧皮纤维。黄连横切面简图见图 2-7。

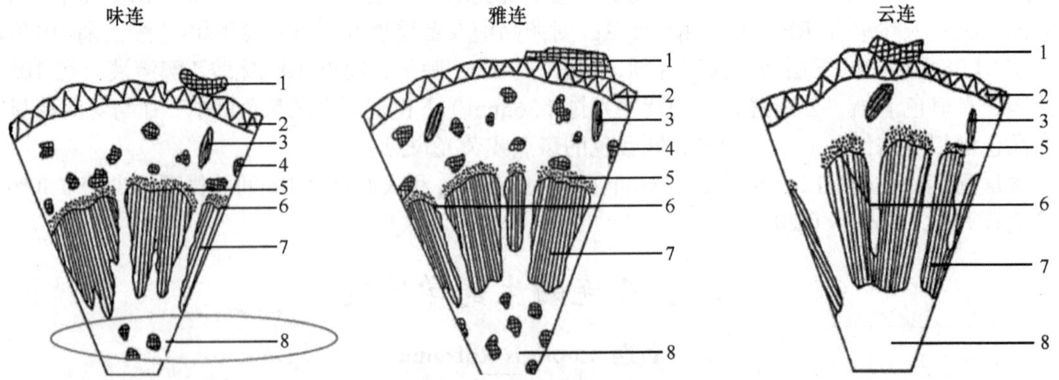


1. 鳞叶组织；2. 木栓层；3. 根迹维管束；4. 石细胞；5. 韧皮部；6. 形成层；7. 木质部；8. 髓

图 2-7　黄连横切面简图

【化学成分】 含多种异喹啉类生物碱，如小檗碱（berberine，含量5%～8%）、黄连碱（coptisine）、甲基黄连碱（worenine）、巴马汀（palmatine）、药根碱（jateorrhizine）、木兰花碱（magnoflorine）、表小檗碱（epiberberine）、唐松草碱（thalifoline）等。

【理化鉴定】 鉴别如下。

1. 取黄连细粉1g，加甲醇10ml，置水浴上加热至沸腾，放冷，滤过。①取滤液5滴，加稀盐酸1ml与次氯酸钙少量，显樱桃红色。②取滤液5滴，加5%没食子酸乙醇溶液2～3滴，置水浴上蒸干，趁热加硫酸数滴，显深绿色（检查小檗碱）。

2. 取粉末或切片，加稀盐酸或30%硝酸1滴，片刻后镜检，可见黄色针状结晶簇；加热结晶显红色并消失（检查小檗碱的盐酸盐或硝酸盐）。

# 第四节 生药学研究方法与新进展

## 一、生药鉴定新技术

### （一）分子鉴定技术

分子鉴定技术是指依据大分子（核酸和蛋白质）特征的鉴定技术，可分为核酸分子鉴定和蛋白质分子鉴定两大类。核酸分子鉴定主要集中在DNA分子鉴定，在生药材品种鉴定上具有一定的优越性，包括DNA条形码鉴定技术、基于PCR的分子鉴定技术及基于分子杂交的分子技术。蛋白质标记技术包括抗血清鉴别技术、蛋白质电泳鉴别、同工酶鉴别技术及蛋白飞行时间质谱鉴定技术。

### （二）化学鉴定技术

随着色谱分离、分析技术的发展，高效液相色谱（high performance liquid chromatography，HPLC）、气相色谱（gas chromatography，GC）、高效毛细管电泳（high performance capillary electrophoresis，HPCE）等方法可更精细和准确地反映生药材化学组分数和量等特征，成为药材鉴定和质量控制的有效方法。

色谱-光谱联用鉴定技术是色谱技术和光谱技术相结合形成的系列生药鉴定技术，主要有高效液相色谱-质谱（HPLC-MS）、气相色谱-质谱（GC-MS）、红外光谱-质谱（IR-MS）、质谱-质谱（MS-MS）及高效毛细管电泳-质谱（HPCE-MS）等，其中应用最广泛的是HPLC-MS。

## 二、生药有效成分的人工制造

生药化学成分的生物活性与其结构密切相关，利用生物转化修饰活性成分的结构，可以改变中药有效成分的溶解性，提高其生物活性或降低其毒性。10-羟基喜树碱是喜树碱的结构类似物，对多种癌症具有显著的疗效，且不良反应很小，但在喜树中的含量仅为十万分之二，采用无毒黄曲霉菌株T-419，可将喜树碱转化为10-羟基喜树碱，转化率达50%以上。

转基因植物是指利用基因工程技术，把目的基因导入待改造的受体植物细胞，进而获得目的基因性状的植物。利用转基因植物作为生物反应器，把外源基因导入植物核基因组或叶绿体基因组中可以生产出在医学上有生物活性的药用蛋白，由此克服其他反应系统的缺陷，成为药用蛋白生产的新途径。如利用转基因植物生产疫苗，目前已育成了表达乙型肝炎表面抗原（HBsAg）的转基因烟草、莴苣、番茄、海带和花生等。

## 三、海洋生药资源的开发利用

海洋蕴藏着丰富的生药资源，海洋生物的应用在我国已有悠久的历史。近年来，我国开展了广泛的现代海洋药物研究，并取得了可喜的成绩。目前我国海洋药物的研究热点，主要集中在海洋活性天然产物、海洋多糖、海洋微生物的研究及新药开发和海洋生物基因工程技术的研究等方面。

独特多样的化学结构，使海洋活性物质具有多种显著的生物活性。海洋鱼类和海藻中含有的二十碳五烯酸（eicosapentaenoic acid，EPA）具有降低血脂作用；二十二碳六烯酸（docosahexoenoic acid，DHA）具有补脑、健脑功效。藻酸双酯钠可用于缺血性脑血管疾病（如脑血栓、短暂性脑缺血发作）和心血管疾病（如高脂蛋白血症、冠心病等）的防治。海绵含有的胸腺嘧啶和尿嘧啶的 *D*-阿拉伯呋喃糖基衍生物海绵胸腺嘧啶、海绵尿核苷对病毒、白血病具有显著的增殖抑制活性。

### 四、生药质量标准的规范化研究

生药优良的品质和规范的质量标准是其进入世界医药主流市场的重要影响因素。我国已在生药品种整理、质量研究和生药质量标准规范化方面做了大量工作。

生药质量标准的制订必须建立在细致的考察及试验基础上，各项试验数据必须准确、可靠，以保证生药质量的可控性和重现性。

生药质量标准由质量标准草案及起草说明组成，质量标准草案包括名称、汉语拼音、药材拉丁名、基源（来源）、性状、鉴别、检查、浸出物、含量测定、炮制、性味与归经、功能与主治、用法与用量、注意及贮藏等项。起草说明是说明制订质量标准中各个项目的理由，规定各项目指标的依据、技术条件和注意事项等，既要有理论解释，又要有实践工作的总结及试验数据。

## 第五节 生药学相关学科与职业关系

### 一、生药学相关学科

#### （一）药用植物学

药用植物学是利用植物学中的形态、构造及分类学知识和方法，研究和应用药用植物的一门学科。它是生药学的基础，生药学又是药用植物学的继续和延伸，二者密不可分。

#### （二）天然药物化学

天然药物化学是运用现代科学理论与研究方法研究天然药物中化学成分的一门学科，其研究内容包括各类天然药物的结构特点、物理化学性质、提取分离方法以及主要类型化学成分的结构鉴定等。天然药物化学与生药学这两门学科互相交叉，并且都逐渐引入了生命科学研究技术，如利用生物芯片进行天然药物成分的活性筛选、对生药种属进行 DNA 研究。

#### （三）分子生药学

分子生药学是在分子水平上研究生药的分类与鉴定、栽培与保护及有效成分生产的学科，所依据的主要是生药学和分子生物学的理论和方法，是生药学的一个极富前瞻性的分支。分子生药学不仅继承了传统生药学的内容和使命，更将赋予生药学新的任务和挑战。

### 二、生药学相关职业发展

生药学专业培养的是具备生药学和中药学等方面的基本理论知识和基本实验技能，能在生药鉴定、生药贮藏与保管、生药质控、中药新药研制及资源保护等方面工作的高级科学技术人才。

#### （一）培养生药鉴定和质控专业人才

生药材种类繁多，来源复杂，一些名贵的中药材往往出现各种伪品，不同地区称呼不一致，也会造成同物异名的现象，这样轻则造成资源浪费，重则威胁患者生命。为了适应市场行情，迫使生药研究工作者必须具备丰富的生药学知识及鉴定技术，避免中药市场不规范、不合理的药材流通。

### （二）培养中药材规范化生产专业人才

中药材生产过程要做到规范化，就必须标准化，即要按照中药材生产质量规范要求生产药材，这就需要生药工作者必须掌握丰富的关于植物生长和引种育种等方面的知识，学会记录或了解药材产地环境、种质和繁殖材料、栽培与养殖管理、采收与贮藏、初加工等相关理论知识和技能，保证中药产品研发的源头标准化和规范化。

综上所述，对于生药学工作者在理论知识和技术技能方面有较高的要求。为了培养符合市场需求的专业人才，应注重锻炼学生在校期间对常用仪器设备的技能操作以及生药鉴定能力。同时为学生提供更好的实践平台，例如在中药材市场、药厂、中医院、药店等基地轮转实习，熟悉所从事行业的具体状况，丰富自身理论知识的同时增强实践技能，不断提升自身专业素养。

## 本 章 小 结

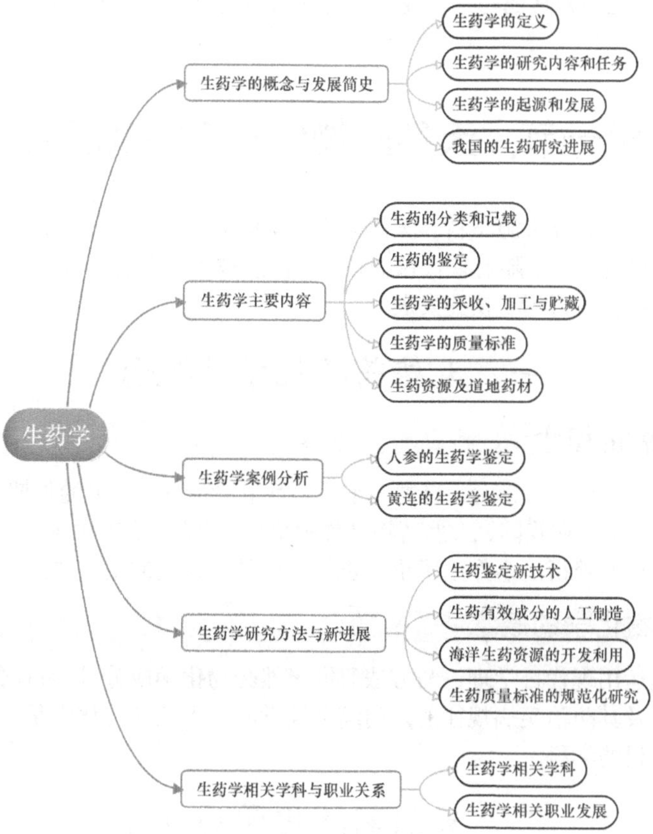


## 思 考 题

1. 简述生物技术在生药鉴定的应用及意义。
2. 阐述生药采收、加工和贮藏与生药质量的关系。
3. 谈谈你对生药实现现代化目标的认识和理解。

（常军民　张　帆）

# 第三章　天然药物化学

**学习目标**

掌握：天然药物的来源及研究内容；天然药物的提取分离方法。

熟悉：以青蒿素为例，熟悉天然药物化学研究与开发的过程。

了解：天然药物化学和相关学科的关系及学科最新研究进展。

天然药物化学（medicinal chemistry of natural products）是全国普通高等教育药学类专业设置的一门主要专业课程，主要介绍天然药物成分的化学分类、理化性质、提取分离、结构鉴定与药物活性的基本知识。天然药物是药物的重要组成部分，亦是创新药物和先导药物的重要来源，学习和掌握天然药物化学知识，能够为其他药学专业课程的学习奠定良好的基础，为我国新药创制和中药现代化作出重要贡献。

## 第一节　天然药物化学应用及发展

天然药物化学是新药研究来源学科，天然药物化学的研究一直备受国内外科学界的高度重视，是药学领域中极具生机的学科。随着现代仪器技术、信息技术、生物技术、分子生物学和分子药理学等的发展，天然药物化学得到了快速发展。

### 一、天然药物化学的概念

#### （一）天然药物的概念

天然药物是药物的重要组成部分，自古以来，人类在与疾病作斗争的长期实践中，对天然药物的应用累积了丰富的经验。在我国，天然药物又称中草药，它与传统的中药一起构成了中华民族文化的瑰宝，对中华民族的繁衍昌盛作出了重要贡献，也是全人类的宝贵遗产。

#### （二）天然药物化学的概念

天然药物化学是运用现代科学理论与方法研究天然药物化学成分，以及在分子水平上研究天然药物的药效物质基础及其防治疾病规律的一门综合性学科。天然药物化学是药学的重要组成部分，是药学领域中极具生机的学科。

### 二、天然药物化学的任务

#### （一）天然药物的来源

天然药物的来源包括植物、动物、矿物、海洋生物和微生物等，并以植物来源为主，种类繁多。以中草药为例，明朝李时珍著《本草纲目》中就记载了 1892 种，清朝赵学敏著《本草纲目拾遗》又补充了 1021 种，1994 年出版的《中华药海》收载了 8000 多种，而我国 1994 年完成的天然药物资源普查，已确认我国现有天然药物资源达 12 807 种。

#### （二）天然药物化学的任务

我国地域辽阔、气候多样，是世界上天然药物种类最丰富的国家之一，在国际上享有很高的声誉。对天然药物的研究和应用具有悠久的历史和丰富的经验，为现代天然药物化学的发展奠定了坚实的基础。

**1. 探明天然药物中作为药效物质基础的化学成分**　探讨天然药物所含有的能够防病治病的有效成分，揭示天然药物防病治病的本质，为稳定天然药物的临床疗效、用药安全、质量控制提供理论依据。如中药麻黄（*Ephedra* sp.）是一味发汗解表、止咳平喘的中药，其主要成分麻黄碱（ephedrine）具有平喘解痉的作用，故而以麻黄为原料制成的制剂通常要检测麻黄碱的含量。

**2. 研究天然药物化学成分的结构与性质**　揭示天然药物中化学成分的结构信息，了解其有效成分的化学结构与机体细胞间相互作用的关系，即结构与活性关系，为发现和发明新型的先导化合物（leading compound）提供科学依据，为研制高效、安全的临床药物奠定理论基础。结构研究是天然药物化学的一项重要研究内容，化合物的结构研究主要依赖各种波谱技术进行综合解析，包括紫外-可见吸收光谱（UV-vis）、红外光谱（IR）、核磁共振谱（NMR）、质谱（MS）、旋光谱（ORD）、圆二色谱（CD spectrum）和 X 射线单晶衍射（X-ray diffraction of single crystal）等。

**3. 创制新药**　不断探索开发新药的途径和方法，包括必要的结构改造、天然化合物的化学合成，争取创制更多新药，这已成为近年天然药物化学的重要任务，是时代赋予天然药物化学新的内涵，是推动天然药物化学发展的全新动力。从天然药物和中药中发现具有生物活性的先导化合物，经过结构修饰或改造，是目前快速、低廉的创制高效低毒新药的重要途径。如吗啡合成代替品——哌替啶（杜冷丁），既保留了吗啡中有效的结构部分，又使其成瘾性明显降低。

**4. 探讨天然药物中药效物质的生源途径**　研究环境因素对天然药物化学成分的影响，以及有效成分的结构与中药药性之间的关系等。

## 三、天然药物化学的发展

天然药物化学的起源和发展是与人类发展进化密不可分的。天然药物有一部分既是药物又是食物，与人类的饮食有着密切的关系，可以说是药食同源。同时，天然药物本身就是人们经过长期同疾病作斗争的亲身体验、筛选证实其疗效而保留延续下来的。因此，针对天然药物化学的研究一直备受国内外科学界的高度重视，并伴随人类的进步和科学技术的发展，得到了迅速的发展。

### （一）天然药物化学的起源

自天然药物中分离化学成分，有记载的最早始于我国明代李挺所著《医学入门》（1575 年），书中谓“五倍子粗粉，并矾、曲和匀，如作酒曲样，入瓷器内，遮不见风，候生白取出”记载了应用发酵法从天然药物五倍子中得到没食子酸的过程。1769 年，瑞典药师、化学家舍勒（Schelle，1742～1786 年）将酒石（酒石酸氢钾）转化为钙盐，再用硫酸分解制得酒石酸，随后，舍勒又用类似的方法从天然物中得到了苯甲酸（1775 年）、乳酸（1780 年）、苹果酸（1785 年）、没食子酸（1786 年）等有机酸类物质。又如樟脑的记载在我国最早见于 1170 年洪遵著的《集验方》一书中，后来由马可·波罗传至西方。《本草纲目》在卷三十四下详尽记载了用升华法等制备、纯化樟脑的过程，而欧洲直到 18 世纪下半叶才提取得到了樟脑的纯品。由此可见，古代中国的医药化学与其他自然科学一样，当时也处在世界领先地位。因此，世界上有“医药化学来源于中国”的高度评价。

### （二）天然药物化学研究手段的发展

天然药物化学的发展离不开现代科学技术的进步。在过去漫长的岁月里，天然药物化学成分的研究长期受到当时提取分离和纯化手段，特别是结构鉴定技术的制约而发展十分缓慢。一个天然化合物从天然药物中分离到确定化学结构、人工合成，这个过程需要很长的时间。例如鸦片中镇痛的有效成分吗啡（morphine），1804～1806 年发现，1925 年提出正确结构，1952 年人工全合成，总共花了约 150 年的时间（图 3-1）。

随着现代科学技术的进步，结构远比吗啡复杂的天然药物蛇木中降血压有效成分利血平（reserpine），从 1952 年发现、确定结构，到 1956 年人工全合成，只用了几年时间（图 3-2）。

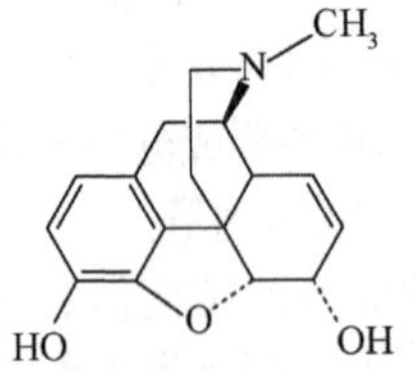


图 3-1　吗啡的结构式

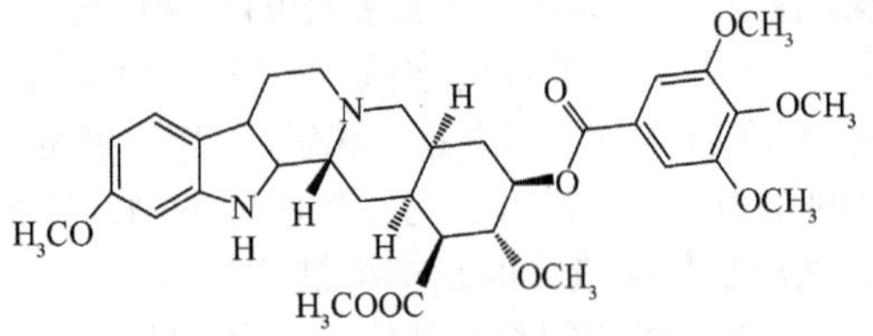


图 3-2　利血平的结构式

天然药物化学研究手段的快速发展主要归结为以下几点。

**1. 提取分离手段得到改善**　传统的提取分离技术大多存在着提取效率低、成本高、提取过程选择性差、分离纯化过程复杂和污染严重等问题。近几十年来，随着现代科学技术的发展，现代化工、机械制造技术的进步，使得二氧化碳（$CO_2$）超临界流体萃取、膜分离技术、高效液相色谱、手性分离、模拟流动床分离技术等提取分离技术日趋成熟并且在天然药物化学成分研究中被广泛应用，天然药物化学的发展有了更加显著的进步，研究工作的速度和质量大大提升。许多在过去不敢涉足、令人望而生畏的领域，如天然药物中的微量成分、水溶性成分、不稳定成分以及大分子物质、机体内源性生物活性物质等领域的研究，都取得了显著成绩。随着现代科学技术的发展，人们对天然药物化学成分的研究已由过去局限于常量、易得成分，转而关注那些微量甚至超微量活性物质的研究，力图从中发现新的化合物或者新的化合物骨架类型。

**2. 结构鉴定技术飞速发展**　随着波谱手段的不断进步，结构鉴定工作越来越高效、准确、微量、快速。过去在鉴定一个化合物的结构时，通常需要用化学方法进行降解或制成适当衍生物进行比较才有可能予以确认，一般需要至少几百毫克甚至几克的纯物质。现在，由于分析检测和鉴定技术的进步，尤其是核磁共振（NMR）、质谱（MS）及 X 射线单晶衍射等技术在设备、性能以及测定技术方面的大幅度改善，结合计算机技术的广泛运用，结构测定需要的样品量已大幅度降低，十几毫克甚至几毫克就可以完成结构测定工作。对大多数分子量在 1000 以下的天然化合物甚至不必进行任何化学降解和衍生物制备，几乎仅用核磁共振技术就可以确定其结构。有的微量成分，结构相当复杂，分子量也很大，但若能得到一粒良好的单晶，则单独应用 X 射线单晶衍射，就可以在几天内确定整个分子的立体结构。

## （三）天然化合物结构改造的发展

天然产物具有多样性和复杂性结构，多含立体化学中心，氮和卤素含量低。天然活性物质是良好的先导物，但未必能满足成药性要求，需要进行结构修饰和优化。天然化合物的半合成、结构改造和构效关系研究的迅速发展，推动着天然药物新药的研制与开发过程。以金属有机化合物为代表的特殊合成试剂，尤其是立体选择性合成的进步，使含多个不对称碳原子天然化合物的半合成乃至全合成有了较大发展，如具有复杂结构的抗癌天然药物紫杉醇（taxol）、海洋生物分泌产生的裸藻毒素（brevetoxin A）的合成等。

对活性显著的天然化合物进行结构修饰与改造，可降低其毒性、改善其生物利用度、增强天然化合物的活性、提高成药性，是创制新药的重要途径。如改善青蒿素的溶解性是将内酯的羰基还原成羟基（成环状半缩酮），经醚化成蒿甲醚和蒿乙醚，或酯化成青蒿琥酯。变换的基团和位置对药效团过氧键的影响较小。香港科技大学与拜耳联合研发，在青蒿素 10-位进行取代，得到了衍生物青蒿酮（artemisone），为含环砜基的氮杂缩酮化合物，以 2 天为 1 疗程和 3 天为 1 疗程进行治疗，表现出了非常高的疗效，在第 28 天的治愈率均达到了 100%。美国食品和药物管理局（FDA）已批准先导候选药物青蒿酮治疗疟疾。

# 第二节　天然药物化学主要内容

天然药物化学的主要内容涉及各类天然药物化学成分的系统研究，尤其是生物活性成分或药效成分的结构特点、理化性质、提取分离法、化学成分的结构鉴定、结构修饰和主要化学成分的生物合成途径等领域，内容十分丰富。

## 一、天然药物的药效物质基础

### （一）有效成分及无效成分

天然药物化学的研究对象是化学成分，所谓有效成分，是指天然药物中具有一定的生物活性、能代表天然药物临床疗效的成分。此外，还有生物活性成分，即经过药效试验或生物活性实验，证明对机体有一定生理活性的成分。

在众多的中草药及其他天然药物中，人们真正弄清有效成分的品种是不多的。绝大多数只是一些简单的生物活性测定，即经过体内（*in vivo*）和（或）体外（*in vitro*）不同程度的药效实验或生物活性实验，证明对机体具有一定生理活性的成分，但是，这些生物活性成分并不一定是真正代表各天然药物临床疗效的有效成分。因此，天然药物中所谓有效成分或生物活性成分与无效成分或非生物活性成分的概念只是相对的，不能简单、机械地理解。如多糖、蛋白质、氨基酸类成分，在多数场合下均视为无效成分，并在药品的加工过程中尽量设法除去，但猪苓中的多糖、天花粉中的蛋白质、鹧鸪菜中的氨基酸却被证实分别是其抗肿瘤和驱虫的有效成分。

此外，天然药物中的一部分成分，虽然本身可能没有特殊疗效，但却能增强有效成分的疗效、降低或缓和有效成分的不良反应，有利于有效成分的溶出或增强制剂的稳定性，不可忽视。随着生命科学的进步、人体自身机能调节系统的不断阐明，许多原来不被人们认识的无效成分的生物活性将逐渐地被揭示出来。

### （二）药效物质基础的含义

天然药物为什么能够防病治病；不同的天然药物为什么会产生不同的临床疗效；为什么某些天然药物在中医临床上可用于不同的疾病治疗，以及天然药物防病治病的本质特征等，是人们一直在探索的重要问题。众所周知，天然药物之所以能够防病治病，其物质基础就在于所含的有效成分。如中药麻黄中含有的左旋麻黄碱（*L*-ephedrine），就是麻黄平喘、解痉的有效成分；又如甘草中所含的甘草酸（glycyrrhizic acid），是甘草抗炎、抗过敏、治疗胃溃疡的有效成分。然而，一种天然药物往往含有结构、性质不尽相同的多种成分。如麻黄中除含有左旋麻黄碱外，还含有多种生物碱类、挥发油类成分等；甘草中还含有的多种皂苷、黄酮类成分等，这些成分就构成了麻黄、甘草的其他有效成分。因此，一种天然药物常具有多种临床用途，其有效成分可以是一个，也可以是多个。如鸦片中吗啡生物碱具有显著的镇痛作用、罂粟碱抑制平滑肌痉挛作用、可待因镇咳作用，这三个不同临床用途的有效成分，可分别代表鸦片这一天然药物不同的临床用途。

## 二、天然药物中常见的化学成分类型

天然药物的化学成分极为复杂，一种天然药物常含有不同类型的许多种化学成分。天然药物中常见的主要化学成分类型有游离生物碱类、生物碱盐类、黄酮类、香豆素类、木脂素类、醌类、鞣质类、挥发油及萜类、三萜及其皂苷类、$C_{21}$甾体及其苷类、甾体皂苷类、强心类、糖和苷类、低聚糖、多糖、蛋白质类、氨基酸类、树脂类、色素类和无机成分等，主要化学成分类型与代表性成分见表 3-1。天然药物成分类型繁多，物理化学性质差异较大，熟悉天然药物中各类化学成分的结构特征和理化性质，是研究天然药物化学成分的基础，是天然药物化学的重要内容。

**表 3-1 主要化学成分类型与代表性成分**

| 化学成分类型 | 代表性成分 |
|---|---|
| 香豆素 | 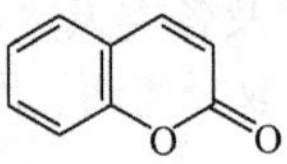 |
| 蒽醌 | 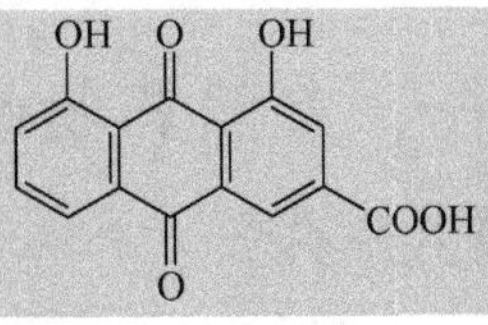 |
| 黄酮 | 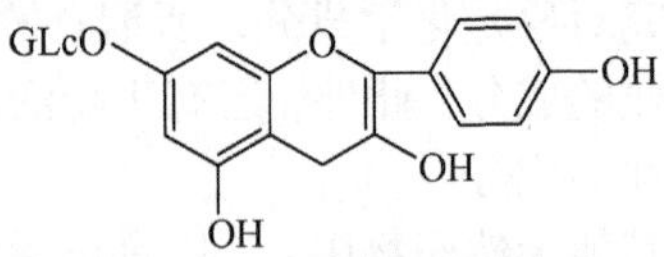 |
| 萜 | 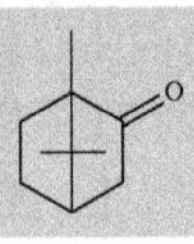 |
| 生物碱 | 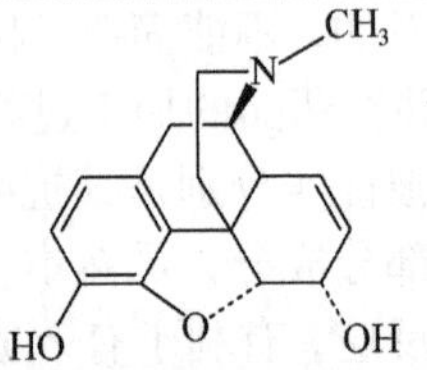 |
| 甾体皂苷 | 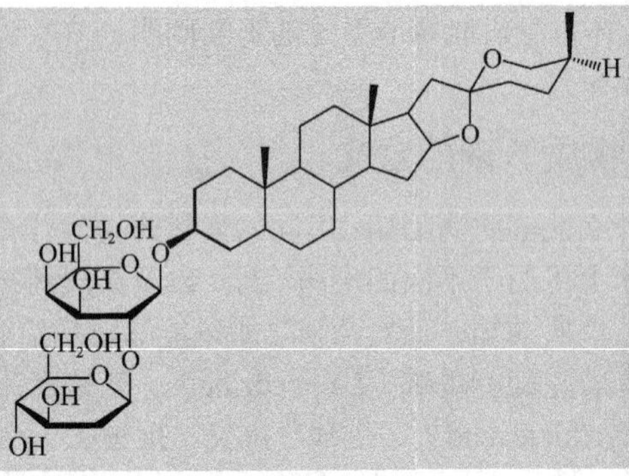 |
| 强心苷 | 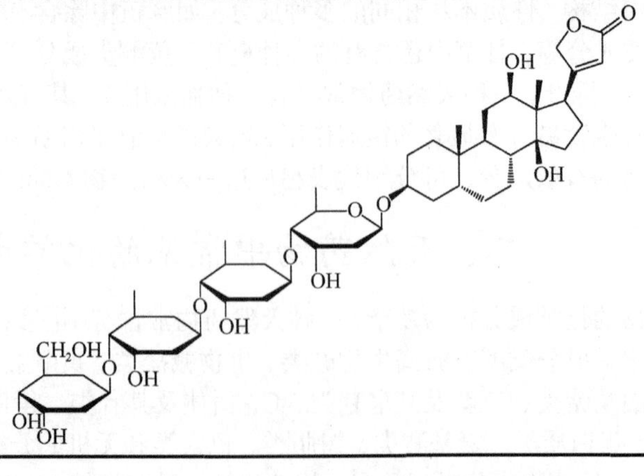 |

## 三、天然药物化学成分提取分离方法

天然药物化学的研究工作是从有效成分（或生物活性成分）的提取、分离工作开始的。提取分离天然药物化学成分方法的确立，主要取决于被提取成分的性质，在进行提取之前，应对所用材料的基源（如动、植物的学名）、产地、药用部位、采集时间与方法等进行考察，并系统查阅文献，以充分了解、利用前人的经验。化学成分的类型不同，所使用的提取分离方法亦不同，多数情况下是在化学成分预实验或一些探索性实验后，设计提取分离方案。这里简要介绍经典的通用提取分离方法。

### （一）常用提取方法

常用的天然药物化学成分提取方法有：①根据天然药物中各种化学成分在溶剂中溶解性能的不同，选用对欲提取成分溶解度大、对不需要成分溶解度小的溶剂，将所需成分从药材组织中尽可能溶解出来的溶剂提取法；②利用天然药物中各种化学成分本身具有的挥发性不同，将所需成分从药材组织中提取出来的水蒸气蒸馏法；③利用天然药物中某些固体物质在低于其熔点温度下加热，不经过液体阶段，直接转化为蒸气，遇冷又凝固为原来固体的性质，将这些成分从药材组织中提取出来的升华法等，如樟木中樟脑的提取。

### （二）常用分离方法

常用的天然药物化学成分分离方法有：①根据被分离物质溶解度差别进行分离的结晶、重结晶、溶剂沉淀、酸碱沉淀、等电点沉淀等方法；②根据被分离物质在两相中分配比不同进行分离的液-液萃取、逆流分配、液滴逆流色谱、高速逆流色谱、气液分配色谱、液液分配色谱、超临界流体萃取等方法；③根据被分离物质吸附性差异进行分离的物理吸附、化学吸附、半化学吸附等液-固吸附色谱分离的方法，如硅胶色谱、氧化铝色谱、聚酰胺色谱、大孔吸附树脂等；④根据物质分子大小差别进行分离的透析、凝胶过滤、超滤、超速离心等方法；⑤根据被分离物质解离程度的不同进行分离的离子交换、电泳技术等方法。

### （三）溶剂提取法

溶剂提取法是天然药物化学成分研究工作中应用最普遍的方法，它是根据被提取成分具有的溶解性能，选用合适的溶剂和方法进行。

**1. 溶剂** 按极性不同溶剂可分为非极性溶剂、中等极性溶剂及极性溶剂 3 类。常用于天然药物成分提取的溶剂极性强弱顺序可表示如下：石油醚（低沸点→高沸点）＜四氯化碳＜苯＜二氯甲烷＜乙醚＜三氯甲烷＜乙酸乙酯＜丙酮＜乙醇＜甲醇＜乙腈＜水＜吡啶＜乙酸。选择提取的溶剂可依据“相似相溶”原理，根据欲提取成分的性质确定，其要点是所选用的溶剂能充分地提取所需成分、沸点适中、易回收、安全低毒。

一般而言，水是强极性溶剂，对药材细胞穿透力强，是价廉易得、使用安全的溶剂，适用于天然药物中极性成分的提取，如糖类、氨基酸类、生物碱盐类、大多数苷类、鞣质、无机盐等，但缺点是易霉变、沸点高、低挥发性和浓缩费时等。亲水性溶剂，即能与水混溶的有机溶剂，如甲醇、乙醇、丙酮等，这类溶剂对药材细胞穿透力强，对天然药物中各类成分的溶解性能好，提取率高，提取成分较全面，溶剂回收方便，但易燃，有一定毒性和价格较贵。亲脂性有机溶剂，即与水不能混溶的溶剂，如石油醚、苯、乙醚、三氯甲烷、乙酸乙酯等，这类溶剂选择性高，提取成分范围较小，挥发性强，易回收，适用于挥发油、油脂、叶绿素、树脂、游离生物碱、苷元等天然药物成分的提取，但毒性大、易燃、价格贵、对提取设备要求高、不易穿透药材组织、提取时间长、溶剂用量大等。

**2. 提取方法**

（1）煎煮法：是将药材粗粉加水煮沸进行提取。方法简便，大部分成分能不同程度地被提出，但不宜用于挥发性成分及加热易被破坏成分的提取。

（2）浸渍法：是将中药粗粉装在适当容器中，加入水或稀醇浸渍药材，反复几次进行提取。此法不用加热，适用于遇热易破坏、易挥发成分的提取。但提取时间长、效率不高。

（3）渗滤法：是将药材粗粉装入渗滤桶中，用水或醇作溶剂，于上端不断添加溶剂，下口流出提取液（渗滤液）进行提取。本法因随时保持一定的浓度差，故提取效率较高。

（4）回流提取：此法采用有机溶剂，用回流装置，在水浴中加热回流进行提取。此法提取效率较高，但受热易被破坏的成分不适宜。

（5）连续回流提取法：此法可弥补回流法溶剂用量大、操作烦琐和提取效率低的不足，是经改进发展起来的提取方法。连续回流提取需一定的设备条件。

影响溶剂提取法的因素较多，最主要的是选择合适的溶剂与方法，但也要考虑药材的粉碎粒度、提取温度及时间等。

### （四）水蒸气蒸馏法

水蒸气蒸馏法用于提取能随水蒸气蒸馏，而不被破坏的难溶于水的成分。这类成分有挥发性，在100℃时有一定蒸气压，当水沸腾时，该类成分一并随水蒸气馏出，经分离获得所需成分，主要用于挥发油等成分的提取。

### （五）其他方法

某些成分对热不稳定又可溶于水时，也能用组织破碎提取法；某些成分在新鲜原料中存在量大时，可用压榨法进行提取。近年来还开发了超临界流体萃取法、超声提取法、微波萃取法等现代提取方法。

**1. 超临界流体萃取**（supercritical fluid extraction） 超临界流体萃取是利用超临界流体的独特溶解能力和物质在超临界流体中的溶解度对压力、温度的变化非常敏感的特性，通过升温、降压手段（或两者兼用）将超临界流体中所溶解的物质分离出来的一种提取技术。具有选择性好、操作温度低、萃取率高、萃取周期短、溶剂回收方便、节省溶剂、污染小等优点。

**2. 超声提取**（ultrasonic extraction） 超声提取是利用超声波产生的强烈的空化效应、机械振动、加速度、乳化、扩散、击碎和搅拌作用，增大物质分子运动频率和速度，增加溶剂穿透力，从而加速药材中化学成分进入溶剂，促进提取进行的一种提取技术。具有缩短提取时间、提高提出效率、提升药材的利用率、节约能源、避免高温对提取成分影响等优点。

**3. 微波萃取法**（microwave extraction method） 微波萃取法是利用不同组分吸收微波能力的差异，使基体物质的某些区域或萃取体系中的某些组分被选择性加热，从而使得被萃取物质从基体或体系中得以分离的提取技术。具有选择性好、试剂用量少、仪器设备简单、低廉，节时、节能、污染小、效率高、适应面广等优点。

## 四、天然药物化学成分的结构修饰

天然药物化学成分，多为有机化合物，常呈现出结构多样性，这些丰富多样的结构是天然药物具有生物活性多样性的物质基础，但是在研究过程中发现许多天然药物都局限于它们原有的化学结构，表现出诸多不利因素，限制了其在临床上的应用。采用化学修饰的方法很好地解决了这一问题，使得许多天然药物活性成分通过结构改造具有开发成新药的可能。天然产物提供的分子多样性和生物活性具有其独特的性质，是创制新药不可替代的源泉。

### （一）天然药物活性成分结构修饰方法

1. 磺化是一种向有机分子中引入磺酸基或磺酰氯基的反应过程。磺化反应可以在多种天然产物结构修饰中起重要作用。药物经磺化后，往往构象发生了改变，继而使得药物的活性发生变化，可能产生一些新的活性功能。

2. 在天然药物中引入氨基酸或短肽后，在很大程度上增加了药物的溶解性，从而提高了它们的抗炎、抗菌、抗病毒、抗肿瘤的效果，并降低了其不良反应。黄芩素是从黄芩中提取出来的具有抗肿瘤、抗病毒、抗菌、抗炎症等作用的天然活性物质，但是水溶性差的缺点抑制了其临床应用。黄芩素 6 位引入氨基酸侧链，实验结果显示黄芩素的氨基酸衍生物不仅其水溶性提高，并且其体外抗肿瘤的活性也增强了。

3. 聚乙二醇是一种无毒的具有良好水溶性和生物相容性的药物高分子载体，在药物结构上引入聚乙二醇可以改善药物的水溶性，增强其稳定性，延长半衰期，提高生物利用度并减少不良反应。甘草次酸作为甘草的有效成分，具有抗炎症、抗病毒、抗氧化等诸多功能，但是长期服用容易引起人体甲醛固酮增多症。甘草次酸 3 位引入聚乙二醇，可提高甘草次酸的抑菌活性。

4. 糖基化反应可以使许多化合物的理化性质与生物活性发生较大变化，增强产物的水溶性生物活性。青蒿素是一种具有抗疟作用的活性成分，但由于其脂溶性和水溶性均较差，很难制成合适的剂型而限制了其临床应用。双氢青蒿素经半乳糖糖基转移酶催化制得半乳糖基化青蒿素衍生物，可以显著提高其水溶性及抗肿瘤活性。

## （二）天然药物活性成分结构修饰的意义

**1. 增加天然产物的溶解性**　天然产物如果溶解性不好，会影响药物在体内的吸收，进而导致生物利用度不佳。许多药物的溶解性很低，限制了其临床应用，极性太大的天然药物化学成分可以通过在极性官能团上引入烃基或酰基而使极性降低，例如醇和酚可转变为醚或酯，羧酸可转变为酯或酰胺。当药物的极性较小，则可以采用相反的策略，在药物分子中增加极性基团来增大其极性。青蒿素（artemisinin）是 20 世纪 70 年代我国科技工作者从黄花蒿中分离得到的具有抗疟活性的含过氧基团的倍半萜内酯化合物，但青蒿素在水和油中几乎不溶解，口服吸收不好，难以直接用于临床治疗，通过结构修饰合成了一系列青蒿素衍生物，如蒿甲醚（artemether）脂溶性极好，易制成油针剂。蒿甲醚是我国首创的为数极少的进入国际药品主流市场的抗疟新药。

**2. 提高天然产物的活性**　借由药物结构的修饰作用使得药物原有的活性增强。紫杉醇（taxol）是 1963 年从一种生长在美国西部太平洋红豆杉树皮中分离得到的化合物，主要适用于卵巢癌和乳腺癌，对肺癌、大肠癌、黑色素瘤、头颈部癌、淋巴瘤、脑瘤也有一定的疗效。虽然其在临床上的使用非常广泛，但由于无法通过血脑屏障，因此无法用于治疗脑部肿瘤。造成这一结果的原因是体内 P-糖蛋白会阻止紫杉醇进入脑部。因而，在紫杉醇 10-碳原子引入 P-糖蛋白的抑制片段，可以阻止 P-糖蛋白的外排作用，进而提高紫杉醇的血脑屏障通透性。齐墩果酸（oleanolic acid）是五环三萜类化合物，具有抗 HIV、抗菌、抗癌、抗溃疡、治疗骨质疏松症等广泛的药理作用和生物活性。目前在针对糖尿病、抗炎活性和抗肿瘤活性的结构修饰研究中，表明齐墩果酸是一个极具前途的先导化合物，如在 3-位和 28 位引入取代基，可以提高齐墩果酸的活性。

**3. 降低天然产物的毒性**　抗肿瘤药鬼臼毒素（podophyllotoxin）是众所周知的具有抗癌活性的天然产物，虽然具有强的抗肿瘤活性，但又具有强的毒性，限制了其临床应用。因此吸引了众多药物化学家和药理学家对鬼臼毒素进行构效关系和结构优化的研究，其中具有代表性并已成为临床用药的是 4′-去甲基鬼臼毒素-4β-葡萄糖衍生物：依托泊苷（etoposide，VP-16）和特尼泊苷（teniposide，VM-26）。由于 VP-16 和 VM-26 存在着抗瘤谱窄、生物利用度低、骨髓抑制和胃肠道不良反应等不足，因此对鬼臼毒素的结构改造研究还在广泛进行中。

**4. 提高天然产物的成药性**　天然产物结构大多复杂，分子量大的化合物成药性低，因此，根据天然产物的分子大小和复杂程度，可采取不同的化学修饰方式，复杂和较大的分子作结构剖裂，去除冗余原子，研究构效关系，提取药效团，进行骨架迁越，获得新结构类型分子、消除不必要的手性中心，保留与靶标结合的必需基团。吗啡（morphine）是从罂粟中分离得到的具有悠久药用历史的镇痛药，但其有成瘾性和呼吸抑制等缺点。通过构效关系研究，可以保留与靶标结合的必需基团和分子构象，去除不必要的基团。吗啡的 5 个手性中心都不是与阿片受体结合的必需基团，经过结构简化，发现哌替啶（pethidine）具有镇痛作用，成瘾性比吗啡低。进一步研究发现，美沙酮（methadone）的镇痛作用比吗啡和哌替啶更强，耐受性、成瘾性发生较慢，戒断症状轻。

# 第三节 天然药物化学案例分析

天然产物中成功的新药例子不胜枚举。有的可直接作为药物使用，有的作为先导化合物，经结构优化后上市使用。青蒿素（artemisinin）是我国科学家在 20 世纪 70 年代从中药黄花蒿中获得的化合物，该化合物在疟疾治疗史上是继氯喹后的又一重大突破。吗啡（morphine）是德国学者泽尔蒂纳于 1806 年从鸦片中分离得到的一种生物碱，是强效镇痛药，具有成瘾性。吗啡的发现被认为是现代天然药物化学的开端。

## 一、青蒿素的来历及研究概况

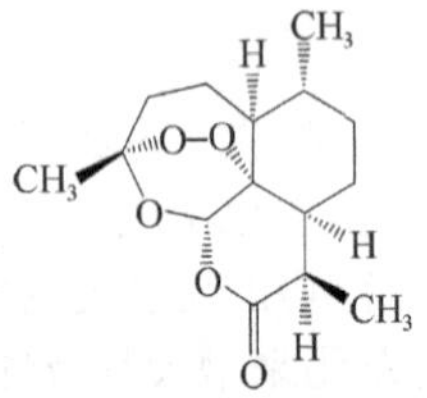

图 3-3 青蒿素的结构式

青蒿素是我国药学工作者屠呦呦带领科研团队于 1971 年从菊科植物黄花蒿（*Artemisia annua* L.）中提取分离得到的一种具有过氧键结构的倍半萜内酯类化合物。分子式为 $C_{15}H_{22}O_5$，结构式见图 3-3，其结构中具有氧杂 7 元环、6-内酯环，还有一个包含过氧化物的结构单元，这在自然界中十分罕见。分子中有 7 个手性中心，它的生源关系属于 amorphane 类型，其特征是 A、B 环顺联，异丙基与桥头氢呈反式关系。该化合物作用机制独特，打破了以前抗疟药均含氮杂环化合物框架，在疟疾治疗史上是继氯喹之后的又一重大突破。青蒿素易溶于氯仿、丙酮、乙酸乙酯和苯，可溶于乙醇、乙醚，微溶于冷石油醚，几乎不溶于水。因其具有特殊的过氧基团，它对热不稳定，易受湿、热和还原性物质的影响而分解。

青蒿素是继乙氨嘧啶、氯喹、伯喹之后最有效的抗疟特效药，尤其是对于脑型疟疾和抗氯喹疟疾，具有速效和低毒的特点，曾被世界卫生组织称作是“世界上唯一有效的疟疾治疗药物”。

在青蒿素的基础上，科研工作者又开发出了多种衍生物，如双氢青蒿素（dihydroartemisinin）、青蒿琥酯、蒿甲醚、蒿乙醚（arteether），均有抗疟、抗孕、抗纤维化、抗血吸虫、抗弓形虫、抗心律失常和肿瘤细胞毒性等作用。

**知识链接** **屠呦呦与青蒿素**

屠呦呦，女，药学家。1930 年 12 月 30 日出生于浙江宁波，1955 年毕业于北京医学院（今北京大学医学部），博士生导师，现为中国中医研究院终身研究员兼首席研究员、青蒿素研究开发中心主任。2011 年 9 月，抗疟药青蒿素和双氢青蒿素的发现者屠呦呦获得拉斯克奖和葛兰素史克中国研发中心“生命科学杰出成就奖”。2015 年 10 月，为表彰对疟疾治疗所作的贡献，屠呦呦荣获诺贝尔生理学或医学奖，成为首获自然科学诺贝尔奖的中国人。

屠呦呦及其同事利用现代医学化学方法，筛查了各种药材提取物、药方对小鼠疟疾模型的疗效，在第一轮的筛选和试验过程中，青蒿提取物的抑制率为 12%～80%，效果不够稳定，为什么在实验室里青蒿的提取物不能很有效地抑制疟疾？为什么同样的提取物却得出千差万别的结果？东晋葛洪《肘后备急方·治寒热诸疟方》中的文字触发了屠呦呦的灵感：“青蒿一握，以水二升渍，绞取汁，尽服之。”绞汁使用的办法，和中药常用的煎熬法不同。这是不是为了避免青蒿的有效成分在高温下被破坏？就是这个灵感敲开了青蒿素发现之门。研究组将青蒿的提取物分为酸性与中性物部分，移除了不具抗疟活性且有害的酸性部分，重点提取黄花蒿的叶片，使有效成分的产量提高，并能大幅度地降低其毒性。1971 年下半年，于 190 次实验失败后，他们用 60℃乙醚萃取，制成了一种无毒性的第 191 号中性提取物，它对感染伯式疟原虫（*Plasmodium berghei*）小鼠及感染猴疟原虫（*Plasmodium cyomolgi*）猴的疟原虫血症（parasitemia）显示 100%的疗效。屠呦呦科研组在开展安全性试服后，在海南昌江疟区现场，验证间日疟 11 例，恶性疟 9 例，混合感染 1 例。该批临床试验结果显示：青蒿提取物能使患者退烧，大幅度杀灭疟原虫至转阴，疗效优于氯喹。此后，又在北京 302 医院验证 9 例患者，也观察到了青蒿提取物良好的疗效。受到临床疗效试验的鼓舞，研究组随即开展对青蒿活性成分的分离和纯化。该研究组钟裕荣等人通过对提取物的层析，1972 年 11 月 8 日成功分离出了一种分子量为 282 的无色结晶，测得其分子式为 $C_{15}H_{22}O_5$，熔点 156～157℃，即“青蒿素Ⅱ”，后命名为青蒿素。

从“呦呦鹿鸣，食野之蒿”到八十五年后因发现抗疟特效药物青蒿素的伟大贡献而获得诺贝尔奖，屠呦呦的名字和《诗经》里的青蒿结下了不解之缘。这首流传千年的诗歌再一次伴随着一个中国科学家的名字在大地传颂。

## 二、吗啡的发现

吗啡是鸦片中的主要生物碱，见图 3-1 吗啡的结构式，其最早来源于罂粟属的两种植物，即罂粟（*Papaver somniferum*）和刚毛罂粟（*Papaver setigerum*），是从割罂粟的蒴果收集的生鸦或者从罂粟秆（鸦片罂粟的蒴果和茎的上部分）中提取的。分子式为 $C_{17}H_{19}NO_3$，分子量为 285，在鸦片中的含量为 10%左右，呈白色结晶粉末状，闻上去有点酸味，具有镇痛催眠、镇咳、止泻等作用，如同吸食鸦片一样，过量吸食吗啡后会出现昏迷、瞳孔缩小、呼吸受到抑制等症状，长期使用会引起精神失常、谵妄和幻想，甚至会导致呼吸衰竭而死亡。

医用吗啡一般为吗啡的硫酸盐、盐酸盐或酒石酸盐，易溶于水，常制成白色小片状或溶于水后制成针剂。具有镇痛及催眠作用，其镇痛作用是自然存在的化合物中无可匹敌的，因而一直被视为解除剧痛最有效的传统的镇痛药。但是，吗啡具有成瘾性，因此它同时也是一种毒品。

**知识链接** **吗啡的发现**

吗啡是在 1806 年被德国化学家泽尔蒂纳分离出的。泽尔蒂纳在对鸦片的反复研究中发现，黑色鸦片中竟能分离出一种白色的生物碱，经测定，这种生物碱在鸦片中的含量可高达 7%～14%，他认为这种白粉很可能是一种重要的药品。于是，他将这一种白粉放入犬食中进行试验。结果发现，吃了带有这种白粉犬食的狗都很快昏倒在地，他用木棍打这些犬，这些犬竟然毫无所知。而一些吃了不加这种白粉犬食的犬，却活蹦乱跳，活动毫无异样。

通过动物实验，泽尔蒂纳认为这种白粉是一种极为可观的重要药物。为了进一步证实这种白粉的效果，泽尔蒂纳不惜冒着生命危险，亲自做人体试验。当他服用一定剂量的白粉后，竟然也像那条做试验的犬那样晕厥过去，差一点丧命。所幸的是，最终还是醒了过来。由于吃了这种白粉后会产生一种想入非非的感觉，所以，泽尔蒂纳就将这种白粉，以希腊睡梦之神摩耳甫斯（morpheus）的名字命名为“吗啡”（morphine）。

# 第四节 天然药物化学研究方法新进展

天然产物作为一个巨大的资源宝库，已成为现代药物研发的重要源泉。天然药物传统的提取分离技术（如煎煮法、浸渍法、渗漉法等）已经不能满足社会对药物产量和质量的高要求，因此创新天然药物的研究方法与技术成为研发高品质新药的必然途径。天然药物活性成分提取分离、质量分析与活性筛选技术的提高，对缩短研究周期、降低研发成本、提高筛选效率与加快新药研发进程具有重要作用。

## 一、提取与分离新技术

天然药物是自然界生物在长久进化过程中经自然选择所保留下来的次生代谢产物，来源于植物、动物、微生物与海洋生物等。由于其具有丰富的生物多样性及化学结构复杂性，因此如何从海量且复杂变化的天然来源物中提取分离出具有潜在活性价值的成分一直是天然药物研究的热点与难点。

### （一）酶提取法

大多数天然药物为植物药，植物细胞的细胞壁由纤维素、半纤维素、果胶质与木质素等构成。在提取成分过程中，存在于细胞内的有效成分向细胞外有机溶剂扩散时，必须克服细胞壁及细胞间质的传质阻力。如果选用某些适当的酶对植物进行处理，可以较温和地分解细胞壁及细胞间质中的纤维素、半纤维素、果胶质等成分，破坏细胞壁的致密结构，引起细胞壁及细胞间质结构产生局部疏松、膨胀与崩溃等变化，减小细胞壁及细胞间质传质屏障对有效成分从细胞内向提取溶剂扩散的传质阻力，从而有利于有效成分的溶出，提高提取效率，缩短提取时间。

目前，使用酶改善天然药物的提取已得到较好的生产应用，如采用酶提取法来获取小茴香挥发油、水飞蓟素、枸橘子多糖与柑橘酚等，以及木豆中木犀草素和芹菜素、红豆杉中紫杉醇等成分的提取。通常所选用的酶类包括纤维素酶、半纤维素酶与果胶酶等，酶解预处理的优点是能缩短提取时间、减少溶剂的使用，以及提高提取物的产量与品质。

### （二）固相微萃取法

固相微萃取（solid phase micro-extraction，SPME）是由 Pawliszyn 等于 1990 年提出的一种新型无溶剂化样品前处理技术，是一个基于分析物在样品基质及聚合物固定相中分配平衡的萃取过程。固相微萃取包括两个阶段：萃取和解吸。以熔融石英光导纤维或其他材料为基体支持物，采取“相似相溶”的特点，在其表面涂渍不同性质的高分子固定相薄层，通过直接或顶空方式，对待测物进行提取、富集、进样和解析。然后将富集了待测物的纤维直接转移到仪器中（一般是 GC 或 HPLC），通过一定的方式解吸附（一般是热解吸或溶剂解吸），最后进行分离分析。固相微萃取是集萃取、浓缩、进样于一体的样品前处理新技术。

固相微萃取技术的主要优势有操作简单、提取时间短、无溶剂操作、容易实现自动化、允许高通量分析、易与 GC 联用，且对痕量分析物的分离结果相对较好。但该技术也存在缺点，如选择性较差，可选择的商业化纤维涂层有限。目前该技术已广泛应用到了环境、法医、食品等样品的采样分析，并可将采样与样品制备相结合，适于现场采样和分析。固相微萃取小尺寸和几乎无溶剂的特点使其能够进行体内采样而不会对活的有机体造成严重的损伤。大多数纤维固相微萃取方法已被用于与 GC 和 LC 的联用中，管内固相微萃取可以完全自动化。

### （三）磁性微球垂钓法

磁性微球一般是以 $Fe_3O_4$ 为内核，经有机聚合物包裹，再经表面修饰而成的复合材料，除了具备机械强度高、耐酸碱及易于生物改性等优势外，纳米级别的磁性微球具有出众的超顺磁性，使其成为天然产物活性化合物筛选中备受青睐的固体载体。

磁性微球垂钓法就是以表面经功能化基团修饰的磁性纳米材料作为载体，将靶蛋白、酶或受体等通过共价键合的方式固定在活化后的磁性纳米材料上，然后用于复杂体系中相应配体的垂钓。该法通常包含孵育、分离、解离及分析这 4 个步骤。天然产物提取物首先与固定有靶蛋白的磁性微球共孵育，其中有亲和力的配体化合物与靶蛋白结合形成磁珠-蛋白-配体复合物，通过磁分离，复合物与未结合的其他小分子分离，而保留在磁性微球上的配体成分经缓冲液及有机溶剂依次洗脱、收集、结构鉴定，最终筛选得到与靶蛋白结合的化合物。磁性微球制备简单、比表面积大、悬浮稳定性好且易于修饰，对低浓度和低亲和力的化合物具有高灵敏度是该方法的突出优势。

### （四）细胞膜色谱法

该方法是将表面含有众多受体的活性组织或细胞破碎，离心得到细胞膜后使其固定在活化硅胶的表面，制成细胞膜固定相，天然药物提取物跟随流动相进入色谱柱，与固定相上的细胞膜受体发生相互作用，在此过程中，与特定细胞膜受体有特异性结合的成分会表现出特异性的保留行为。Wang 等应用固定了 A431 细胞系细胞膜的色谱柱，用于表皮生长因子受体拮抗剂的识别和提取，最终从苦参根中分离出了苦参碱和氧化苦参碱这两个新的拮抗剂。

## 二、天然药物分析技术

天然药物是一个复杂的化学体系，由不同结构类型、含量差异悬殊的系列化合物组成。不同结构类型的酸碱性、极性、光谱吸收等理化性质可能存在明显差异，而同类型化合物的结构与性质又非常相似，另外还存在各种同分异构体（尤其是手性异构体），导致天然药物提取物化学成分的分离与检测都面临着各种挑战。21 世纪初，气相色谱、高效液相色谱等分离技术，以及质谱、核磁共振等检测技术不断发展，极大地解决了天然药物成分分析的难点问题。

### （一）联用技术

液相色谱-质谱联用（liquid chromatography/mass spectrometry，LC/MS）技术已普遍用于天然药物复杂成分的分离鉴定。通过建立针对性的扫描方法，可以显著提高对未知化合物的检测和结构鉴定能力。例如，通过对 18 个已知化合物的质谱裂解规律开展深入研究，建立了基于特征性质谱裂解的母离子扫描（precursor ion scan）或中性丢失扫描（neutral loss scan）方法，据此从姜黄中检测并初步鉴定了 846 个萜取代姜黄素类化合物（terpecurcumins），再经过定向分离纯化，利用核磁共振（nuclear magnetic resonance，NMR）技术准确鉴定其结构。此外，色谱-核磁共振联用技术逐渐成熟，采用高共振频率、微量探头的核磁共振仪，检测灵敏度可达微克级，再结合在线或离线色谱分离技术，可以排除非目标成分的干扰，进行准确的结构鉴定和定量分析。

### （二）多维色谱技术

多维色谱技术是将同种色谱不同选择性分离柱或不同类型色谱分离技术组合，构成联用系统的技术。利用不同性质固定相色谱柱的串联，能更好地分离天然药物的复杂成分。例如，建立全二维液相色谱（comprehensive two-dimensional liquid chromatography，2DLC）方法，分别采用 acquity CSH $C_{18}$ 和 poroshell Phenyl-Hexyl 作为第一维和第二维色谱分离的固定相，仅 40min 即可从甘草药材提取物分离检测 311 个化合物，从而在一张图谱上展示中药材的数百个化学成分。该 2DLC 系统的有效峰容量为 524，明显优于常规的高效液相色谱法（high performance liquid chromatography，HPLC）。类似的方法也可用于中药复方的分析，如从葛根芩连汤快速检测 280 个成分，包括酸性或碱性、脂溶性或水溶性等性质差异较大的各类化合物。

### （三）组学技术

随着科学研究的进展，人们发现单纯研究某一方向（基因、蛋白质、代谢物等）无法解释全部生物医学问题，科学家就提出了从整体的角度出发去研究人类组织细胞结构、基因、蛋白质及其分子间相互的作用，进而反映人体组织、器官功能和代谢的状态，为探索人类疾病的发病机制提供了新的思路。从 1990 年初启动的人类基因组计划到 2003 年人类基因组计划的测序工作完成，从光遗传技术操作神经元活动到CRISPR-Cas9技术治疗多种疾病（实验室阶段），生物学发展取得了重大进步。其中，生物学结合计算机科学后，各种组学应运而生。组学（omics）主要包括基因组学（genomics）、蛋白质组学（proteomics）、转录组学（transcriptomics）、代谢组学（metabonomics）等。

基因组学是第一种发现的组学技术，可以筛选药物干预前、后的整个基因变化，而转录组学更有可能关注转录后的总RNA。蛋白质组学技术评估细胞、组织、体液和其他样本中蛋白质的类型、水平、修饰、相互作用、功能与结构。代谢组学是继转录组学和蛋白质组学之后发展起来的一种新技术，它应用先进的检测技术、分析方法和统计算法对生物或细胞中的整体代谢物进行定性和定量分析。

例如服用中药后的血浆、尿液、粪便等生物样品成分复杂，可以看作是由几个化合物集组成：一是中药自身的化学成分；二是生物样品自身的内源性成分；三是中药成分经体内代谢后生成的新成分。通过与适当的对照样品进行比较，即可快速筛选出哪些是代谢产物，再对其进行解析。由于样品成分比对与代谢组学数据分析方法一致，该方法可称为基于组学思路的中药体内代谢产物鉴定。

组学大数据的挖掘，可以极大提升新药研发的效率和决策正确率：使新药研发核心过程的研究周期从十几年缩短到几个月，甚至几周；同时，基于数据挖掘的决策，能够避免个体认知偏差，最大化地降低研发风险。

## 三、天然药物活性筛选技术

从天然药物发现活性物质的经典方法，是对药材进行提取分离，再根据传统药效对各个部分开展活性筛选，直至发现活性显著的单体成分。例如，从红豆杉中发现紫杉醇、从黄花蒿中发现青蒿素等，都是典型的例子。以天然产物为重要来源的新药开发离不开药物活性筛选技术的支持，更快、更灵敏、更准确和更高通量的药物活性筛选技术始终是研究者的追求目标。随着现代科学技术的发展，尤其是高效液相色谱与光谱、质谱等结构及活性检测仪器的联用，复杂体系中活性成分的筛选思路和技术取得了很大进展。

### （一）谱-效关系

谱-效关系是指对不同批次或不同组方的中药分别进行指纹图谱分析和药效评价，之后对指纹图谱与药效的差异进行相关性分析，从而阐明中药的药效物质，该方法的优势是可以体现中药复杂体系的整体药效，以及成分变化对药效的影响。

例如，为了阐明黄连的抑菌药效成分，建立了10批药材的指纹图谱，评价其抑制大肠埃希菌生长的作用，最后将指纹图谱和药效评价结果进行聚类分析，发现小檗碱、非洲防己碱等6个成分与抗菌活性密切相关，是黄连的主要药效成分。为了研究姜黄挥发油的抗菌药效成分，对24批姜黄精油的黄曲霉抑制活性进行评价，同时鉴定了18种挥发性化合物，利用偏最小二乘法建立谱效关系，发现桉油醇、$\beta$-蒎烯和樟脑对抗真菌的活性贡献最大，是姜黄精油抗真菌的药效物质。

### （二）微馏分活性评价

微馏分活性评价法的核心是经高效液相色谱分离的天然药物提取部位在分流后，一部分进入质谱检测器获得化合物的结构信息，而另一部分则通过微馏分收集系统收集到多孔板中，待溶剂挥发后，选择合适的缓冲液向多孔板中加入靶蛋白和相应的配体，监测生化反应的信号，完成离线的生物活性检测，最终将质谱的结果与生物活性检测的结果进行对照，可以发现影响酶活性的成分。

为了更进一步提高筛选效率和分辨率，Mladic 等以微馏分活性评价法为基础系统发展改进出了高分辨率筛选系统，采用 384 微孔板将每个微孔的体积降低到微升级别，使得每个微孔的成分复杂程度大大降低。例如从蘑菇中筛选出了乙酰胆碱受体的配体以及从蛇毒中筛选出了凝血酶与 $X_a$ 因子的抑制剂。微馏分活性评价法可根据实验需求灵活地与多种技术联用，如高分辨质谱、拉曼光谱等，适应性十分广泛。

### （三）网络药理学

随着现代科技进入组学和大数据时代，系统生物学和生物信息学等新兴交叉学科快速兴起，国内外学者开始从复杂网络的角度探索疾病与药物的关联性研究方式，“网络药理学”这一新学科由此开端并快速发展。2007 年，我国学者李梢等在国际上首先报道了中医寒热证生物分子网络和寒热方剂的网络调节效应，并提出基于生物网络的中药方剂研究框架。同年，英国邓迪大学 Hopkins 提出了“网络药理学”（network pharmacology）一词，随后将网络药理学作为“下一代药物研发模式”进行阐述。近年来，网络药理学与中医药研究取得了快速的发展，吸引了多学科研究者的关注。

网络药理学基于“疾病-基因-靶点-药物”相互作用网络，系统综合地观察药物对疾病网络的干预与影响，从而揭示药物协同作用于人体的奥秘。该研究策略的整体性、系统性特点与中医学从整体的角度去诊治疾病的理论，以及中药及其方剂的多成分、多途径、多靶点协同作用的原理殊途同归。

网络药理学常用的数据库包括药物信息数据库（DrugBank 和 STITCH）、药物活性成分数据库（ChEMBL 和 PubChem）、表型与基因型关联数据库（OMIM）和生物分子相互作用数据库（HPRD、BIND、DIP、HAPPI、MINT 和 String）等。基于这些生物学数据库以及临床和实验研究结果，通过有效的算法，网络药理学能够从系统生物学角度，在分析“疾病表型-基因-靶点-药物”相互作用网络的基础上，来观察药物对病理网络的干预与影响，使研发的新药更接近于疾病的实际情况。例如，利用网络药理学可以预测复方清络饮中 235 个成分的靶标信息，鉴定抗血管生成和抗炎的潜在药效成分，包括苦参素、苦参碱、青藤碱、小檗碱与薯蓣皂苷元等。再如，通过网络药理学预测连花清瘟方剂对 ACE2 的抑制作用机制，结果表明 13 味中药中有 10 味参与肺系统的作用，体现出器官靶向性；连花清瘟方的蛋白作用网络涉及 2480 个靶标、160 266 个蛋白互作、30 个功能模块，其中 6 个模块富集于白细胞介导的免疫和 γ 干扰素介导的信号通路，提示具有提高免疫的作用。

# 第五节　天然药物化学相关学科及其职业发展

天然药物化学的研究对象是“天然药物”，即研究天然药物活性成分的结构特点、理化性质、提取分离方法、结构鉴定和活性评价等。而药物化学主要研究药物的合成方法、化学结构、理化性质、构效关系，以及药物在体内的代谢转化。

## 一、天然药物化学相关学科

### （一）天然药物化学与有机化学的关系

天然药物化学与有机化学密不可分，大部分天然药物为有机化合物，其组成元素主要包括 C、H、O、N，有机化学是天然药物的基础，天然药物化学是有机化学的拓展和应用。天然药物化学成分的化学结构、理化性质、提取分离、鉴别鉴定、结构修饰与作用机制等都是以所具备的结构特征为基础的。例如，香豆素是一类具有内酯结构的化合物，可以与有机化学中“酯”的理化性质联系起来，酯水解生成有机酸和醇，在碱存在的情况下有机酸又能与碱成盐，从而理解记忆香豆素"遇碱开环成盐溶解"的性质。

另外，天然药物化学成分提取方法的设计原理与有机化学的知识密切相关。例如，生物碱的酸水提取法可以从有机化学里的"杂环类和生物碱"这一章中找到答案，生物碱具有下列化学性质，"游离的生物碱难溶于水，但具有碱性，可以跟酸成盐而溶于水"，正是因为这一性质生物碱的提取方法中有了一个重要的提取方法"酸水提取法"。黄连中的主要成分小檗碱（又称黄连素），是一种常用的广谱抗菌药物，主要用于细菌性痢疾、胃肠炎、痈肿等细菌性感染，因此，小檗碱的提取方法可以采用"酸水提取法"。又例如，黄酮类和蒽醌类的碱溶酸沉法可以从有机化学里的"醇、酚、醚"这一章中找到答案，在酚的化学性质中谈到，酚在水中的溶解较小，酚羟基具有弱酸性，遇碱可以成盐而溶于水，所以苯酚可以溶于氢氧化钠的水溶液中，但遇到酸性比其更强的酸又能游离出来。因此在黄酮类和蒽醌类成分的提取方法中就可利用"碱溶酸沉"这一性质。

### （二）天然药物化学与生物学的关系

天然药物常具有结构独特、活性强、副作用少的特点，是制药工业中新药研发的重要资源，也是研制具有自主知识产权药物的主要来源。我国生物资源的多样性和特殊性，为天然药物的创制提供了得天独厚的资源，构成了我国的独特优势与特色。

天然药物是大自然经过漫长的自然遗传和物种进化而来的，其与生物体的相互作用的特殊性和复杂性，造就了其独特的生物活性机制。1979 年美国爱因斯坦医学院分子药理学家 Horwitz 博士报道了紫杉醇抗癌作用机制在于促进微管蛋白的不可逆聚合并使其稳定化，从而阻断癌细胞的有丝分裂和诱导细胞凋亡。这一发现与以往报道的抗癌药物作用机制截然不同。此前发现的重要抗癌药物，如秋水仙碱、长春碱、长春新碱等是通过阻止微管蛋白重新聚合而起作用，紫杉醇全新作用机制的发现为抗癌药物的研究带来了一场革命，犹如发现了一个全新的作用靶点，已经成为抗癌药物研发的新途径。

此外，生命科学的研究也急需应用新的小分子作为分子探针来帮助发现尚未被阐明的生物作用机制，验证全新的生物药物靶点和解决重大的医学难题。生物活性独特的天然药物作为化学小分子探针作出了其他生物技术方法无法企及的特殊贡献，并因此催生了一门新的学科"化学生物学（chemical biology）"。化学生物学是自 20 世纪 90 年代中期以来新兴的研究领域，可通过小分子探针干扰或调节正常生理过程以了解蛋白质的功能。利用化学生物学的手段还可以寻找与天然小分子发生作用的靶蛋白，从而阐明天然药物的作用机制。

## 二、天然药物化学职业发展

以天然药物化学为基础可以从事天然药物（植物药、动物药、矿物药、微生物药）的研究与开发，包括活性成分的提取与分离、结构鉴定、活性分析、构效关系、结构修饰等基础性研究工作；也可以联合制药企业从事天然药物制备、工艺优化、质量监控和标准化，以及药效、毒理研究，从而进行药物的临床前和临床研究，以期开发出高效、低毒的创新药物。

随着我国医药经济的高速发展和社会对药学人才的不断需求，通过对天然药物化学及相关学科的学习，学生毕业后可从事与天然药物相关的工作，如天然药物的制备、加工、生产、质量控制，以及药物的研发与临床应用等，或者结合临床上对重大疾病的治疗需求，针对慢性疾病、特高发疾病、突发疾病等，从天然药物资源中发现生理活性物质，结合药效筛选和评价，进一步阐释生物活性成分的作用机制，为进一步研发创新药物提供先导化合物；也可以从事化妆品、食品、保健品、动物药、农药，以及其他功能性产品的研究与利用；还可以在以上领域从事流通、产品质量监督与管理。

# 本章小结

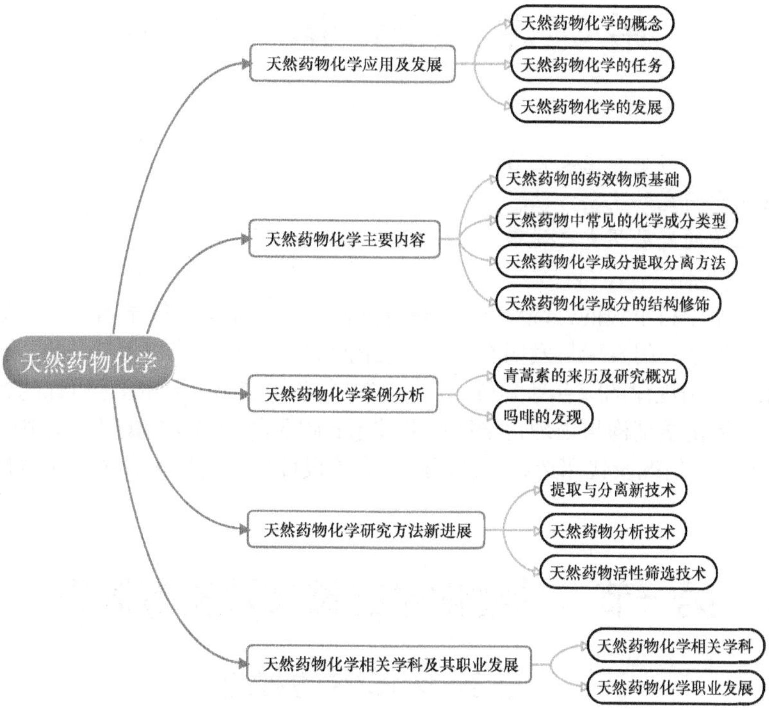


# 思考题

1. 讨论天然药物化学的研究内容，以及其在药学领域的作用和地位。
2. 通过青蒿素的发现，你对新药研发有哪些思考？
3. 讨论天然药物化学与人们日常生活的关系，以及行业就业方向。
4. 从天然药物的发展历史出发，讨论祖国药学的发展成就。

（张立明）

# 第四章 药物化学

**学习目标**

掌握：药物化学的概念和主要内容。

熟悉：药物化学研究的主要方法。

了解：药物化学的发展历史与进展、相关学科与职业前景。

药物化学是药学学科下设的二级学科，是教育部药学类专业本科教学国家质量标准规定的专业核心课程。药物化学是一门发现与发明新药、合成化学药物、阐明药物化学性质、研究药物分子与机体细胞之间相互作用规律的综合性学科。药物化学研究的关键科学问题是研究药物的化学结构和活性间的关系；药物化学结构与物理化学性质的关系；阐明药物与受体的相互作用；鉴定药物在体内吸收、转运、分布的情况及代谢产物；通过药物分子设计或对先导化合物的化学修饰获得新化学实体创制新药。

## 第一节 药物化学的概念及发展简史

### 一、药物化学的概念

药物化学（medicinal chemistry）是建立在化学学科的基础上，关于药物的发现、发展和确证，并在分子水平上研究药物作用方式和作用机制的一门学科。

药物化学的目标是创制新药和有效地利用或改进现有药物，以得到高效、低毒、满足临床治疗需求的药物。药物化学就涉及和讨论的内容而言，可大致分成两个不同的范畴：①对于已知药理作用并在临床上应用的药物，研究它们的制备方法及工艺、结构改造及表征、质量分析和生物活性关系等，侧重于如何制备一个安全、有效的药物；②从化学角度设计和创建新药，研究药物与生物体相互作用的物理和化学过程，从分子水平上揭示药物的作用机制和作用方式，侧重于如何通过前瞻性研究，发现和创制一个安全、有效的药物，以及评判好药的标准。

### 二、药物化学的主要任务

药物化学是药物研究领域的上游学科，它不仅对药物的设计、合成、纯化、结构分析等内容进行研究，还要为药剂学、药物分析学、药理学、临床药学提供一些必要的理论指导和帮助。根据学科的发展，药物化学的研究任务主要包括以下 3 个方面。

#### （一）保障现有药物的使用

研究药物的理化性质与化学结构的定性与定量关系，以及药物稳定性方面的探讨，确保药物的质量，为制剂剂型的选择、分析检验及药物流通过程中药物的贮藏条件的设计提供理论依据；探索药物在机体的代谢过程并进行代谢产物的推测和确定，阐明药物的作用机制，为制剂剂型的制备、药物的化学结构修饰提供重要依据；研究药物的结构与生物活性之间的关系，为临床药学研究中配伍禁忌和合理用药，以及新药研究和开发过程中药物的结构改造奠定化学基础。

#### （二）提供绿色经济的药物生产工艺

一个成功的药物，除了具有良好的药效和较低的毒性外，还应具有经济合理的生产方法和对环境友好的绿色制药工艺，并能够确保市场的需求量和合理的价格。采用合理的原料、试剂和设备，改进药物的合成路线、工艺条件和工业生产过程，尽量减少三废（废渣、废液、废气）的产生，提高药品的质量与产量，降低生产成本，以满足日益增长和变化的市场需求。这一任务已经形成了药物化学的一个分支学科——“化学制药工艺学”。

### （三）研制创新药物

随着人们生活质量的提高，人类平均寿命的延长，人们对药物提出了更高的要求。一方面，很多传统疾病，如恶性肿瘤、神经退行性变性疾病等仍没有找到有效的药物来彻底治愈；另一方面，一些严重的突发公共卫生事件，如埃博拉、新型冠状病毒感染等直接威胁到人类生命的安全。因此，开发能够满足临床需求和解决燃眉之急的新药，已成为药物化学的首要任务。目前，为新药创制“提速”的策略有：天然产物活性成分修饰、计算机辅助药物设计、对已知药物的合理改造等。

## 三、药物化学的发展简史

人们从植物中获得的具有药理活性的有效成分，在当时被称为药物学，为“药物化学”的形成奠定了物质基础，包括现今的药物化学、天然药物化学、药理学和药剂学等内容。随着科学的发展及社会的进步，19 世纪起，药物化学已成为一门独立的、有特定研究范围的应用学科。

**知识链接**　　**药物化学的诞生**

1806 年，泽尔蒂纳在研究鸦片如何诱发睡眠时，从中分离出了吗啡。1817 年，通过重结晶法得到纯品；1826 年，吗啡作为药物生产和使用。吗啡是从天然植物鸦片中提取分离出的有效成分，未作任何化学修饰而直接用于疾病的治疗，说明天然植物中所含的化学成分是产生治疗作用的物质基础。吗啡的发现标志着一个新学科——药物化学的诞生，为现代药物化学的发展建立了良好的开端。

药物化学的发展史就是药物研究及开发的历史，是一个由盲目“筛选”到科学合理设计的过程，其大致可分为 3 个阶段。

### （一）发现阶段

人类使用药物源于天然产物，数千年前就使用动植物来治疗疾病。如中国古代最早的药学专著《神农本草经》中就有将麻黄作为兴奋药和发汗药的记载；埃及《埃伯斯莎草纸》（Ebers Papyrus）记载用海葱作为强心药，是洋地黄的前身。直到 19 世纪初期，药物学家才开始从植物中寻找有效成分，为药物化学的形成建立了化合物基础。例如，从阿片中提取吗啡（morphine），随后陆续提取了许多生物碱类化合物，包括番木鳖碱、胡椒碱、咖啡因、秋水仙碱、阿托品等。

19 世纪中期以后，煤化工、染料等化学工业的兴起，促进了化学药物的发展。一些具有生物活性的有机化合物被用于临床，如三氯甲烷和乙醚作为全身麻醉药、水合氯醛和乌拉坦作为镇静催眠药、锥虫胂胺治疗梅毒等。19 世纪末，人们开始合成和制备一些简单的化学药物，如水杨酸、阿司匹林、苯佐卡因、安替比林和非那西丁等，并且进行了规模化的生产。

**知识链接**　　**化学合成药物的诞生**

柳树枝的水提取液具有解热作用，研究发现是水杨酸产生的作用，但因水杨酸对胃黏膜具有强的刺激作用而不能直接使用。药学家提出了结构修饰的思路，将水杨酸改造成乙酰水杨酸，即阿司匹林（aspirin），于 1899 年作为解热镇痛药上市，至今仍然是比较优良的解热镇痛及抗风湿病药物。

阿司匹林是人类历史上第一个用化学方法对天然化合物进行改造而得到的药物，它的上市，标志着化学合成药物的诞生。

这一时期的药物化学理论也有了雏形。1868 年，Brown 和 Fraser 第一次提出了化学结构和生物活性有联系；1878 年，Langley 率先提出了受体（receptor）的概念，奠定了化学治疗的理论基础；1908 年，Ehrlich 进一步发展了受体的概念，提出哺乳动物细胞中存在受体，药物与其受体结合后才能发挥药效。受体学说的发展解释了许多药物的作用机制，促进了新药的发展。

在发现阶段，人们仅限于从现有的化学物质中寻找可能的药用价值，尽管已开始探索药物的药效团、作用机制和构效关系，但受限于当时的科学水平，并未将化学结构与生物活性的关系作深入研究，略显不足。

## （二）发展阶段

20 世纪 30～60 年代可称为药物发展的“黄金时期”，其特点是合成药物的大量涌现及内源性生物活性物质的分离、鉴定和活性筛选，以及酶抑制药的临床应用等。

这一时期，药物化学研究的基本原理逐步提出，如同系原理、电子等排原理和拼合原理等，并涌现出了大量的药物，如麻醉药、镇静药、镇痛药等，成为合成药物研发的黄金时期。

微生物学的发展进一步推动了药物化学的发展。1928 年，Fleming 偶然发现了人类第一个抗生素——青霉素（penicillin），数十年来，青霉素拯救了无数肺炎、脓肿、败血症患者的生命，其医用价值不可估量。青霉素的发现开辟了抗生素药物的新纪元，随着药物化学合成技术的发展，许多半合成抗生素被成功合成并成为有效的抗感染药物。

细胞和分子生物学的进展使得药物的作用机制和代谢被逐步阐明，促使药物化学家们开始了单纯从化学结构寻找药效团的方法到基于生理生化过程来寻找新药的思想革命。人体内存在的微量生物活性物质被认为对调节体内功能和维持生命具有非常重要的作用，内源性生物活性物质的研究取得了极大进展，如以孕妇尿为原料提取制得甾体激素，发现甾体口服避孕药等。

蛋白质化学和酶动力学的发展，促进了以受体、酶、离子通道和核酸等为靶标的一系列新型药物的研发。随着对酶的结构、功能和活性部位的深入研究，以酶为靶点进行的酶抑制药研究取得了较大进展。与此同时，以钙、钠、钾和氯等离子通道为靶点的药物得到迅速发展，为开发心、脑血管疾病治疗药物开辟了新途径。

在发展阶段，分子药理学的形成及酶学的发展很好地促进了药物作用机制的阐明。从药物化学的角度来看，这一阶段的成就与有机化学和生物学的理论及实验技术的发展有密切关系，但是缺少合理的药物设计。

## （三）设计阶段

20 世纪 60 年代以后，尽管大部分疾病能够得到治愈或缓解，但如恶性肿瘤及心、脑血管疾病，以及免疫性疾病等的药物研究与开发却未取得实质性的突破，新药开发的费用也越来越高，因此，客观上要求转变研究思路，提高研发效率，将药物的研究开发过程建立在合理的科学基础之上，即合理药物设计（rational drug design）。

研究构效关系寻找其规律性，指导药物设计或改进现有药物已成为药物化学的部分重要内容。1964 年 Hansch 等提出了药物定量构效关系（quantitative structure - activity relationship，QSAR）的研究方法，随后相继发展了二、三维定量构效关系（2D-QSAR、3D-QSAR），为药物设计、指导先导化合物结构改造提供了理论依据，这些研究标志着现代药物化学的发展已由经验性的实验科学步入到了科学性的合理设计的新时期。

在设计阶段，药物化学的理论和药物设计方法得到了进一步发展和完善。分子力学、量子化学和计算机科学与药学科学的渗透，X 射线衍射晶体学、生物核磁共振、数据库、分子图形学的应用，为研究药物与生物大分子三维结构、药效构象以及二者作用模式、探索构效关系提供了理论依据和先进手段。结构描述符定量构效关系模型（SD-QSAR，structure descriptor-QSAR）与基于结构的设计方法相结合，使得药物设计更趋于合理化。

现代药物化学已发展成为药物学中一门强大的分支，计算机技术、生物技术、合成和分离技术的广泛应用，以及细胞学、酶学、分子生物学、生物技术的发展已与药物化学相互渗透，紧密结合，相互促进，加速了应用基础研究到应用产业化的进展。

# 第二节 药物化学主要内容

## 一、化学药物结构、性质与合成

### （一）药物的化学结构

药物的化学结构决定了药物的理化性质及药物与受体的相互作用，进而影响药物的生物活性。药物对机体产生的生理效应，其本质是药物与受体之间发生相互作用，即某些特定的原子、基团或片段的互补性结合，引发的特定生理作用。药物对机体的作用是由某些特定的微观结构决定的，不同化学结构的，甚至是微小的变化，都有可能产生不同的生物活性。因此，药物的化学结构直接影响着药物的药效性质。

### （二）药物的理化性质

药物的物理、化学性质（physical and chemical properties of drug）决定着药物的动力学行为及其所产生的药理作用。药物之所以能产生药效，是因其具有特定的化学结构和特异的理化性质，有利于其分布到作用部位并达到有效的浓度。因此，在药物设计时，不能只考虑生物活性，必须充分考虑到分子的理化性质对活性的影响。药物的溶解度、脂水分配系数、解离度和晶型是对其生物活性影响最常见、最显著的理化性质。

**1. 溶解度** 溶解度（solubility）是指在一定温度和压力下，在一定量溶剂中达饱和浓度时溶解的药物最大量，反映了药物在水或有机溶剂中的溶解情况。水溶性是药物重要的理化指标，影响水溶性的因素主要包括药物分子本身的解离常数（$pK_a$）、脂溶性、分子量和形成氢键的能力及数目等。

对于水溶性小的药物，可对其进行结构改造来提高水溶性，如引入极性基团、制成盐、形成水溶性复合物等。例如，氯霉素（chloramphenicol）在水中溶解度很小，制成前药——氯霉素丁二酸单酯钠盐后，易溶于水，可制备成注射剂或滴眼剂等以满足临床治疗的需要（图 4-1）。

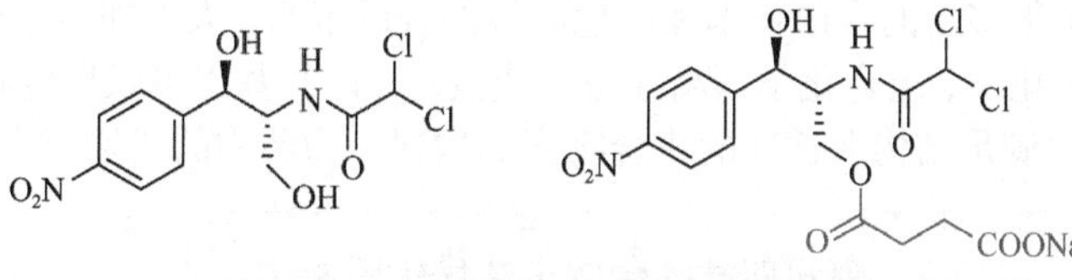

氯霉素　　　氯霉素丁二酸单酯钠

图 4-1 氯霉素和氯霉素丁二酸单酯钠的化学结构式

**2. 脂水分配系数** 药物要有一定的水溶性，才能通过体液的转运到达靶标器官和组织；药物又要有一定的脂溶性，才能透过生物膜进入细胞内发挥药效。因此，药物的水溶性和脂溶性需达到一定的平衡，才能发挥药效作用。脂水分配系数（lipo-hydro partition coefficient）是表征化合物水溶性和脂溶性相对大小的参数，一般指药物在正丁醇和水相间达到平衡时的浓度比值，通常用 $P$ 表示。体内不同部位对药物吸收所需的分配系数不同，一般来说，适宜胃肠道吸收的 $\lg P=0.5\sim2.0$，口腔吸收 $\lg P=4\sim5.5$，透过血脑屏障 $\lg P=1.4\sim2.7$，皮肤吸收 $\lg P>2$。

5-氟尿嘧啶（5-fluorouracil，5-FU）因脂溶性小，难以透过血脑屏障，限制了其对脑部肿瘤的治疗。在 5-氟尿嘧啶的 1 位氮原子上引入脂肪氨甲酰基即可得到脂溶性增加的前药卡莫氟（carmofur），其透过血脑屏障的能力提高，脑组织中的药物浓度增加，提高了治疗脑部肿瘤的疗效并降低了全身不良反应（图 4-2）。

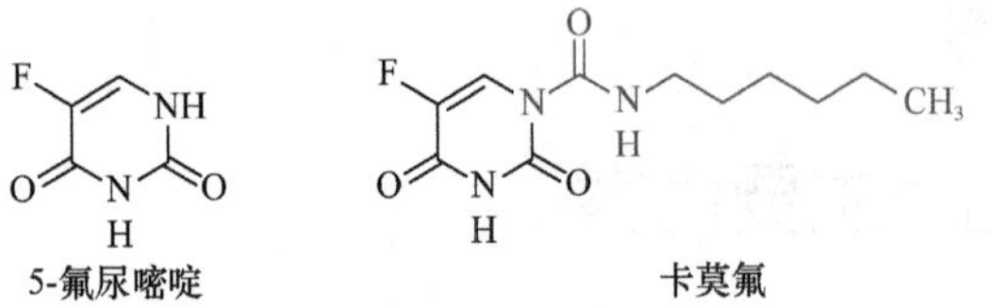

图 4-2　5-氟尿嘧啶和卡莫氟的化学结构式

**3. 解离度**　解离度是指溶液中已经解离的电解质分子数占电解质总分子数(已解离的和未解离的)的百分数，通常用 $\alpha$ 表示。临床上使用的大多数药物具有弱酸性或者弱碱性，在体液中可以部分解离，存在离子型和分子型。由于生物膜具有脂质膜的功能，仅允许分子型药物通过，因此，药物的解离度越大，吸收越差。例如，作用于中枢神经的药物，需要通过血脑屏障，不宜存在解离度大的基团，否则难透过细胞膜和血脑屏障；引入烷基能够降低分子的解离度，则有利于透过血脑屏障（图 4-3）。

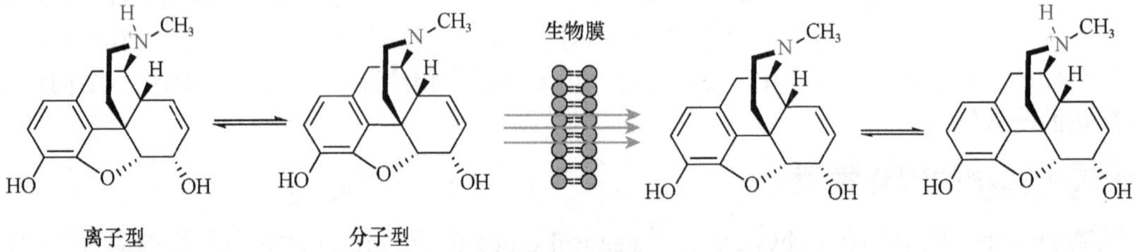

图 4-3　药物解离度转换的结构式

**4. 晶型**　药物晶型是指同一物质因制备工艺等各种因素影响，使分子内或分子间键合方式发生改变，致使分子或原子在晶格空间排列不同，形成不同的晶体结构。同一药物的不同晶型在外观、溶解度、熔点、溶出度、生物有效性等方面可能会有显著不同，从而影响了药物的稳定性、生物利用度（bioavailability）及疗效，这种现象在口服固体制剂方面表现得尤为明显。因此，对药物多晶型的研究，对于药物合成、药物剂型确定前设计、生产工艺的优化、药品质量的控制和临床药效的发挥都有着重要的作用，药物晶型研究也是我国“重大新药创制”关键技术的重点研究内容。

## （三）药物的合成

药物合成可以归结为药物仿制或者药物发现过程中的化学研究，是药物研发的重要部分，包括合成工艺、优化工艺、杂质研究、晶型研究、小试工艺验证、中试放大工艺验证与质量研究等。近年来，研究人员发展了很多新的合成技术和绿色高效的合成策略，大大加快了药物分子的合成，例如基于微波化学、点击化学、组合化学等高通量合成技术，以及基于串联反应和多组分反应的复杂化合物的合成技术，以满足结构多样性的化合物库的构建，为药物的研发奠定了物质基础。

**知识链接**　　**阿司匹林的合成工艺优化因素**

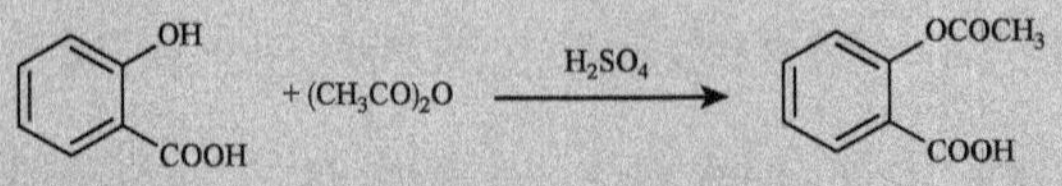

所需考虑合成工艺参数的优化因素：①在不产生杂质的条件下尽量合并反应步骤；②在不

影响收率和质量的条件下尽量减少溶媒和其他辅料；③尽量避免采用无水、无氧、易爆炸、易中毒工艺；④尽量避免采用价格昂贵的原辅料，避免高污染的工艺；⑤尽量对原辅料回收套用；⑥对温度、压力、反应时间及其他参数优化。

## 二、化学药物的构效、构毒和构代关系

### （一）构效关系

药物的化学结构与生物活性间的关系（简称构效关系，structure-activity relationship，SAR）是药物化学研究的核心议题之一，也是分子药理学的重要内容。构效关系阐明了药物的化学结构和理化性质与生物活性强度的关系，可推测药物与受体的作用方式，揭示各官能团的不同生物效应，明确结构中的药效团、药动团及毒性基团，为设计合成有效的药物提供了重要的借鉴。其中，药效团（pharmacophore）是指具有相同药理作用的药物，其化学结构中的相同部分，是与受体结合产生药效的药物分子在空间分布最基本的特征结构；药动团（kinetophore）是指药物结构中决定药物的药动学性质且参与体内吸收、分布、代谢和排泄过程的基团，它是药效团的载体；毒性基团（toxicophore）是指药物或其代谢物中具有毒性的基团，它在体内与核酸、蛋白质或其他重要成分中的亲核基团发生反应，进而发生不可逆的损伤，表现为毒性、致癌性或致突变性。

### （二）构毒关系

药物的化学结构及其代谢后的结构与对机体产生毒性间的关系（简称构毒关系，structure-toxicity relationship，STR）是研究药物安全性和稳定性的重要内容。毒物或其代谢产物（终毒物）必须以具有生物活性的形式到达靶器官/细胞，达到有效的剂量/浓度，并持续足够时间才能与靶分子相互作用或改变其微环境而产生毒性作用（图 4-4）。新药研究要尽早避免含有或潜含的毒性基团的化合物，以避免某些药物经代谢诱导生成的毒性基团。

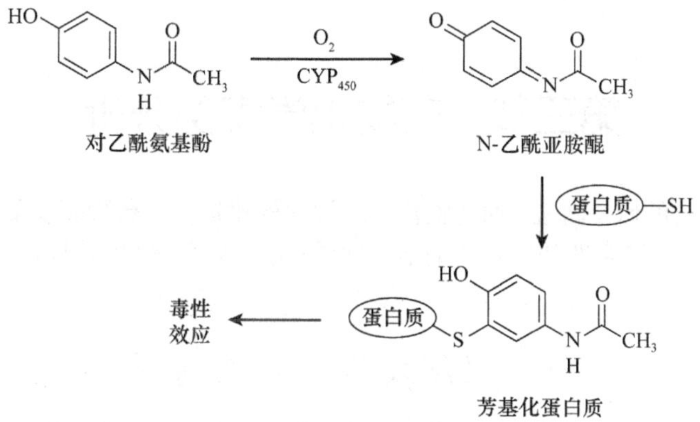


图 4-4 构毒关系的形成

### （三）构代关系

药物的化学结构与其代谢规律的关系（简称构代关系，structure-metabolism relationship，SMR）是研究药物安全性和有效性的重要内容之一。药物代谢（drug metabolism）是指药物和其他外源性物质在体内发生的化学变化转变为极性分子，并经人体正常系统排泄出体外的过程，又称生物转化（biotransformation）。研究药物的构代关系，对于认识药物的作用机制、药物不良反应的原因、理性药物分子设计等都有重要意义。

药物的代谢可分为两个阶段，即Ⅰ相代谢（phase Ⅰ metabolism）及Ⅱ相代谢（phase Ⅱ metabolism），这是相继发生的两种不同类型的反应。Ⅰ相代谢是药物的官能团转化反应，最主要的是氧化反应，此外还有还原反应和水解反应等；Ⅱ相代谢大都是结合反应（conjugation reaction），是药物分子或药物Ⅰ相代谢的活性基团（如羟基、氨基、羧基等）与内源性小分子（如葡糖醛酸、氨基酸、谷胱甘肽等）相结合的反应。

## 三、化学药物的发现和设计

### （一）发现新药方法及途径

在化学药品新药研发的流程中，针对化学结构的研究主要经过苗头化合物（hit compound）、先导化合物（lead compound）、候选药物（drug candidate）3个过程，涉及药物设计（drug design）的方法和技术。先导化合物是一种具有药理学或生物活性但仍需结构改造以成为候选药物的结构明确的化合物，它虽不能直接作为新药进行开发，但可以在该化合物结构的基础上，进行一系列的结构改造或修饰，得到符合治疗要求的新药。先导化合物可以是结构新颖的化合物，也可以是具有新活性的已知化合物。发现先导化合物的途径有天然生物活性物质、广泛随机筛选、基于配体和底物的分子设计、基于药物副作用发现先导化合物、基于代谢作用发现先导化合物等。

### （二）化学药物的设计思路

化学药物的设计思路包括苗头化合物的发现及向先导化合物的过渡、药效团修饰、骨架变换、双（多）靶标药物设计、“老药新用”、基于片段的药物设计等。最常用的药物设计方法为计算机辅助药物设计（computer-aided drug design，CADD），它是利用计算机技术研究发现能够与靶酶或受体结合的新的配体（即药物小分子），从药物分子的作用机制入手进行药物设计。如靶酶或受体的三维结构已知，可进行直接药物设计（direct drug design），如果受体的三维结构未知，则可采用间接药物设计（indirect drug design）。近年来，多靶点药物分子设计、化学基因组学、药物分子大数据库、人工智能制药等新兴技术和信息手段的高速发展，亦为药物分子的设计提供了更多的思路和途径。

# 第三节 药物化学案例分析

每个药物都有自身的研发轨迹，而药物化学结构的构建是化学药物研发最重要的环节，因为它涵盖了药效学、药动学、安全性和生物药剂学等性质。本节以药物化学视角，对几个有代表性药物的成功构建加以解析。

## 一、偶然发现——青霉素

在药物研发的历史中，有许多幸运的偶然发现，其中，青霉素抗菌作用的发现是所有意外发现中最著名的案例。Alenxander Fleming在1928年发现一种青绿色霉菌的培养液可以杀死葡萄球菌，Fleming将这一未知成分命名为青霉素（penicillin，盘尼西林）。1940年，Ernst Boris Chain和Howard Florey完成了青霉素的分离和鉴定，这被认为是青霉素的第二次发现。因发现青霉素及其临床效用，Fleming，Chain和Florey共同分享了1945年度的诺贝尔生理学或医学奖。

青霉素的化学结构见图4-5，其中，β-内酰胺环结构是青霉素发挥活性的必需基团。青霉素在和细菌作用时，β-内酰胺开环与细菌发生酰化作用，抑制细菌增长。细菌细胞壁的主要成分是黏肽，是具有网状结构的含糖多肽。细菌在合成细胞壁的过程中，需要黏肽转肽酶的催化。β-内酰胺类药物的结构与黏肽（*D*-丙氨酰-*D*-丙氨酸）的末端结构类似，空间构象也相似，这使得黏肽转肽酶识别错误，从而抑制细菌细胞壁的合成。细菌由于细胞壁缺失不能定型和承受细胞内高渗透压，从而破裂死亡。

游离的青霉素为弱有机酸（p$K_a$为 2.65～2.70），临床上常使用钠盐或者钾盐，以增加其水溶性。钠盐刺激性较钾盐小，因此临床使用较多的为青霉素钠，但青霉素钠水溶液不稳定，通常使用其粉针剂，现配现用。

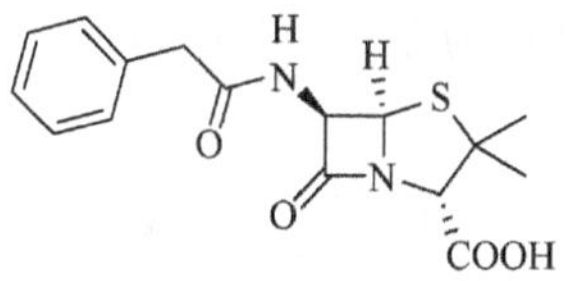

青霉素

图 4-5 青霉素的化学结构式

青霉素的发现和成功应用标志着抗生素时代的开始。作为第一个投入商业应用的抗生素，青霉素的诞生大大增强了人类抵抗细菌性感染的能力。由于革兰氏阳性菌的细胞壁黏肽含量比革兰氏阴性菌高，青霉素对革兰氏阳性菌有较强的抑制作用，对革兰氏阴性菌几乎无抑制作用。临床上青霉素主要用于治疗链球菌、葡萄球菌、肺炎球菌等革兰氏阳性菌引起的全身或严重局部感染。

## 二、先导化合物的优化——阿司匹林

利用发现先导化合物来发现新药是新药创制的常用策略，阿司匹林就是通过这种方法来设计合成的（图 4-6）。

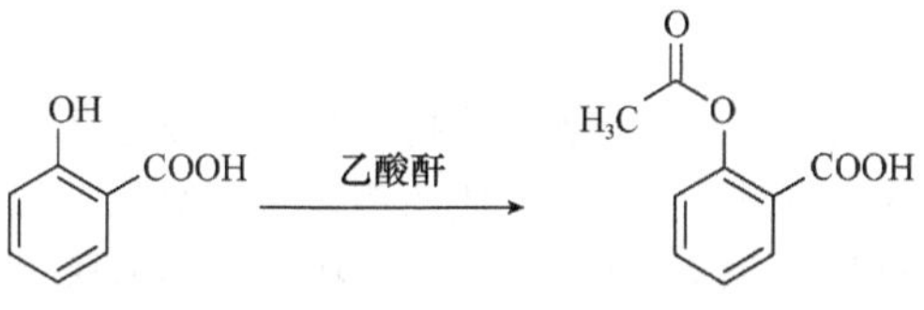


水杨酸　　乙酰水杨酸（阿司匹林）

图 4-6 阿司匹林的合成

本品为白色结晶或结晶性粉末，无臭或微带醋酸臭味，味微酸，在乙醇中易溶，在三氯甲烷中溶解，在水中或无水乙醚中微溶。

本品为不可逆的花生四烯酸环氧酶抑制药，广泛用于治疗伤风、感冒、头痛、神经痛、关节痛、急性和慢性风湿病及类风湿病等，还能抑制血小板中血栓素 A2 的合成，具有强效的抑制血小板凝集作用。此外，还可用于心血管系统疾病的预防和治疗，预防血栓的形成，还能预防结肠癌。本品对胃黏膜具有一定的刺激性，长期服用可引起胃和十二指肠出血等不良反应。

经典药物“阿司匹林”是药物化学学习中必须掌握的。早在 1853 年，弗雷德克 · 热拉尔就用水杨酸与酸酐合成了乙酰水杨酸，但没能引起人们的重视。1898 年德国化学家菲霍夫曼又进行了乙酰水杨酸的合成，并为他父亲治疗风湿性关节炎，疗效极好，于 1899 年由德莱塞介绍到临床，并取名为阿司匹林（aspirin），化学名：2-（乙酰氧基）苯甲酸。阿司匹林已应用百年，成为医药史上三大经典药物之一（其他两种为青霉素和地西泮），它至今仍是世界上应用最广泛的解热、镇痛和抗炎药，也是比较和评价其他药物药效的标准。

## 三、基于结构药物设计——卡托普利

靶标与配体的相互作用是药物效应的基础，而绝大多数的靶标是行使生命活动功能的蛋白质，因此解析蛋白质的结构和功能是药物研发过程中的重要任务。近年来，随着结构生物学的发展，越来越多靶标蛋白的精确三维结构被解析，这使得基于蛋白质三维结构的药物设计成为药物发现与设计的重要手段之一。

Bristol-Myers Squibb（BMS）公司研发的血管紧张素转换酶（ACE）抑制药——卡托普利，是首例基于结构的药物设计成功案例，其研发过程也是合理药物设计最具代表性的例子之一。1965 年，Ferreira 和 Vane 从南美响尾蛇的毒液中分离得到了具有降压作用的多肽混合物。研究表明，这些肽类混合物能抑制血管紧张素Ⅰ转化为血管紧张素Ⅱ。通过结构鉴定，这些多肽化合物中活性最强的是替普罗肽，一种直链的九肽化合物。替普罗肽可明显抑制 ACE，显示出了良好的降血压效果，然而替普罗肽由于口服生物利用度低，限制了其临床使用价值。

对血管紧张素转换酶抑制药研究的进一步突破来自于 ACE 酶活性位点假设模型的提出。ACE 酶与已知结构的金属蛋白酶缩肽酶 A 具有类似的结构，因此推断 ACE 酶有一个锌离子。以替普罗肽作为先导化合物的研究表明，脯氨酸是对 ACE 有抑制作用的活性结构，因此设计的 ACE 抑制药均有脯氨酸的结构。第一个合成得到的 ACE 抑制药为琥珀酰-*L*-脯氨酸，具有特异性抑制 ACE 作用，但作用十分微弱。通过逐步的结构优化，在 2-位引入甲基得到与肽结构相似的 *D*-2-甲基琥珀酰-*L*-脯氨酸，活性提高了 15～20 倍。最后根据与活性中心锌离子的螯合作用进行结构优化，使用巯基代替羧基使药物活性得到指数级的提高，最终获得了卡托普利（图 4-7）。

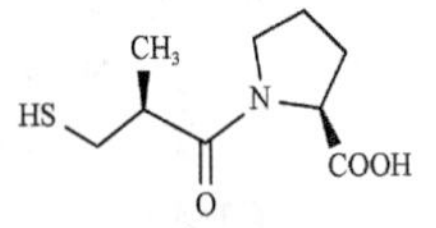

卡托普利

图 4-7　卡托普利的化学结构式

本品为白色或类白色结晶性粉末，具有类似蒜的特臭。易溶于甲醇、乙醇或三氯甲烷，溶于水。结构中的两个手性中心均为（*S*，*S*）构型。

卡托普利与 ACE 的结合活性可达到 $K_i = 1.7$nmol/L，口服有效，具有舒张外周血管，降低醛固酮分泌，降低血容量的作用。1981 年卡托普利被 PDA 批准上市，用于高血压和充血性心力衰竭的治疗。

# 第四节　药物化学研究方法与新进展

经典的药物化学研究方法主要是依靠对先导化合物、已知药物、药物代谢物进行结构改造获得新化学实体，或者探索已知药物的新适应证（包括药物的不良反应等）。现代药物化学的研究方法依靠生命科学及计算机科学的发展，使获得药物的过程科学、有效，在新药研究领域具有越来越重要的地位。

## 一、合理药物设计与筛选

目前国际上创新药物研究的发展趋势呈现出两个显著的特点：一是利用生命科学前沿技术，如功能基因组学、蛋白质组学和生物信息学等与药物研究紧密结合，以发现和验证新型药物靶点作为主要目标，为发现新药提供理论依据；二是结构生物学、计算机和信息科学等新学科越来越多地参与到新药的发现和前期研究中，提高了新药发现的效率，从而为发现新药提供技术支撑。

人类基因组计划的实施揭示了人类生命的奥秘，而基因组科学的研究将从根本上改变药物发现和开发模式。在对致病基因和基因功能认识后，可以有针对性地设计开发能从根本上改变疾病过程的新药，新药的研究产生了“从基因功能到药物”的研发新模式。人们在研究过程中通过寻找和发现与疾病有关基因或致病基因，进行克隆和表达，并在此基础上表达得到相关蛋白质，获得新药作用的靶物质，对此靶点进行三维结构研究，借助计算机技术和手段，参考其内源性配体或天然底物的化学结构特征来设计药物分子，以发现选择性地作用于靶点，具有活性强、选择性好、副作用小的新药。

### （一）药物基因组学对药物分子设计和新药开发的作用

首先，人类基因组学和药物基因组学研究发现的大量新基因，提供了大量新的药物作用靶目标。在人体基因组约 30000 个蛋白质编码基因中，现有药物仅作用于其中约 500 个基因。其次，功能性基因组学技术的发展，尤其是基因芯片的开发和应用，加速了与疾病有关基因或信号传递路径的鉴定，为筛选药物作用靶基因奠定了基础，也为临床试验前化合物的筛选、优化，以及不同化学成分对靶细胞基因表达的影响等，提供了直接和有效的工具。

### （二）以受体为设计靶点的治疗药物

以受体为设计靶点，使得几百种具有高度选择性和特异性的受体新药问世，如治疗高血压的血管紧张素受体拮抗药氯沙坦等、中枢镇痛的阿片受体激动药丁丙诺啡等，以及抗胃溃疡的组胺 $H_2$

受体拮抗药西咪替丁等（图 4-8）。

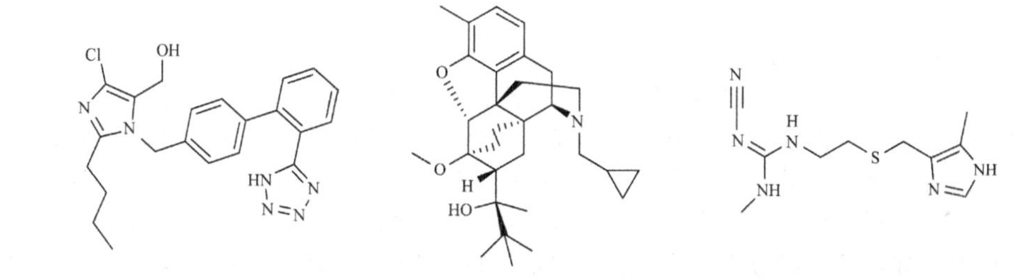

氯沙坦 丁丙诺啡 西咪替丁

图 4-8 氯沙坦、丁丙诺啡、西咪替丁的化学结构式

### （三）以酶为设计靶点的治疗药物

酶是高度特异性的蛋白质，生命活动许多是由酶催化的生化反应，故具有重要的生理生化活性。随着对酶三维结构、活性部位的深入研究，尤其是以酶为靶点进行的酶抑制药研究，取得了很大进展。例如通过干扰肾素-血管紧张素-醛固酮系统调节而达到降压效用的血管紧张素转换酶（ACE）抑制药，如卡托普利、依那普利等（图 4-9）。

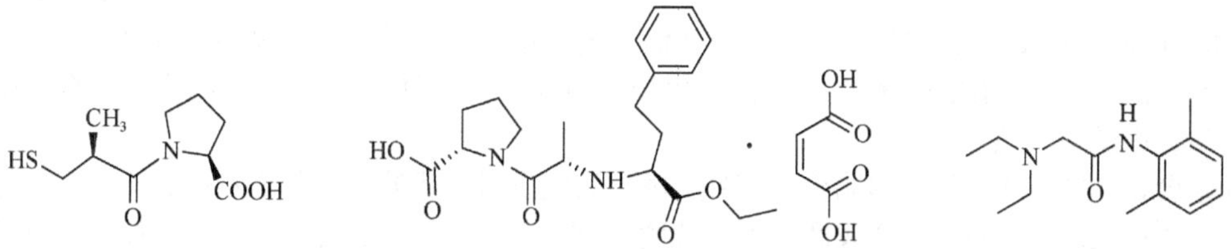

卡托普利 马来酸依那普利 利多卡因

图 4-9 卡托普利、马来酸依那普利、利多卡因的化学结构式

### （四）以离子通道为设计靶点的治疗药物

离子通道类似于活化酶，可参与调节多种生理功能。根据病变的离子通道使离子流动异常，甚至导致细胞死亡，可以用药物进行调控的原理，以离子通道为新药设计靶点取得了显著进展，开发了诸如钠通道阻滞药类抗心律失常药，如奎尼丁、利多卡因等。

### （五）以核酸为靶点的药物

以核酸为靶点的药物设计也取得了一定的进展，目前主要集中在以已知的抗肿瘤药物为先导化合物，以 DNA 为靶点设计新的抗癌药物和寻找抗衡致病因子的新药，如抗真菌药物等。

## 二、计算机辅助药物设计

计算机辅助药物设计（computer-aided drug design，CADD）是以计算机化学为基础，通过计算机的模拟、计算、评估药物与受体生物大分子之间的关系，设计和优化先导化合物的方法。CADD 是分子模拟方法在新药研发中的应用，是药物先导化合物分子结构发现、设计和优化最常用的理论研究方法。

目前，CADD 已经成为新药研发过程中不可或缺的重要理论工具，其不仅可以用来开展基于靶标蛋白三维结构或活性化合物构效关系的药物设计，也可以预测化合物的类药性和 ADME/T（吸收、分布、代谢、排泄和毒性）等性质，它的应用贯穿了新药研发的整个过程。

当下，CADD 面临的挑战主要是生物体系的高度复杂性，还没有严格的数理方法可以精确地计算模拟和预测生物体系的性质，也没有可行的数理方法对疾病的发生及调控机制进行定量描述。但经过三十多年的努力，CADD已经发展了一系列的策略，并在新药研发的过程中得到广泛应用。

**知识链接　　超高通量药物分子虚拟筛选平台问世**

国防科技大学计算机学院联合中国科学院上海药物研究所、广州超算中心，成功研发出了一种超高通量的药物分子虚拟筛选平台，可以利用“天河二号”超级计算机，在一天之内完成对4200多万个化合物的计算评价，相当于把包括现有药物、天然产物和人工合成有机化合物在内的地球上所有可用于药物研发的化合物都计算筛选1遍。这为人类应对暴发性恶性传染病的应急药物快速研发提供了强大的计算模拟保障。这一平台是一种面向大规模异构超级计算机的虚拟药物筛选软件平台——mD3D0CKxb。该平台包括一个全新的高效通信引擎，并采用多进程结合多线程的CPU/MIC大规模协同并行加速技术，对核心遗传算法进行深度加速，全面提高了对生物医药大数据的计算处理速度。

## 三、组合化学

组合化学（combinatorial chemistry）是近十几年才发展起来的化学合成新技术与方法，是药物化学一个重要的组成部分。该方法可以快速合成数目巨大的化学实体，构建化合物库，高通量筛选（high-throughput screening，HTS），为发现和优化先导化合物提供了新的途径。高通量筛选是以随机筛选和广泛筛选为基础的一种寻找新先导化合物的方法。利用化学库寻找药物先导化合物是近年来新药研究中的一个热点。

在组合化学合成中，常用树脂作为载体。树脂的性质对合成质量与筛选影响很大，它首先需要较低的与蛋白质的结合性，使合成产物可以洗脱下来，另外还要能承受合成过程中各种有机溶剂的侵蚀。目前常用的树脂有聚二甲基丙烯酸胺型和聚乙烯接枝聚苯乙烯型。除树脂外，纸、棉线之类的纤维素也可用作合成的载体。

组合化学最初主要用于核酸和多肽的合成，把一些简单分子，如各种氨基酸、单糖、核苷酸或有机小分子等作为构建模块（building block），设计不同的排列组合方式及连接顺序把它们连接起来。一般在特殊的含有48孔或96孔的组合合成仪中，通过一次加料同步合成。该法的特点是可同时制备大量的结构多样的分子，可同时筛选活性，并建立庞大的化合物库。

组合化学的合成方法有固相合成和液相合成两种，设计组合合成方法时可以平行地合成，也可以系统地合成，或混合地进行合成。

## 四、反义寡核苷酸

反义寡核苷酸（antisense oligonucleotide，ASON）是发现先导化合物的新途径之一。Izant等于1984年首次提出了反义寡核苷酸技术，该技术是根据核酸间碱基互补原理，利用一小段外源性的人工或生物合成的特异互补RNA或DNA片段，与靶细胞中的mRNA或DNA通过碱基互补结合，通过这种寡核苷酸链抑制或封闭其基因的表达。与反义寡核苷酸相似的是反义DNA，是用一小段人工合成的8～23个碱基组成的脱氧核苷酸单链，与靶mRNA形成碱基配对的DNA-mRNA杂交链，从而封闭某一特定基因片段。

目前这种技术在抗病毒和抗肿瘤药物等以核酸为靶点的药物中已有不少成功的例子。如对乙型肝炎病毒（HBV），就是以HBV的DNA为靶位，设计反义DNA，抑制HBV的复制而治疗乙型肝炎。1995年Korba首次针对HBV的C区、S区和前S1区基因而设计合成的反义DNA，可显著抑制HBV在细胞培养系统中的复制和表达。2001年Robaczewska通过静脉给药，证实反义DNA可选择性地抑制北京鸭乙型肝炎病毒在鸭肝脏中的复制和表达。

由于合成后的未修饰的反义DNA对核酸酶的抵抗力较弱，不能用于临床治疗，因此还需克服其在体内的稳定性差、不易透过细胞膜、与靶序列的亲和力较低等许多问题。以合成的反义 DNA 为先导化合物，可对其进行化学修饰以改善反义 DNA 的性质。常用修饰的方法有对磷酸二酯键进行硫代修饰，或对磷酸修饰等。在核糖的 5′-端、3′-端偶联某些基因或某些具有高级结构的核酸片段，还能较好地增强其抑制 HBV 复制的效果。另外，还可对碱基的杂环进行修饰，引入亲脂性基团或改变其电负性使其易透过细胞膜等。

## 五、DNA 编码化合物库技术

1992 年，Brenner 和 Lerner 提出将组合化学与基因技术相结合，标志着 DNA 编码化合物库（DNA encoded compound library，DEL）技术的诞生，为药物发现与研究提供了一种高效的先导化合物筛选方法。DNA 编码的化合物通常由有机小分子和 DNA 标签两个部分组成。通过组合化学的方法获得结构多样、数目庞大的化合物库后，有机小分子以共价键的方式与 DNA 标签相连，相当于为每一个分子打上一个“条形码”。在 DEL 的筛选过程中，可以将整个化合物库与靶蛋白进行亲和筛选，选择性保留与靶蛋白具有强亲和性的配体分子，通过聚合酶链式反应（polymerase chain reaction，PCR）扩增技术对 DNA 进行富集，解码，从而获得化合物的结构信息。

DEL 技术目前已成功应用于新型先导化合物的发现。Hansen 等在南非爪蛙的卵母细胞中首次实现了在活细胞中进行 DEL 筛选过程。该研究组通过向体积巨大的卵母细胞（比正常体细胞大 10 万倍）中直接注射 DEL 的方式，实现体内筛选。他们选取了 3 个靶蛋白 p38α、ACSS2 和 DOCK5 对 1.94 亿的 DEL 成员进行了筛选，得到了纳摩尔级的靶向 p38α 苗头化合物。该方法是在生理条件下进行筛选过程，避免了纯化活性靶蛋白的步骤，大大提高了早期药物筛选的效率和准确度。

与传统的高通量筛选相比，DEL 技术不仅具有高效构建巨型化合物库的优势，还可将结构丰富的整个化合物库与靶标蛋白同时筛选。DEL 筛选平台具有通量高、生物样本用量少、成本低等特点，是药物筛选与发现中有力的工具。然而有限的化合物-DNA 偶联反应限制了 DNA 化合物库的构建，是 DEL 技术领域需要解决的重大问题，因此开发多样性的与 DNA 兼容的合成反应将带来 DLE 技术的进一步发展。

## 六、化学信息学和数据库检索技术

自从进入后基因组时代，伴随着化学基因组以及药理学技术的快速发展，涌现了数量庞大的潜在靶点和海量的生物活性数据，然而随着冗余数据的积累，仅凭简单的分析方法已经不能满足大规模、高通量的数据分析需求。化学信息学的快速发展恰好满足了化学基因组学急需解决的大数据处理和信息提取任务要求。化学信息学主要研究如何适当地选取化合物库的多样性、如何表征药物分子特征、如何度量不同分子间的差异性、如何识别类药分子、分子结构和生物性能的关系、如何研发相应的计算机软硬件等，这就包括了化学计量学及计算化学的研究任务和内容。

化学信息学方法在后基因组时代的一个重要应用就是根据已有的各种生物和化学信息来预测小分子化合物的潜在作用靶点，并阐释其作用机制，加速药物的研发进程。药物靶点的预测对于早期药物分子的成药性评价和老药新用等领域都具有重大意义，但由于通量、精度和费用的限制，实验手段的应用难以广泛开展。作为一类快速而低成本的方法，计算机辅助靶点预测算法的开发正受到越来越多的重视。根据研究策略的不同，可将基于化学信息学的药物靶点预测分为 3 类：基于配体特征的预测、基于蛋白质结构特征的预测、基于数据挖掘方法的预测。

## 七、化学药物的生物合成

药物的生物合成是一种药物生产的方式，利用生物酶等生物活性分子为载体合成药物，可提高反应选择性和反应速率。与传统化学法相比，生物合成具有反应条件温和、清洁无污染、产品质量好等优点，因此，创建绿色生物制造工业体系已经成为社会经济可持续发展的重大战略方向。

例如，基于头孢菌素C来源的头孢类抗生素是临床上广泛使用的一类化学药物。伴随着分子生物学和组学技术的蓬勃发展，头孢菌素C生物合成的调控及其分子基础研究的日益成熟，使得工业上头孢菌素C的产量已经有了大幅度的提高，为创建绿色生物制药工业体系的构建提供了典型的范例。

# 第五节　药物化学相关学科与职业关系

## 一、药物化学相关学科

### （一）化学

通过借鉴或直接应用有机化学的结构理论和反应机制，对讨论药物小分子和机体内生物大分子间相互作用，分析其构效关系，常可以得到满意的解释。应用量子化学可计算药物分子的轨道参数、能量和电荷密度，物理化学和物理有机化学涉及的能量过程和分子的结构参数，已成为药物分子化学结构的重要表达方式。

### （二）生物学与基础医学

生物学与基础医学能提示机体正常组织与器官同病态的组织器官之间的结构与功能的变化和差异，这种差异为合理地设计新药，尤其是研制具有特异选择性作用的新药，提供了生理学和生物化学依据。

### （三）药理学

药理学为评价药物的活性及安全性提供了动物模型、试验方法和数据等，能得出量效关系和时效关系，可推断药物作用的化学本质和作用机制。分子药理学则从分子水平上研究药物的作用与过程，解析药物与受体部位的相互作用。通过药物小分子与机体内生物大分子（酶、蛋白质、核酸等）的化学反应，可揭示药物产生效应（活性和毒性）的微观过程，以把握受体部位的理化环境和拓扑结构，以及与药物的相互作用本质。

### （四）计算机科学

随着分子生物学、X射线晶体学的发展，大量与疾病相关生物大分子的三维结构被确定。计算科学的迅速崛起使得数据挖掘、机器学习等技术快速发展。在这两方面的推动下，计算机辅助药物设计（computer-aided drug design，CADD）应运而生，并渗透到了新药研发的各个环节。CADD以计算机作为操作界面和辅助手段，利用计算化学、分子图形学等技术，将理论思维形象化，使药物设计更加直观、便捷和有效，可提高药物研发的成功率，降低研发成本，缩短研发周期，是目前创新药物研究的核心技术之一。

## 二、药物化学的职业发展

药物化学是连接化学与生命科学的一门交叉学科，也是药学领域一门重要的综合性学科。通过对药物化学课程的学习，学生能够掌握药物设计和合成的基本原理、药物的作用机制、体内代谢及临床应用，可为从事新药研究与开发、药品生产、药品监管等奠定基础。

### （一）化学药物的研发工作

化学药物的研发工作要求从业人员能够开展创新药物研究设计与合成、先导化合物的优化、与生物学团队配合开展候选药物的研究和确定、协助临床前相关申报资料准备。

### （二）化学药物的制药工艺人才

化学制药工艺工作要求从业人员既要为新研发的药物品种积极研究和开发易于组织生产、成本低廉、操作安全和环境友好的生产工艺；又要为已投产的药物不断改进工艺，特别是对于产量大、应用面广的品种，研究和开发更先进的新技术路线和生产工艺。

### （三）化学药物的监管人才

化学药物的监管包括行政监管和技术监督两个方面。行政监管主要是指对化学药物进行安全监管以及稽查执法、政策法规研究与制定、综合管理等工作；技术监督主要是指对化学药物进行检验检测以及技术审评、监督检查、监测评价等工作。

据统计，药物化学专业的毕业生主要在高等院校、药物研究所、医药企业研发部门从事新药研究与开发的工作，在医药企业从事药品生产、质量控制等工作，在药品流通环节还有学术专员、产品专员等岗位；此外，通过执业药师考核，毕业生也可以从事药学服务的工作。

药物化学工作者主要从事新药研发，其范围很广，同时涉及化学、生物学、医学、物理学、计算机等多学科。因此，从新药研发角度来看，药物化学的研究工作内容丰富，与其他相关学科的界限并不十分清晰，包括有机化学，如新合成方法、新合成策略；以结构生物学和生物信息学为基础的药物靶点研究及先导化合物的发现；研究药物在体内的作用机制、不良反应及药物转化等化学生物学内容；评估药物的药动学性质等体内药物分析。

## 本章小结

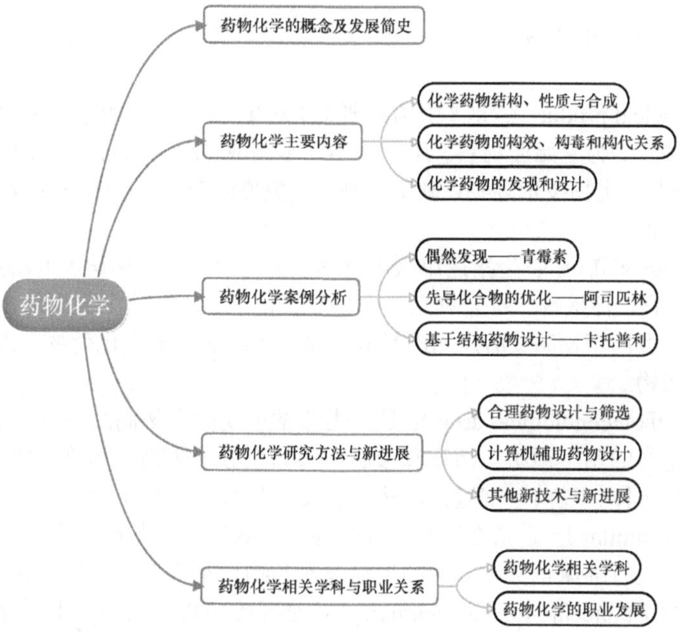


## 思考题

1. 简述提高化合物成药性的方法和手段。
2. 简述基于受体的药物设计与基于配体药物设计的差异。
3. 进行合理药物开发，需要考虑哪些影响因素？
4. 谈谈你对中国化学药物研发的认识和思考。

（韦思平　李俊龙）

# 第五章　生物技术药物学

**学习目标**

掌握：生物技术药物的概念、分类，以及与化学药物的主要区别。
熟悉：生物技术药物研究的主要方法和手段。
了解：生物技术药物的发展历史与产业发展。

以蛋白质、核酸为代表的生物技术药物已成为医药产业和临床应用部门不可或缺的药物，正成为创新药物的主导方向，也是医药高附加值领域的投资热点。生物技术药物是指采用 DNA 重组技术或其他创新生物技术生产的预防、治疗和诊断疾病的大分子药物。生物技术药物学是药学类专业重要的专业课程，是药学一级学科下设二级学科微生物与生化药学的重要组成部分，是关于生物技术药物的发现、制备及其临床应用的综合性学科，是生物技术与药物学相结合的交叉学科。

## 第一节　生物技术药物学的概念与发展简史

### 一、生物技术药物学相关概念

2020 版《中国药典》将药物分为化学药、中药及其天然药物、生物制品 3 个大类进行注册和监督管理。

生物制品（biological product）：是《中国药典》中对生物大类药物的总称，指以微生物、细胞、动物或人源组织和体液等为起始原材料，用生物学技术制成，用于预防、治疗和诊断人类疾病的制剂，如疫苗、血液制品、生物技术药物、微生态制剂、免疫调节药、诊断制品等。一般分为预防用、治疗用和诊断用等三大类。

生物药物（biological drug）：是指运用微生物学、生物学、生物化学等的研究成果，从生物体、生物组织、细胞、器官、体液等，综合利用微生物学、化学、生物化学、生物技术、药学等科学的原理和方法制造的一类用于预防、治疗和诊断的制品，是包括传统生化药物在内的范围更大、内容更广的一大类生物药物。

生物技术药物（biotechnological drug）：是一类非常重要的生物制品，指采用重组 DNA 技术和其他创新生物技术生产的用于预防、治疗和诊断疾病的大分子药物，如治疗性重组酶、细胞因子、多肽、激素、单克隆抗体、疫苗、细胞治疗药物、反义核酸和干扰小 RNA 等。

生物类似药（biosimilar）：是指在质量、安全性和有效性方面与已获准上市的原研生物技术药物（参照药）相似且没有临床意义上差异的生物技术药物，是类似又有别于化学药物的仿制药品。

生物技术药物学（biotechnological pharmacy）：是现代药物学的一个重要分支，是研究蛋白质药物、核酸药物和细胞治疗等新型生物技术药物的一门综合性新兴学科，内容包括各类生物技术药物的发现、结构性质、生产特点、质量控制、药效学、药动学、临床应用和药学服务等系统知识。

### 二、生物技术药物的发展简史

生物药物的发展历史十分悠久。《春秋左传·宣公十二年》中记载："（申）叔展曰：'有麦麴乎?' 曰：'无'。" 此处"麴"即为植物淀粉酶制剂。到了公元 4 世纪，葛洪著《肘后备急方》中记载用海藻酒治疗瘿病（地方性甲状腺肿）；孙思邈首先用羊肝治疗"雀目"；神农则广开利用生物材料作为药物治疗疾病的先河。18世纪晚期，Edward Jenner首次提出了疫苗接种的概念，进而相继出现了将活病毒直接经物理、化学方式灭活或减毒而制成的疫苗，标志着疫苗类生物药物的出现。1921年，加拿大科学家Banting FC和Best C最初发现并纯化了胰岛素并成功应用于临床。随后相继出现了甲状腺素、肾上腺皮质激素、氨基酸等一大批生物药物应用于临床。

20世纪70年代，随着人们对基因复制和蛋白质合成机制的阐明以及对限制性内切酶和DNA聚合酶的成功分离，重组DNA技术得到了快速的发展。1979年，Goeddel等发表文章分别描述了将人的胰岛素基因和生长激素基因导入大肠埃希菌中，然后表达相应的蛋白质，并且用于临床试验；1982年，全球第一个生物技术药物——重组人胰岛素在美国被批准上市；1985年，重组人生长激素获批上市；1986年，世界上首个重组基因工程乙型肝炎疫苗问世；1989年用于治疗肾性贫血的重组促红细胞生成素（rhEPO）上市。这些重组蛋白质类药物都是以大肠杆菌、酵母和哺乳动物细胞作为宿主细胞生产的蛋白质替代药物，是生物技术药物的第一大类上市药物。

与此同时，科学家在1975年掌握了单克隆抗体技术，使大规模纯化具有单一结合位点的抗体成为可能，该技术于1985年获得诺贝尔奖。1986年，一个主要用于抑制器官移植时的排斥反应的免疫抑制剂orthoclone OKT3，成为第一个上市的单克隆抗体药物，用于防止肾移植后的宿主排斥。9年以后，第二个单克隆抗体药物，用于抑制血栓形成的ReoPro® Abciximab在美国上市。但由于鼠源性抗体免疫原较强，引起机体超强的免疫反应，市场日益萎缩，生产商于2010年对orthoclone OKT3进行退市处理。伴随现代科技的发展，治疗性抗体经历了鼠源性单克隆抗体、人鼠嵌合性单克隆抗体、人源化单克隆抗体和全人源单克隆抗体等四个阶段。2002年全球第一个全人源单克隆抗体阿达木单抗获美国FDA批准上市，开创了抗体药物蓬勃发展的新局面，2012年成为全球处方药物销售额冠军，连续10年稳居榜首。后继更多的抗体如多塔利单抗和帕博丽珠单抗相继上市，目前已经有100余种抗体药物上市，成为新药产业的明星药物家族。

随着现代生物技术的发展，出现了细胞治疗类、基因治疗类等新型生物技术药物。细胞治疗是指将正常或生物工程改造过的人体细胞移植或输入患者体内，使新输入的细胞能够替代原有受损细胞，或者发挥更强的免疫杀伤功能，从而达到治疗患者疾病的目的。细胞治疗与传统的药物不同，它使用的是人体活细胞。临床研究中比较常见的免疫细胞疗法，包括嵌合抗原受体T淋巴细胞（chimeric antigen receptor T cell，CAR-T）疗法、树突状细胞（dendritic cell，DC）疗法等。CAR-T疗法（嵌合抗原受体T细胞免疫疗法）是一种治疗肿瘤的新型精准靶向治疗，通过基因工程技术将T细胞激活，并装上定位导航装置CAR（肿瘤嵌合抗原受体），将T细胞这个普通“战士”改造成“超级战士”，即CAR-T细胞，专门识别体内肿瘤细胞，并高效杀灭肿瘤细胞，从而达到治疗恶性肿瘤的目的，截至2023年已有9款产品上市。基因治疗是指将外源正常基因导入靶细胞，以纠正或补偿因基因缺陷或异常引起的疾病，也就是将外源的正常基因通过基因转移技术嵌入患者适当的受体细胞中，从而取代病变基因治疗疾病。基因治疗的靶细胞主要分为两大类：体细胞和生殖细胞，如今开展的基因治疗只限于体细胞。

## 第二节　生物技术药物学主要内容

### 一、生物技术药物的特征

与传统化学药相比，生物技术药物最显著的特征是分子量较大。传统化学药大多是小分子，通常分子量小于1000Da，如经典小分子药物阿司匹林的分子量为180Da。生物技术药物大多为蛋白质，分子量巨大，通常超过5000Da，单克隆抗体药物的分子量常超过10 000Da。生物技术药物不仅分子量大，结构也更复杂，因此其研发和生产难度均高于传统化学药物。此外，不同于传统化学药，生物技术药物的仿制难度也很大，特别是对单克隆抗体药物来说，仿制过程几乎相当于一次重新研发。生物技术药物，尤其是单克隆抗体药物，相比传统化学药物最突出的优点是靶向高、选择性好，因此疗效确切，副作用少。生物技术药物相对于传统化学药物也有一些缺点，如膜透过性差、部分具有免疫原性等。

### （一）相对分子质量大且结构复杂

生物技术药物的分子一般为多肽、蛋白质、核酸及其衍生物，不仅分子量大，且具有复杂的空间结构，通常以多聚物的形式存在。

### （二）稳定性差

生物技术药物易受温度、pH、化学试剂、光照等因素的影响而变性失活，也容易受到微生物污染或被酶解失活。

### （三）作用针对性强、选择性好、疗效确切和副作用少

生物技术药物可参与特定的生理生化过程，有特定的作用靶点，因此药物的选择性强、疗效确切和副作用少。

### （四）体内半衰期短

生物技术药物在体内会被酶降解，一些药物还可以被免疫系统清除，因此生物技术药物一般在体内半衰期短。例如多肽药物胰岛素，一旦到达血液，其半衰期只有4～6min。

### （五）免疫原性

一些生物技术药物，如蛋白质类药物，会产生较强的免疫原性，因而限制了其疗效。部分单克隆抗体药物中含有少量的鼠源成分，反复使用也会产生针对药物的人抗鼠抗体，影响药物的疗效。

## 二、生物技术药物与化学药物的区别

传统的化学药，也称小分子药物，分子量一般在1000Da以下，药物的化学结构明确，基本上是通过化学工艺合成的，如阿司匹林。它们与生物技术药物在制备和质量控制上的主要区别见表5-1。

**表5-1 化学药物与生物技术药物的主要区别**

| 区别 | 生物技术药物 | 化学小分子药物 |
| --- | --- | --- |
| 分子量 | 通常大于5000Da | 通常小于1000Da |
| 有效成分 | 通常为具备生物活性的蛋白质、DNA、病毒或细胞组织等 | 通常为没有生物活性的小分子化合物等 |
| 剂型/给药方式 | 因分子量大难以被细胞直接吸收，且易分解，所以很难通过呼吸道或消化道给药，一般需要通过注射方式 | 片剂、胶囊剂、汀剂等多种剂型，口服、注射、吸入等多种给药手段 |
| 制备过程 | 在生物组织/细胞中直接培养，通常不能精确复制 | 组织培养或者化学合成，通常可以精确复制 |
| 销售渠道 | 通常处方药渠道销售 | 销售渠道灵活多样 |
| 贮藏条件 | 低温、冷藏 | 常温 |

## 三、生物技术药物的主要制备技术

### （一）基因工程技术

早期的基因工程（genetic engineering）药物以重组蛋白质类药物为主，是采用基因工程技术制

备的。基因工程技术又称为重组 DNA 技术。重组 DNA 技术是将野生型或者改造后的带有基因信息的 DNA 分子经过重组，导入宿主细胞，构成基因工程菌，使目的基因在工程菌中稳定复制和表达。基因工程则是指重组 DNA 技术的产业化设计与应用，包括上游技术和下游技术两大组成部分。上游技术指的是基因重组、克隆和表达的设计与构建（即重组 DNA 技术）；而下游技术则涉及基因工程菌或细胞或基因工程生物体的大规模培养以及基因产物的分离纯化过程。利用基因工程技术制备生物药物的一般流程见图 5-1。重组 DNA 技术是基因结构和功能研究的技术基础，也是生物技术药物研究与开发的有力手段。例如，当发现某一个疾病的发生是由于患者缺乏某种蛋白质时，可以将该蛋白质的编码基因 DNA 片段通过质粒转移到某一些微生物细胞内，并在该细胞内大量表达。这些大量表达的蛋白质经过提取处理后，再注入患者体内，可达到治疗疾病的目的。

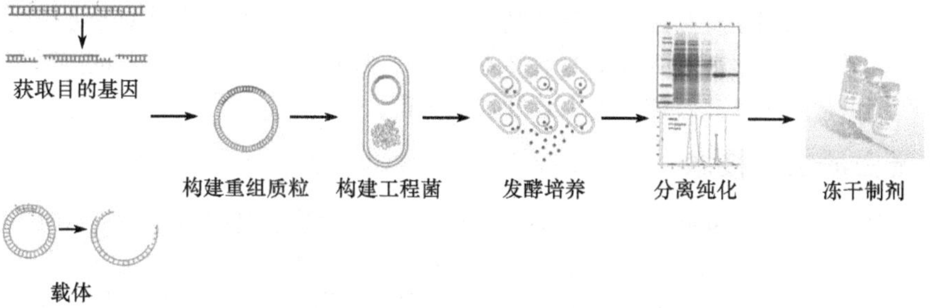


图 5-1　基因工程制药流程图

## （二）酶工程技术

酶是由活细胞产生的、对其底物具有高度特异性和高度催化效能的蛋白质或 RNA，是生物体内物质代谢过程中参与生化反应必不可少的生物催化剂。酶工程（enzyme engineering）制药是指利用酶的催化性质、动力学性质、可固定化性质生产一种药物或药物中间体。利用酶催化来生产药物的组分已成为当今生物技术研究的热点。由于生物酶常比化学催化剂具有更高的效能，因此在药物化学合成领域，酶的应用已经获得重要进展，尤其是在合成反应的立体选择性方面，例如醇醛缩合反应。与此同时，如何在工业级别利用酶来获取产物成为酶工程着重要解决的问题。为此，研究人员先后经历了 3 个技术环节，分别是保持活性的酶纯化、酶的固定化或酶反应器制备、酶的修饰及改造。酶的纯化，尤其工业级别的纯化是酶工程的第一步。纯化的酶，具有更高的活性，具有更加单一的功能。固定化技术是重复利用酶制剂的有效手段。酶反应器的制备是提高酶反应效率的方法。酶的修饰和结构改造则主要是利用现代生物技术进一步提高酶的活力或者改善酶其他方面的参数，如有机溶剂耐受性、热耐受性等。酶工程制药在市场上已获得成果，例如，固定化青霉素酰化酶生产 6-氨基青霉烷酸（6-APA）就比原化学法具有设备简单、操作方便、产品收率高、成本低、无“三废”污染等优点。

## （三）发酵工程技术

发酵工程（fermentation engineering）又称微生物工程，是利用微生物来完成有机物质转化，制造工业原料与工业产品的过程。尽管人类利用发酵工程制造所需产物已有几千年历史，但直到以青霉素工业生产为标志深层通气培养法的建立才实现了发酵工程的一次新飞跃：深层培养、生产大规模化；多种抗生素、氨基酸、核酸发酵成功；甾体的微生物转化等都是发酵工程技术的标志性成果。此后，基因工程又为发酵工程带来了新的活力，利用基因工程手段，可对传统发酵工业进行改造，提高发酵单位，建立新的发酵体系。当前，代谢调控技术、连续发酵技术、发酵与分离偶联技术、在线检测技术使发酵工程达到了一个新的高度。连续化、数字化、智能化极大地提高了发酵设备的效率和质量，为发酵工程拓展了新空间。

### （四）细胞工程技术

动物细胞工程（animal cell engineering）是指按照人们的设计和需要，对动物细胞加以有目的改造和利用的技术体系。利用哺乳动物细胞表达系统进行药用蛋白质的生产是当今生物制药工业的主要发展方向。相比于原核表达系统，动物细胞表达系统可以对表达的蛋白质进行正确的折叠以及翻译后糖基化修饰，重组蛋白的活性更加接近于天然蛋白质。动物细胞工程包含很多研究内容，例如细胞培养、细胞融合、细胞核移植、染色体工程、胚胎工程、干细胞与组织工程、转基因生物与生物反应器研究等，其工作分为几个部分：先是重组具有药物作用活性的目的蛋白质的基因与表达载体，然后将重组质粒转入合适的动物细胞，筛选高效表达目的蛋白质的工程细胞，最后是大规模培养和目标蛋白质的分离纯化。事实上，很多细胞工程的实施，离不开基因工程的技术基础。例如转基因生物技术就是基因工程与细胞工程共同研究的内容。二者相比，基因工程更侧重于遗传信息的利用与改变，而细胞工程则更侧重于细胞整体层面的利用与改造。例如，在抗体生产过程中，稳定高产的生产用工程细胞株是抗体生产工艺开发的关键。

### （五）蛋白质工程技术

蛋白质工程（protein engineering）是通过物理、化学、生物和基因重组等技术改造蛋白质或设计合成具有特定功能的新蛋白质。该项生物技术是在 DNA 重组技术、生物化学、分子生物学、分子遗传学等学科的基础上，融合了蛋白质晶体学、蛋白质动力学、蛋白质化学和计算机辅助设计等多学科而发展起来的新兴研究领域。蛋白质工程也被称为第二代基因工程技术，其研究内容包括两个方面：一是根据需要合成具有特定氨基酸序列和空间结构的蛋白质；二是确定蛋白质化学组成、空间结构与生物功能，从头设计合成具有特定功能的全新的蛋白质。蛋白质工程的核心内容之一就是收集大量的蛋白质分子结构信息，以便建立结构与功能之间关系的数据库，为蛋白质结构与功能之间关系的理论研究奠定基础。蛋白质工程在生物药物的研发中具有很大的优势，如定点突变、体外定向等，甚至可以利用基因突变实现某分子中氨基酸的改造，得到具有新药理作用的蛋白质。此外，随着治疗性重组蛋白质类药物的不断发展，出现了通过对蛋白质表面糖链进行改造从而改良蛋白质性质的糖基化工程技术。蛋白质糖基化修饰是蛋白质翻译的同时或翻译后的一系列糖修饰过程的总称。糖基化修饰是绝大多数药用蛋白维持一定理化性质及发挥相应生物学作用的基础。利用糖基化工程定点突变策略可改造重组蛋白与糖基化相关的氨基酸序列，改变蛋白质糖基化位点的数量和序列特征，从而改变蛋白质表面糖链的数量或种类，最终达到改造蛋白质结构、性质、功能和靶向性特点。

### （六）抗体工程技术

抗体工程（antibody engineering）是指利用 DNA 重组技术和蛋白质工程技术，对抗体基因进行加工改造和重新装配，经转染适当的受体细胞后，表达抗体分子或用细胞融合、化学修饰等方法改造抗体分子的工程。自 1986 年全球第一个单克隆——用于抑制器官移植时排斥反应的免疫抑制药 orthoclone OKT3 获得美国 FDA 批准上市，抗体药物目前已经成为全球生物药物增长最快的领域。抗体药物的制备技术包括靶点的发现、靶点抗原的选择、抗体药物的筛选、抗体功能鉴定、细胞株构建、临床前动物实验、生产制备工艺开发与放大、质控体系的建立、产品稳定性研究等。抗体工程技术的出现解决了抗体药物在药效学、药动学、毒理学等方面面临的问题。例如，通过基因工程方法对鼠源单克隆抗体进行人源化改造，降低了抗体分子中鼠源性氨基酸成分，提高了人源化氨基酸比例，这样就减少或避免了患者因反复使用鼠单克隆抗体而出现的 HAMA 反应。

### （七）分离纯化技术

**1. 重组蛋白的主要分离技术** 重组工程菌发酵到达终点结束发酵，发酵液进行预处理，通过离心进行细胞与培养液的固液分离。如果重组蛋白未分泌表达，目标产物在培养液中，因体积大需要先浓缩。如果是细胞内表达，目标蛋白质在细胞内，则需要经过细胞破碎使目标蛋白质从细胞中释放出来，通过离心、沉淀、膜分离等技术手段获得粗的重组蛋白产品。常见的分离方法有离心、沉淀和膜分离等。

**2. 重组蛋白的主要纯化技术** 经过初步分离获得粗蛋白质产品后，还需要进一步纯化获得纯度符合要求的产品，基因重组蛋白的纯化主要采用层析法，常用的层析法有以下几种：离子交换层析、亲和层析、凝胶过滤层析和疏水层析等。

### （八）制剂技术

生物技术药物大多为蛋白质、多肽、核酸类，具有分子质量大、稳定性差、口服易被胃肠道中的蛋白水解酶降解、生物半衰期短、生物膜渗透性差、生物利用度不高、不易通过生物屏障等特性。因此，生物技术药物制剂技术以解决药物的稳定性和安全性为前提，根据临床用药和药物的理化特性以及生产、运输、贮藏、携带、使用等方面的要求，将药物制成适宜的制剂形式，满足临床需求。

目前临床上使用生物技术药物的主要剂型为溶液型注射剂和冻干粉针剂，以后者冻干注射剂为主。

## 四、生物技术药物的质量控制与安全评价

生物技术药物包括蛋白质类、核酸类物质，结构比较复杂，在生产过程中容易受到各种理化条件的影响，质量控制使用的生物活性测定方法与物理化学方法测定相比差异性较大，加之方法学和检测灵敏度的限制，某些杂质在成品检定时可能检查不出来。因此，不仅需要在生产过程中进行严格质量管理，对于最终目标产品的质量控制研究也非常必要。以重组 DNA 制品即重组蛋白/多肽类药物为例介绍生物技术药物的终产品质量控制。

### （一）生物活性的测定

生物活性测定是分析生物活性物质效价的过程，可以在体内或体外进行，最好能反映临床潜在应用相关的信息，不同的活性测定方法与临床适应证相关。生物活性测定必须采用国际上通用的方法，用国际或国内标准对测定结果进行校正，以国际单位或指定单位表示。根据产品的性质、药效学特点，生物活性测定方法可分为体外测定法（细胞与器官模型）、体内测定法（动物模型）、酶促反应法和免疫学方法。在生产实际工作中，还应采用一些实用的替代方法，如用简单的方法替代复杂的方法；用体外的方法替代体内方法；用理化方法替代细胞培养方法。这些替代方法要经过方法学验证，须采用平行研究的方法明确两种方法之间的定量关系。当然，生物技术药物在临床的疗效和安全性最终要通过直接的临床试验来确定。

### （二）产品结构理化性质分析

理化性质的鉴定分析主要有蛋白质或者核酸相关的物理化学性质等内容，包括特异性鉴别试验、分子量测定、等电点测定、肽图分析、吸收光谱、氨基酸组成分析、N 端氨基酸测序、蛋白质二硫键分析等。目前的检测方法一般都采用 2020 年版《中国药典》的相关附录方法。

### （三）蛋白质含量和纯度的测定

重组蛋白质类药物检测的两个重要指标是蛋白质纯度检查和蛋白质含量的测定。蛋白质纯度检查必须用两种或两种以上不同原理的方法测定，一般标准规定必须用非还原 SDS-PAGE 和高效液相色谱（HPLC）两种方法测定蛋白质纯度，纯度要达到 95%以上。某些重组蛋白质类药物的纯度要求达到 99%以上，纯度的检查通常在原液中进行，而剂量较大的抗体类产品则需要对成品和原液都进行检测。蛋白质含量测定主要用于原液比活性计算和成品规格控制，准确测定蛋白质含量对于产品分装、比活性计算和残留杂质的控制等都有重要的意义。根据蛋白质理化性质的不同，测定

方法主要有劳里法（Lowry 法）、染色法（Bradford 法）、双缩脲法、紫外吸收法、HPLC 法、荧光法和凯氏定氮法等，其中 Lowry 法和 Bradford 法是质量检定中的常用方法。

### （四）残余杂质分析

残余杂质可能影响生物技术药物的生物活性而导致疗效下降，也可能由于毒性而引起安全问题，因此必须对残余杂质进行检查。残余杂质可分为与产品相关的杂质和外来污染物两大类。与产品相关的杂质包括异构体、二聚体或多聚体、错误裂解物等，它们可能被误认为是活性物质，但也应监测，并规定允许的限度；更常见的杂质来源于外来污染物，包括热源、微生物污染、培养基成分、细胞成分等。WHO 颁布的有关规定和 2020 年版《中国药典》规定，在生物技术药物的原液和成品检定中应该至少列入外源 DNA、外源残留菌体蛋白等检测项目，并且建议对内毒素等进行检测。

### （五）安全性及其他检测项目

**1. 无菌试验** 按照 2020 年版《中国药典》的方法进行。注射用制品无菌试验有平皿法和滤膜法。口服和外用制剂检查项目还包括需氧菌、厌氧菌、霉菌和支原体的检测。

**2. 热原试验** 热原试验一般采用家兔法。每只家兔耳缘静脉注射人用最大量的 3 倍量药物，判断标准为每只家兔体温升高不得超过 0.6℃，3 只总和不超过 1.6℃。对生物活性比较高的细胞因子产品可以考虑用内毒素检测替代家兔热原试验。

**3. 异常毒性试验** 主要检查生产工艺中是否含有目标产品以外的有毒物质。具体方法参考 2020 年版《中国药典》。常用动物为小鼠和豚鼠，注射剂量分别是小鼠 1ml 和豚鼠 5ml。由于大多数重组产品本身有很强的生物活性，因此注射量过大会导致药物本身的生物活性而引起毒性反应。因此，不同重组产品，剂量选择和注射途径要根据各自的生物活性来确定。

**4. 水分、装量、pH 和外观检测** 目前用卡尔·费歇尔滴定法（Fisher 法）进行冻干粉针的水分检测，要求水分含量不得超过 3%，液体针剂的生物技术药物应设置装量实验。具有特殊外观的生物技术药物，如抗体或病毒载体等基因治疗的载体，需根据产品特性来设置判断标准。

## 五、生物技术药物的主要类型与特点

### （一）重组蛋白质类药物

重组蛋白质类药物是指利用重组 DNA 技术制备的蛋白质药物，不包括重组疫苗和抗体。自 1982 年，世界上第一个重组蛋白质类药物——重组人胰岛素上市以来，重组蛋白质类药物已发展成为当今生物药物领域的重点产品。重组蛋白质类药物研发，要依靠已知疾病的发生机制，找出疾病相关生物通路上的关键蛋白质。将所筛选出蛋白质的编码基因 DNA 序列，通过质粒转染到宿主细胞表达重组蛋白。这类药物制备的过程包括目的基因的制备、重组质粒的构建、重组质粒转入宿主细胞、转化菌的筛选和鉴定、外源基因的诱导表达、表达产物分离与纯化、蛋白质鉴定、制剂研究和质量控制。

### （二）抗体类药物

单克隆抗体药物与重组蛋白质类药物、疫苗类药物一起构成了目前生物技术药物的主体，这类药物目前已经成功应用于肿瘤、自身免疫病、感染性疾病和移植排斥反应等的治疗。这些疾病的共同特点是与免疫系统的免疫反应有非常密切的相关性。免疫系统是人体维持机体内环境稳定、抵御外界侵袭以及清除内在病变的重要机制。包括病毒、细菌、真菌等各种微生物的入侵，以及异源性材料的植入、内源性细胞的病变，都会引起免疫系统的反应而对其加以清除。抗体是免疫系统作出反应的重要方式。免疫系统会根据入侵物或者病变物（免疫学上称之为抗原）的化学特性，产生特异性的抗体。这种特异性抗体会和抗原进行特异性的结合，阻断抗原的生物活性或者将抗原清除出体内，或者将抗原移动到相应的部位进行降解。当发现某一疾病发生时，免疫系统进行免疫应答产生抗体后，就可以设计抗原，在体外通过动物进行异源刺激产生足量的抗体，重新导入体内加强免疫系统功能，从而实现疾病治疗。目前的抗体类药物主要包括鼠源单抗、嵌合抗体、人源化单抗和全人源单抗，以及抗体偶联物（antibody-drug conjugate，ADC）。然而，免疫系统之复杂，远超目前人类对其的了解。单克隆抗体制剂虽然解决了目前的一些临床问题，但是其潜在的安全性隐患也必须得到重视和警惕。例如，针对免疫系统中炎症因子设计抗体，虽然可以达到对某一些炎症疾病的治疗，但是在治疗过程中，由于免疫系统功能受到抑制，有可能诱发其他的感染。同时，由于免疫系统也是人体清除少量癌细胞的重要屏障，对免疫系统的反复抑制可能诱导肿瘤的发生。这些安全性问题也是未来单克隆抗体药物研究中必须解决的重要问题。

### （三）疫苗类药物

疫苗一词是“疫苗之父”路易斯·巴斯德（Louis Pasteur）为纪念先驱者琴纳（Edward Jenner）发明牛痘苗（vaccine）而创造的，指由减毒或灭活微生物制成，能够针对疾病产生免疫力的生物制品。世界卫生组织（WHO）将疫苗定义为“含有免疫原性物质，能够诱导机体产生特异性、主动性和保护性宿主免疫，能够预防感染性疾病的一类异源性药学产品，包括预防和治疗性疫苗”。通过大范围接种疫苗，1979 年 WHO 宣布全球范围内消灭了天花。脊髓灰质炎、鼠疫、麻疹、狂犬病、百日咳、破伤风、乙型病毒性肝炎（乙肝）等发病率也通过接种疫苗大幅降低。疫苗从诞生至今，其技术发展经历了 3 次革命。第一次始于 19 世纪末，巴斯德研制成功鸡霍乱疫苗、羊炭疽疫苗和狂犬疫苗，并利用生物传代和物理化学方法处理病原体，得到减毒和灭活疫苗；第二次发生在 20 世纪 80 年代，其标志是以酵母制造乙肝疫苗，这一阶段，以重组 DNA 技术为代表的分子生物学技术的发展，使疫苗的研究从整体病原体水平进阶到了分子水平；第三次是 20 世纪 90 年代研制成功核酸疫苗。现阶段，按研制技术，疫苗分为传统疫苗（如脊髓灰质炎疫苗，包括减毒活疫苗、灭活疫苗、亚单位疫苗）、基因工程疫苗（如重组乙肝疫苗）、核酸疫苗（如 mRNA 新冠疫苗）；按疫苗性质分为细菌疫苗（如卡介苗）、病毒疫苗（流感疫苗）、类病毒疫苗（如破伤风疫苗）；按国家规划，分为免疫规划疫苗，即一类疫苗（如麻腮风疫苗）和非免疫规划疫苗，即二类疫苗（如 HPV 疫苗）；按用途分为预防性疫苗（如风疹疫苗）和治疗性疫苗（如治疗用合成肽乙肝疫苗等）。

### （四）核酸类药物

核酸类药物指具有特定碱基序列，通过特异性靶向结合 mRNA 调控蛋白质表达的一类寡核苷酸药物。而传统的核苷酸类药物主要是指核苷酸小分子药物，如世界上第一款抗艾滋病药物齐多夫定（zidovudine）、抗 HCV 药物索磷布韦（sofosbuvir）和抗病毒药物瑞德西韦（remdesivir）等。这类药物从结构上归类于小分子核苷酸类药物，目前已归到传统小分子化学药范畴。目前核酸类药物可根据其结构、靶点和作用机制的不同，分为 7 类，包括反义寡核苷酸、干扰小 RNA、微小 RNA、核酸适配体、诱饵核酸、核酶和脱氧核酶、CpG 寡核苷酸等。

自 1998 年 FDA 批准第一个核酸类药物福米韦生上市用于治疗巨细胞病毒性视网膜炎以来，核酸类药物技术不断推陈出新，种类也不断丰富，目前共有 10 个反义寡核苷酸药物、5 个 siRNA 药物和 1 个核酸适配体药物获批上市。其中帕替司兰（patisiran）是 FDA2018 年批准的第一个 RNA 干扰（RNAi）药物，用于治疗由甲状腺素转运蛋白介导的遗传性淀粉样变性引起的多发性神经病，开创了干扰小核糖核酸治疗疾病的新时代。RNAi 疗法药物的上市，极大地加速了核酸制药行业的发展，也是 RNAi 这一诺贝尔奖成果从概念走向实际临床应用的一个光辉里程碑。核酸药物以其疗效显著、开发周期短成为新药研发的热点，核酸的特异性和稳定性以及有效输送性等将成为核酸药物有效评价的主要考虑点。2023 年获诺贝尔生理学或医学奖的 mRNA 疫苗开创了核酸类药物的新时代。

# 第三节　生物技术药物学案例分析

## 一、蛋白质类药物示例——重组人胰岛素

糖尿病是一种慢性疾病，患者胰腺不能分泌足够的胰岛素或者身体不能有效利用产生的胰岛素，均可导致血糖浓度升高。胰岛素是由胰岛 β 细胞分泌的一种肽类激素，由 51 个氨基酸组成，维持体内的血糖平衡。根据其来源不同，胰岛素可分为 3 类：①从猪或者牛胰腺组织中提取的动物来源的胰岛素；②通过重组 DNA 技术制备的重组人胰岛素；③利用重组 DNA 技术，对人胰岛素的氨基酸序列进行改造或修饰，改变其药动学特征的胰岛素类似物。重组人胰岛素是用于治疗糖尿病的一线药物，这类药物通过与胰岛素受体结合，可引起后者构象变化，使其 β 亚基上特定酪氨酸残基自磷酸化，进一步增加其激酶活性，一系列胰岛素受体底物（IRS1～4）蛋白被募集并磷酸化。酪氨酸磷酸化的 IRS 蛋白被募集并结合到含有 SH2 结构域的信号分子上，该分子可激活细胞中的两种信号转导途径：①磷脂酰肌醇-3-激酶（PI3K）-蛋白激酶 B（Akt 或 PKB）途径和②Ras-丝裂原激活蛋白激酶（MAPK）途径。胰岛素通过诱导下游的复杂生物通路，最终控制糖脂代谢的平衡。胰岛素分泌不足，会造成胰岛素受体下游信号无法激活，无法完成糖代谢，从而造成高血糖的症状。由于血液中的糖分最终从尿液排出，因此会在尿中检出葡萄糖，造成我们所熟知的糖尿病。

从化学结构上看，与常规化学药物相比，胰岛素分子量高达 5800Da，属于生物大分子药物。胰岛素通过编码基因，经转录和翻译，形成胰岛素前体。后者通过去除掉信号多肽，裂解为 A，B，C 3 个多肽链，其中 A，B 链被两个二硫键共价连接形成胰岛素主体，C 链则负责将胰岛素与胰岛素受体连接以激活胰岛素受体，启动下游的糖代谢通路。因此，胰岛素的重组技术是基于胰岛素的前体，而非胰岛素的编码区域。首先是通过胰岛素前体的编码基因，设计出相应的引物，使用引物将胰岛素前体的编码基因大量地复制扩增出来并进行纯化。纯化后的编码基因片段用连接酶连接至适合的质粒上。包含胰岛素前体蛋白编码基因信息的重组质粒被转入大肠埃希菌，并在其中稳定表达出胰岛素前体。纯化后，将胰岛素前体裂解为相应的胰岛素多肽链，多肽链进一步整合形成胰岛素。在制剂形式上，目前《中国药典》中收载的重组人胰岛素仍然以注射剂形式。在质量控制上，胰岛素在生物药物中属于分子量较小的，目前的主要质控方法实现了分子筛 HPLC 与反相 HPLC 结合的纯度控制，并且利用反相 HPLC，其含量和有关物质也可以得到控制。1982 年 5 月，美国 FDA 批准上市重组人胰岛素（humulin R），成为第一个基因工程重组蛋白质类药物。截至目前为止，已有数十款胰岛素上市，包括短效、长效等胰岛素及其结构类似物。

**知识链接**　　**重组人胰岛素产品的开发进展**

重组人胰岛素是人类历史上生物技术应用性研究的重要成果之一，也是美国 FDA 批准上市的第一个基因工程药品。临床中使用的胰岛素经历了动物胰岛素、重组人胰岛素和重组人胰岛素类似物 3 个研发阶段。

1921 年，Banting 首先从动物胰腺中提取出了胰岛素。第二年 1 月，Banting 在一位患有糖尿病且生命危重的 14 岁男孩身上实现了人类历史上第一次真正意义上的胰岛素治疗，正式开创了胰岛素治疗糖尿病的时代。由于动物胰岛素存在一定的免疫原性，在人体内可产生抗体，部分患者在注射后出现了皮肤过敏等不良反应，科学家开始致力于研究一种更接近人胰岛素生物活性的胰岛素制剂。20 世纪 80 年代，Genetech 公司利用重组 DNA 技术研发生产了重组人胰岛素，礼来公司开始以 Humulin 优泌林为商品名销售 Genetech 公司的产品。由此高纯度的重组人胰岛素逐渐取代动物胰岛素应用于临床，其降血糖作用明显，免疫性安全，至今依然是

各大权威糖尿病防治指南推荐的核心降血糖药物之一，可以说重组人胰岛素是糖尿病药物治疗领域里程碑般的存在。20世纪90年代，研究者们进一步修饰胰岛素肽链，改变胰岛素的理化和生物学特征，研发出了较重组人胰岛素更适合人体生理状态的胰岛素类似物，一系列可以发挥不同时效的胰岛素类似物相继问世。

重组人胰岛素类似物的结构与人胰岛素类似，但其A链第21位上的氨基酸有改变，B链末端增加了氨基酸；此外，有的类似物B链第10位上的氨基酸也有改变。这类重组人胰岛素类似物可更好地模拟人体生理性的胰岛素分泌曲线，比人胰岛素更符合人体需求。合理应用重组人胰岛素类似物，可更有效地控制血糖（尤其是餐后血糖），低血糖的不良反应发生率较低，从而确保了患者的用药安全性，如速效的赖脯胰岛素和门冬胰岛素，以及长效的甘精胰岛素和地特胰岛素等。速效赖脯胰岛素通过调换胰岛素B链的第28位脯氨酸和第29位赖氨酸，可阻碍分子聚合，从而加速胰岛素吸收，达到了速效的作用；而长效的甘精胰岛素是将人胰岛素的A链第21位上的天冬酰胺（AsnA21）置换为甘氨酸（Gly），且B链末端增加2个精氨酸（ArgB31-ArgB32），这种改变使其结构更稳定，能更好地模拟生理性人胰岛素分泌模式，作用持续时间也更长。

现阶段，在保证其疗效的基础上，胰岛素药物朝着使用方便化的趋势发展，ORAMED公司的口服胰岛素已进入临床Ⅲ期，有望成为第一个被FDA批准上市的口服胰岛素药物。

## 二、单克隆抗体的代表药物——阿达木单抗

2002年，全球第一个商业化全人源单克隆抗体药物阿达木单抗（adalimumab）被美国FDA批准上市。该药物能够结合肿瘤坏死因子-α（TNF-α），是一种TNF抑制性生物药，用于治疗类风湿关节炎、强直性脊柱炎等疾病。自2012年全球销售额超过利妥昔单抗以来，阿达木单抗已连续10年占据全球最畅销药品排行榜首位，在2020年其全球销售额超过200亿美元。类风湿关节炎是一种典型的自身免疫病，其发病机制被认为是内源性的抗原刺激了免疫系统，诱导免疫系统中炎症因子的产生，虽然至今抗原类别仍未清晰，但是肿瘤坏死因子TNF-α的高表达与最终炎症症状表现有着密切关系，因此，针对TNF-α的抗体的研究逐渐成为热点。通过把人TNF-α蛋白导入转基因小鼠，可以诱导出全人源化的TNF-α单克隆抗体。通过前面介绍的流程制备出抗体，最后应用于临床类风湿关节炎的治疗。在强直性脊柱炎的发病机制中，TNF-α的高表达也是造成最终炎症恶化的重要因素。因此，阿达木单抗制剂也被CFDA批准为强直性脊柱炎的治疗药物。

阿达木单抗是第一个利用噬菌体抗体展示技术研发成功的全人源性TNF-α单克隆抗体。阿达木单抗在美国的专利于2016年到期，在欧洲的专利于2018年到期，因其良好的疗效和市场潜力，一批生物仿制药品已经开始研发，并有部分进入后期临床，如生物制药巨头安进公司的生物仿制药品ABP50。与化学药不同，生物药的核心不仅在于最终获得的药品，生物表达体系等制备方法以及制剂在内的技术同样是生物药的核心技术，其直接决定了生物类似药与原研药在药效、安全性、制备效率等方面的异同。

**知识链接**　　**阿达木单抗上市进程与产业现状**

阿达木单抗（adalimumab）是由雅培制药公司开发的第一款被批准用于治疗类风湿关节炎（RA）的全人源性单克隆抗体，同时它也是最新一代的肿瘤坏死因子（TNF）抑制药。RA是一种自身免疫病，而后者又是一类以局部或全身性异常炎症免疫反应为特征的炎症免疫性疾病。自身免疫病的治疗有两个目标：一是症状的缓解和功能维持；二是延缓组织损害进程。

目前，治疗自身免疫病的药物主要分为非甾体抗炎药（NSAID）、甾体抗炎药（SAID）和改善病情抗风湿药（DMARD）三类。近十年来，以细胞因子、受体和信号分子为治疗靶点的靶向生物制剂发展迅猛。用于自身免疫病的分子靶向药物中，以 TNF-α 为靶点的 TNF-α 抑制药应用最广（图 5-2）。

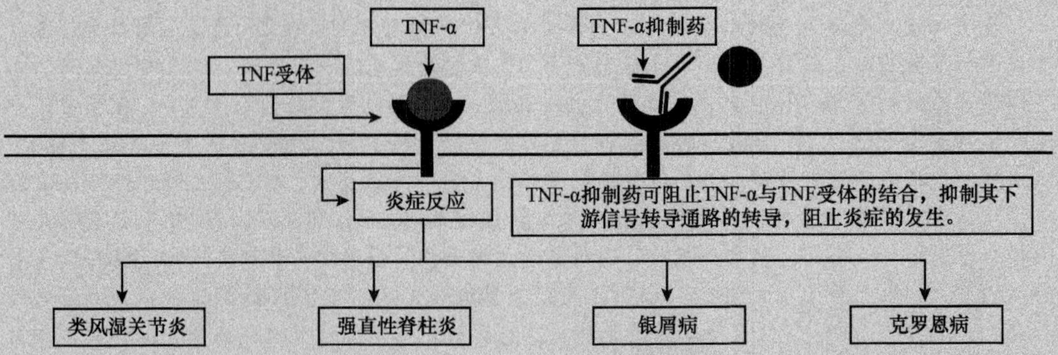


图 5-2　抗 TNF-α 单抗作用机制图

艾伯维生产的阿达木单抗是全球首个获批的全人源 TNF-α 单抗。人源性抗体与鼠源性抗体或嵌合抗体不同，它一般不会诱发患者免疫系统产生太大的免疫应答反应，因而具有较高的安全性和有效性。阿达木单抗最初由英国剑桥抗体技术公司和巴斯夫公司 Knoll 实验室合作开发，后来于 2001 年 3 月被雅培购得。2002 年 12 月 31 日美国 FDA 批准了阿达木单抗。自 2012 年击败辉瑞的阿托伐他汀（立普妥）至 2021 年，阿达木单抗在全球“药王”宝座上蝉联 10 年之久。2021 年，其全年销售额更是突破 200 亿美元，上市以来累计销售额超过 2000 亿美元。

阿达木单抗的专利在美国应于 2016 年到期。为了阻止阿达木单抗生物类似药在美国上市，艾伯维采用谈判、诉讼等多种方式，先后与安进、默沙东、山德士、辉瑞等公司达成和解，将阿达木单抗生物类似药进入美国延期至 2023 年。除了安进，勃林格殷格翰、山德士、欧加隆、辉瑞、迈兰、Coherus、费森尤斯卡比等都推出了阿达木单抗生物类似药，预计到 2023 年中，阿达木单抗在美国的市场或将面临来自 9 款生物类似药的竞争，这将给艾伯维带来巨大的考验。而中国在市场专利到期后，阿达木单抗生物类似药的竞争更趋白热化。随着 2019 年百奥泰研发的国内首个阿达木单抗生物类似药获批后，海正药业、信达生物、复宏汉霖、正大天晴、中国生物制药、神州细胞、君实生物的阿达木单抗生物类似药也相继获批。

## 三、疫苗的代表药物——乙肝疫苗

乙型肝炎是一种世界性流行的传染病，是由于乙型肝炎病毒（HBV）感染而引起的肝炎。全球约 20 亿人感染过 HBV，其中中国有 3.5 亿人为慢性 HBV 感染者。乙肝发展下去，可导致肝硬化、肝癌、肝衰竭等。因此，乙型肝炎的预防和治疗都尤为重要。中国是乙型肝炎病毒携带大国，中国人感染乙型肝炎大部分是从新生儿或者儿童期就开始的，因此，新生儿接种乙肝疫苗非常重要。由于研究历史较长，目前乙肝疫苗已经有预防性疫苗和治疗性疫苗两种。在预防性疫苗中，有血源性乙肝疫苗和基因重组乙肝疫苗两种。血源性乙肝疫苗是从乙型肝炎病毒携带者的血浆中提取出乙型肝炎病毒的表面抗原蛋白，经纯化、灭活而制成。很明显，这类疫苗的应用可能因为灭活不彻底或者供体的其他疾病问题而带来安全性隐患。目前我国投入使用的乙肝疫苗是属于基因重组乙肝疫苗，其制造原理是将乙肝表面抗原蛋白的编码基因通过质粒重组到酵母细胞中，使其在酵母细胞中稳定表达，通过酵母细胞的增殖而获得量产，从酵母细胞中提取、纯化、灭活而制成，由于没有涉及同源生物样品的引入，造成安全性的隐患大大降低。在治疗性乙肝疫苗研究方面，目前主要有蛋白质疫苗、基因疫苗、细胞疫苗3种。乙肝治疗蛋白质疫苗，是通过将乙肝表面抗原蛋白经基因重组等方式获得，并进行修饰提升其刺激免疫应答的能力。基因疫苗是将该表面抗原蛋白的编码基因整合到质粒中，将质粒导入人体，使该抗原蛋白在人体内复制表达，不断刺激机体产生足够的免疫应答。细胞疫苗则是指将HBV表面抗原蛋白荷载到DC细胞（一种免疫细胞）表面，并将这种细胞导入人体，刺激人体产生免疫应答。

《中国药典》中目前收录的乙肝疫苗总共有3种，均为重组人源化疫苗。重组的是乙肝的表面抗原蛋白 HBsAg，异源表达的宿主分别为酿酒酵母、中国仓鼠卵巢细胞、汉逊酵母。这里选用中国仓鼠卵巢细胞（CHO），是因为卵巢细胞本身增殖能力强，同时 CHO 属于成纤维细胞而不是分泌性细胞，其分泌的内源性蛋白较少，后期更易于提取纯化。同时还需要说明的是，虽然同为利用免疫反应进行预防或者治疗，疫苗是提供抗原，而抗体药物是提供抗体，这是最本质的不同。

**知识链接**

**长春长生疫苗事件**

疫苗（vaccine）一词来源于拉丁文中的“vaccinia”，即牛痘的意思。疫苗是将病原微生物（如细菌、立克次氏体、病毒等）及其代谢产物，经过人工减毒、灭活或利用转基因等方法制成的用于预防传染病的自动免疫制剂，疫苗保留了病原体刺激动物体免疫系统的特性，当机体接触到这种不具伤害力的病原体后，免疫系统便会产生一定的保护物质，如免疫激素、活性生理物质、特殊抗体等；当机体再次接触到这种病原体时，动物体的免疫系统便会依循其原有的记忆，制造更多的保护物质来阻止病原体的伤害。在《中华人民共和国疫苗管理法》中这样描述疫苗：为预防、控制疾病的发生、流行，用于人体免疫接种的预防性生物制品，包括免疫规划疫苗和非免疫规划疫苗。疫苗会刺激人体免疫系统产生。疫苗质量安全事关人民群众尤其是少年儿童的生命健康，是不可触碰的“红线”。

2018年7月15日，国家药品监督管理局发布通告指出，长春长生生物科技有限公司冻干人用狂犬病疫苗生产存在记录造假等行为。这是长生生物自2017年11月份被发现百白破疫苗效价指标不符合规定后不到一年，再曝疫苗质量问题。2018年7月20日，中央第十一巡视组向市场监督管理总局党组反馈了巡视意见，国家市场监督管理总局在整改意见中提到，相关疫苗问题处罚偏轻，失察失责。8月7日，国家卫生健康委员会、国家药品监督管理局联合印发《接种长春长生公司狂犬病疫苗续种补种方案》。2019年2月，吉林长春长生公司问题疫苗案件相关责任人被严肃处理。3月5日，在发布的2019年国务院政府工作报告中提出，加强食品药品安全监管，严厉查处长春长生公司等问题疫苗案件。2019年5月，长生生物公司被立案调查。11月7日，依照《中华人民共和国企业破产法》第二条第一款、第一百零七条之规定，裁定宣告长春长生生物科技有限责任公司破产。11月27日，长生生物公司股票已被深圳证券交易所予以摘牌。

**知识链接**

**mRNA 疫苗**

以 mRNA 疫苗为例。随着生物技术的发展，疫苗的研发策略不再仅限于传统的疫苗，曾经被认为有较多局限性的 mRNA 疫苗在通过一系列研究和改进后，表现出其优越性的一面，已经在肿瘤、感染性疾病及自身免疫病的防控和治疗等方面展示出了良好的应用前景。信使核糖核酸（messenger ribonucleic acid，mRNA）疫苗是第三代疫苗技术，具备亚单位疫苗和减毒活载体的特点，可以同时诱导体液及细胞免疫且易于规模化生产，因此在传染病领域和重大疾病治疗领域都极具应用前景。目前作为疫苗主要研究的有两种类型的 RNA：非复制型 mRNA 和病毒衍生的自扩增 mRNA。非复制型 mRNA 是指已经在体外合成的一段完整的基因序列，其通过载体递送进体内后能够诱导一定的免疫反应。病毒衍生的自扩增 mRNA 通常选用甲病毒属的基因组，保留其复制机制所需的基因结构而将其原本的结构蛋白区替换为目的基因序列，这类 mRNA 疫苗在体内能自主复制，仅需极少量便能诱导较强的免疫反应。mRNA 疫苗表现出的优于亚单位和减毒活载体疫苗的特点，即可较好地诱导体液和细胞免疫应答，并且，mRNA 存在于细胞质中，不会发生随机整合至基因组的风险，从疫苗应用的角度来看具有较高的安全性，因此，mRNA 受到许多疫苗研究者的关注。然而，从 1961 年 mRNA 分子被发现一直到 2020 年首款 mRNA 疫苗的上市，中间经过了 60 年，克服了 mRNA 分子自身的稳定性等几大技术壁垒。Moderna 公司针对 SARS-CoV-2 的 mRNA1273 疫苗利用 SARS-CoV-2 的 S 蛋白诱导产生中和抗体。辉瑞研发的 BNT162b2 也是一种针对 SARS-CoV-2 的 mRNA 疫苗，临床试验结果显示其能引起强烈的免疫反应且显著促进血清中中和抗体的产生。mRNA 新冠疫苗取得历史性的突破后，mRNA 生物技术公司正在转战肿瘤领域。mRNA 疫苗技术获得 2023 年诺贝尔生理学或医学奖。

# 第四节　生物技术药物学研究进展

## 一、抗体药物成为生物技术药物学发展最快的代表药物

抗体药物早期是鼠源单抗，其在人体中具有免疫原性，易引发人体的抗鼠单抗免疫反应，且副作用大、半衰期短、药效较差。此后，研究人员逐步用人抗体的区域替代小鼠的部分，得到了嵌合抗体、人源化抗体，使得抗体的免疫原性大幅下降，副作用降低，半衰期加长。在此基础上，研究人员通过噬菌体展示技术和转基因小鼠技术制备出了全人源化单抗。随着技术的不断进步，全人源化成为抗体药物的主要发展趋势。产品发展也趋向多样化，纳米抗体、抗体偶联药物、双特异性抗体相继出现。目前 2022 年全球抗体药物的销售额超过了 1700 亿美元，在生物技术药中的比例上升至 50%左右，是现代生物制药行业中占比最大、增长最快的子行业。

抗体偶联药物（antibody-drug conjugate，ADC）是由靶向特异性抗原的单克隆抗体与小分子细胞毒性药物通过连接子连接而成的，兼具传统小分子化疗的强大杀伤效应及抗体药物的肿瘤靶向性。ADC 由 3 个主要部分组成，负责选择性识别癌细胞表面抗原的抗体、负责杀死癌细胞的药物有效载荷，以及连接抗体和有效载荷的连接子。目前已批准上市的 ADC 药物主要用于治疗血液恶性肿瘤和实体肿瘤。随着 Brentuximab vedotin、Trastuzumab emtansine 等新型 ADC 被 FDA 批准用于治疗霍奇金淋巴瘤和 HER2 阳性乳腺癌，ADC 药物再次广泛进入了人们的研究视野。定向偶联、多价偶联、重组抗体和小分子药物等技术发展将 ADC 药物的研究进一步推向高潮。

## 二、细胞和免疫治疗药物不断突破

细胞治疗（cell therapy）是指一类将活细胞移植入患者体内以实现治疗效果的疗法。细胞治疗可以根据所使用的治疗用细胞的类型进一步细分，如基于免疫细胞的细胞免疫疗法、基于干细胞的干细胞疗法等。细胞免疫疗法通过向机体移植工程化的免疫细胞以达到治疗效应。在细胞免疫疗法方面，嵌合抗原受体 T 细胞（chimeric antigen receptor T cell，CAR-T）疗法近年来突破迅速，其主要原理是通过将工程化的 CAR（一种合成跨膜受体）基因引入 T 细胞，进而使 T 细胞对表达有特定肿瘤特异性抗原的肿瘤细胞进行特异性杀伤。2017 年，首个 CAR-T 疗法（由 Kymriah 公司开发）被 FDA 批准用于治疗急性淋巴细胞白血病。截至 2023 年，其他 8 种 CAR-T 疗法又陆续获得了 FDA 和国家药品监督管理局批准。然而，目前 CAR-T 疗法仅在血液瘤上取得了较好的临床疗效，其面临的主要挑战是如何使工程免疫细胞应用于更广泛癌症类型（特别是实体瘤）的治疗。因此，

人们也在持续开发许多新型细胞免疫疗法，如基于非 T 细胞的 CAR 疗法（如基于 NK 免疫细胞的 CAR-NK 疗法等）、基于非 CAR 合成跨膜受体（如合成 Notch 受体等）的细胞免疫疗法等。

干细胞疗法则是通过利用天然或诱导干细胞的自我更新能力、多分化潜能等特性，对病变/衰老的细胞/组织进行修复或功能重建，进而达到治疗效应。在临床上，除了可以将天然干细胞（如脐带血干细胞、间充质干细胞等）直接用于干细胞治疗外，诱导性多能干细胞、细胞重编程等技术也值得关注。通过这些技术，人们能够将已分化的细胞在特定条件下逆转恢复到类干细胞状态（或直接转分化为目标细胞类型）以用于治疗。这类技术由于具有逆转细胞命运的潜能，因而也可能为目前市场前景巨大但尚无显著突破的抗衰老领域带来希望。未来，更多类型的细胞将被开发用于细胞治疗。从患者出发的个性化、定制化细胞治疗有望为更多的不治之症提供新的治疗方案。

## 三、治疗性基因编辑技术——一种新的生物技术治疗方式

治疗性基因编辑（therapeutic gene editing）是指一类通过对基因进行靶向编辑（敲除、插入、替换、修饰等）进而获得治疗效果的疗法。治疗性基因编辑技术的核心之一在于开发能够对基因进行高效编辑的分子工具。基因编辑工具的相关研究已经有数十年历史。2020 年，诺贝尔化学奖授予法国科学家埃玛纽埃尔·沙尔庞捷（Emmanuelle Charpentier）和美国科学家珍妮弗·道德纳（Jennifer Doudna），以表彰她们“研发了一种基因编辑方法”，即基于 CRISPR-Cas 的基因编辑。CRISPR-Cas 基因编辑技术具有可编辑范围广、易用、高效、廉价等特点，被广泛应用于生命科学、药物研发等方面的研究。近年来，由于该技术的日益成熟，其在治疗性基因编辑方面的直接性临床研究也日益增加。2020 年 3 月，基于 CRISPR-Cas 基因编辑技术的基因疗法首次被直接用于人体，以治疗一名患有莱伯氏先天性黑矇症的遗传性失明患者。2022 年，Vertex Pharmaceuticals 和 CRISPR Therapeutics 公司开发的名为 exa-cel 的用于治疗 β 地中海贫血和镰状细胞贫血这两种遗传性血液病的 CRISPR-Cas 基因编辑疗法获得了 FDA 审批快速通道认定，该疗法有望成为首个被批准的 CRISPR-Cas 基因编辑疗法。另外，许多新型 CRISPR-Cas 系统也被开发，并应用于基因编辑相关的新兴领域，如 RNA 编辑、单碱基编辑、先导编辑、CRISPR 干扰（CRISPRi）等。目前大部分研究尚处于临床前的实验室研究阶段，如何进一步优化基因编辑的效率、准确性、可编辑基因序列范围，并降低基因编辑脱靶效应所带来的安全风险或是促进其被广泛应用于治疗领域并实现产业化的关键。

## 四、生物类似药开发蓬勃发展

近年来，随着全球销售额超过 10 亿美元的多个“重磅炸弹”级原研（参照）生物药专利保护到期，生物类似药的研发呈现井喷的态势。新药研发领域一直是一个专利保护特别严格的领域，制药企业的高额研发投入必须通过严格的专利保护得到回报。但是，药物本身又是一种社会公益性很强的产品。因此，用法律规范仿制药品的研发一直是一种平衡资本利益与社会效益的主要策略。无论在化学药物领域还是在生物药物领域，欧、美、日等国家都处于领先地位。目前处于高额价格的原研药物除了制造成本较高外，通过专利保护获取巨额利润是其关键。专利到期以后，大量的仿制产品出现并且可以合法地在市场上销售，可以有效地降低药品价格，造福更多的患者。在化学制药领域，这一策略已经实施多年，对化学药品的仿制一般就称之为仿制药品。而在生物药物领域，由于生物药固有的微观不均一性，开发与参照药在药学水平高度相似的生物类似药产品的难度不亚于新药研发。生物药经由生物体、组织、细胞、体液等生产或制备，具有分子量大、结构复杂和存在多种翻译后修饰形式的特点。以单克隆抗体为例，潜在的修饰位点（糖基化、赖氨酸剪切、焦谷氨酸环化、天冬酰胺脱氨基及蛋氨酸氧化等）可能形成的变异体有 $1\times10^8$ 之多，这些变异体的组合在宏观上又表现为分子大小、电荷、糖谱等多种形式的变异体和纯度差异。这些变异体既有可能在

细胞培养过程中由细胞活动产生，也可能是工艺操作的结果。总之，由于生物药物本身的复杂性，除了控制主要成分的纯度和临床效用、安全性等，诸如基质、杂质控制不可能做到与原研生物药物完全一致外，但是仍然可以在原研药物专利到期后经过审批合法销售。这种对生物药物仿制的产品称为生物类似药。目前我国的生物药物研究还处于初级阶段，研发生物类似药的难度相对新药较低，由仿制药品过渡到创新药会更好地促进我国生物医药的发展。国家药品监督管理局药品审评中心（CDE）2015 年公布的《生物类似药研发与评价技术指导原则（试行）》中对生物类似药定义为“在质量、安全性和有效性方面与已获准上市的参照药具有相似性的治疗性生物制品”，其中参照药通常为原研产品。生物类似药的研发，有助于提高生物药的可及性，降低药品价格，进一步满足群众的用药需求。2019 年，我国首个生物类似药——汉利康（利妥昔单抗生物类似药）获批上市，百奥泰和海正药业两家公司也先后获批了阿达木单抗的生物类似药——格乐立和安健宁，拉开了我国生物类似药产业蓬勃发展的序幕。我国生物类似药即将迎来的巨大发展，必然会给国民带来更多福音，我国制药产业也将迎来新的辉煌。

# 第五节　生物技术药物学相关学科与职业关系

## 一、生物技术药物学相关学科

（1）以分子生物学、遗传学、免疫学、微生物学、动物学等生物学基础支撑的学科。

（2）生物制药学、生物技术制药、生物制药工艺学、生物技术药物学、生物药物分析、生物药物药剂学等专业课程形成的生物药学学科体系。

## 二、生物技术药物学职业发展

### （一）生物技术药物的研发工作

当前的生物药学属于朝阳行业，具有非常蓬勃的生机和活力。一方面，生物药学已经脱离了其诞生之初所遭受的各种质疑以及技术限制；另一方面，生物药学表现出了比传统化学制药更大的前景性。我国的生物药学处于发展阶段，生物药物靶标发现和规模制备能力不断提升，通过生物技术创新药和生物类似药的开发，中国必将在良好经济发展势头的推动下，达到世界先进水平，这其中很关键的要素就是生物药学人才的培养。

### （二）生物技术药物的药事监管

随着生物药物上市越来越多，对于如何制定符合我国国情的生物药物监管法律法规、如何实施执法，各级药监与药检机构需要大量生物制药人才的充实，才能与生物药物比例逐渐增加的药物市场监管相匹配。为了制定出合适的法律法规，对生物药物的质量分析与控制也需要大量新型人才的参与。

### （三）熟悉生物药物作用及治疗的临床药学人才

在临床上，生物药物的治疗和化学药物的治疗存在很多区别，其给药模式以及潜在的安全性隐患和相应的应对措施都对临床医疗提出了新的要求，这就对临床药学提出了新的挑战。

### （四）熟悉生物技术药物生产工艺的制药工程人才

在制药工业界，生物药物的工业化生产，从车间设计到质量要求都完全不一样，大量的熟悉生物药学的制药工程人才也亟待培养。作为药学生个人的职业发展，不仅局限于国内，国外医药企业也有就业市场。

# 本章小结

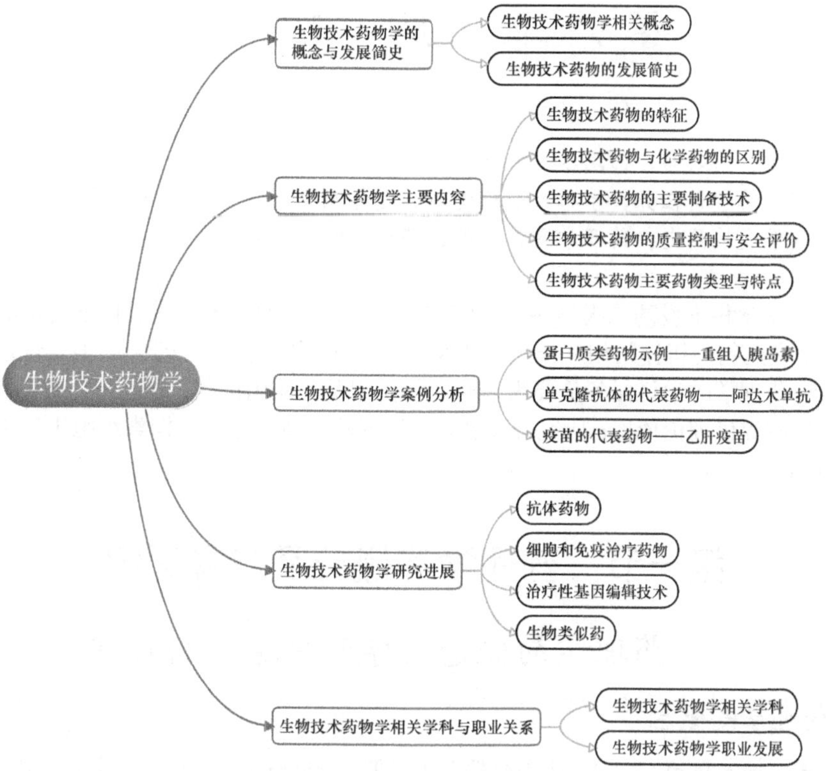


# 思考题

1. 生物技术药物与化学药物主要的区别和开发特征是什么？
2. 列举 3 种代表性生物技术药物的名称和各自的特点。
3. 分析抗体药物和疫苗类药物的产业发展前景。

（胡昌华　刘雪梅）

# 第六章 药 理 学

**学习目标**

掌握：药理学、药效学、药动学的概念。

熟悉：药理学的学科任务、学科性质；受体、受体激动药、受体拮抗药的概念。

了解：药理学发展简史；药理学研究进展；药理学相关学科。

药理学是药学学科下设的二级学科，是教育部药学类本科教学国家质量标准规定的专业核心课程。药理学是研究药物与机体间相互作用规律及其药物作用机制的一门学科，主要包括药效学和药动学两个方面。药理学的学科任务是要为阐明药物作用及其作用机制、改善药物质量、提高药物疗效、防治不良反应提供理论依据；研究开发新药、发现药物新用途并为探索细胞生理生化及病理过程提供实验资料。

## 第一节 药理学的概念及发展简史

### 一、药理学的概念与学科任务学科性质

#### （一）药理学的概念

药理学（pharmacology）一词，从语源学上由希腊文 pharmacon（药物、毒物）和 logos（道理）缩合演变而成。

药理学是研究药物有何作用、作用如何产生及其在体内变化规律的一门学科。概括来讲，药理学包括两方面内容：①研究药物对机体的作用，即药物的药理效应、作用机制等，即药物效应动力学（pharmacodynamics），简称药效学；②研究机体对药物的处置，称为药物的体内过程，包括药物的吸收、分布、代谢、排泄过程，特别是研究血药浓度随时间变化的规律，称为药物代谢动力学（pharmacokinetics），简称药动学。

#### （二）药理学的学科任务、学科性质

**1. 药理学的学科任务**

（1）阐明药物的作用及作用机制。

（2）提高药物疗效、减轻不良反应，为实现临床合理用药提供理论依据。

（3）为研究开发新药、发现药物新用途提供实验依据。

**2. 药理学的学科性质** 药理学是沟通药学与医学、基础医学与临床医学的“桥梁学科”。药理学应用生理学、生物化学、病理学、病理生理学、微生物学、免疫学等医学基础理论的概念、知识与技术，在整体、器官、组织、细胞和分子等水平研究药物在机体内的动态过程及其发挥的作用，与上述学科既存在着区别，又存在密不可分的联系。

### 二、药理学发展简史

药理学的发展经历了近代药理学和现代药理学两个阶段。

### （一）近代药理学阶段

近代药理学产生于 19 世纪的欧洲，化学、生物学、生理学的发展促进了实验药理学的形成与发展，标志着现代药理学阶段的开始。这一阶段的突出成就是从有治疗作用的植物中分离提纯有效成分。1806 年，从鸦片中提取得到了吗啡；1823 年，从金鸡纳树皮中分离得到了奎宁；1833 年从颠茄及洋金花中提取得到了阿托品。这一时期，在化学和实验生理学方法的基础上，建立了实验药理学的整体动物和离体器官研究方法。1878 年，提出了受体的概念。

### （二）现代药理学阶段

这个阶段是从 20 世纪 20 年代开始的。英国人 Clark 被称为这一阶段的先驱人物，他的主要贡献是奠定了定量药理学的概念和方法，并促进了药理原理的数学分析、生物检定、药效评价等学科的发展，以及提出了受点（体）学说，即在 1926 年提出的占领学说（occupation theory）。在这个阶段，化学治疗药物和抗生素的发现，以及 20 世纪 50～60 年代新药“爆炸”性的发展，刺激了药理学对药物构效关系、作用机制和体内代谢过程的研究。从大量天然和合成化合物中筛选出来的药物还要求经过严格的临床试验评价，由此形成了临床药理学。

我国现代药理学也是始于 20 世纪 20 年代，随着化学学科的发展，从麻黄中分离提取的麻黄碱确定为麻黄的有效成分，这极大地推动了拟交感胺类药物的研制，由此开发出了一系列的抗哮喘药和升压药，为临床提供了不少有效的药物。近年来，随着自然科学技术特别是生命科学领域单克隆、基因重组及基因敲除等技术的飞速发展，药理学亦快速发展。受体及其亚基的克隆、通道蛋白的克隆等加深了我们对生命本质的认识，推动了药理学及其他生命科学的发展。

# 第二节 药理学主要内容

## 一、药物代谢动力学

药物代谢动力学是研究药物体内过程（吸收、分布、代谢和排泄），以及血药浓度随时间变化规律的药理学分支。

### （一）药物体内过程

药物体内过程是指药物经过给药部位进入血液循环直至排出机体的过程。药物体内过程包括药物的吸收（absorption）、分布（distribution）、代谢（metabolism）、排泄（excretion），即 ADME 4 个过程（图 6-1）。吸收使血药浓度升高；代谢和排泄使血药浓度降低，是药物在体内逐渐消失的过程，统称为消除（elimination）。吸收、分布、排泄涉及药物在体内一系列没有化学结构变化的跨生物膜转运过程，统称为转运（transportation）；代谢是机体对药物的生物转化（biotransformation），使药物在化学结构和性质上产生变化而成为代谢产物。

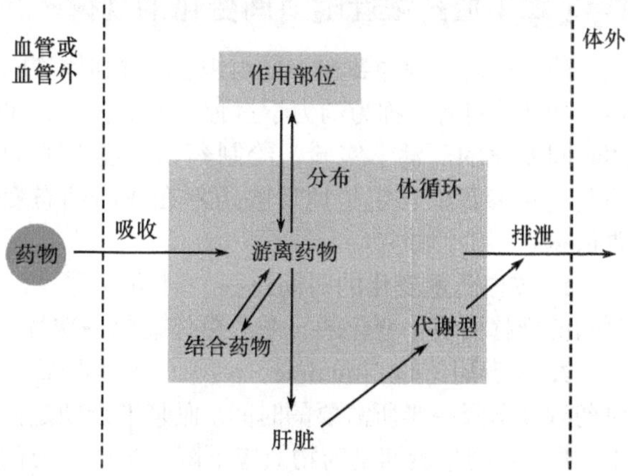

图 6-1 药物体内过程

**1. 药物通过生物膜的转运** 药物通过生物膜的能力主要取决于药物的脂溶性、解离度及分子量。药物的转运机制主要有被动转运、主动转运、膜转运三大类。

（1）被动转运：不消耗能量。被动转运的作用力取决于生物膜两侧的浓度或电位差。分子量小、脂溶性大的药物容易通过。如脂溶性药物利福平，吸收性好；而水溶性药物氨基糖苷类药物难吸收。

（2）主动转运：消耗能量。药物可由生物膜浓度低的一侧向浓度高的一侧转运，需要膜上的特异性载体蛋白参与。属于此种转运的药物如丙磺舒，可竞争性抑制青霉素类药物在肾小管的主动分泌，从而延长青霉素类药物的作用时间。

（3）膜转运：消耗能量。膜转运是指大分子物质通过膜的运动而转运，包括胞饮和胞吐。

**2. 吸收** 药物从给药部位进入血液循环的过程称为吸收。吸收速率主要取决于药物的理化性质、剂量、剂型，以及给药途径、吸收部位的面积、血流量等。根据吸收部位的不同可将其分为消化道内吸收和消化道外吸收。小肠是口服药物被吸收的主要部位。

**3. 分布** 药物自给药部位吸收后，随血液循环到达各组织、器官的过程称为分布。药物在体内的分布多数是不均匀的，随着药物的吸收与排泄不断变化，处于动态平衡状态中。药理作用强度取决于药物在靶器官的浓度。了解药物在体内的分布，有利于认识与掌握药物的作用和应用，例如季铵盐难以穿透血脑屏障，不具有中枢作用。

一个理想的药物，应该能够选择性地分布到需要发挥疗效的作用部位（靶器官），并在必要的时间内维持一定的浓度，尽量减少向其他无关部位的分布，以保证药效的高度发挥和安全。

**4. 代谢** 又称生物转化，是指药物在体内发生的化学结构改变。药物作为外来物质，机体的反应是尽可能地将其排出体外。体内的药物主要在肝内通过生物转化为极性高的水溶性代谢产物而利于排出体外。极性低的药物能被吸收进入体内，在排泄过程中也易被再吸收，不易消除。有些药物可不经过生物转化而直接被排泄。肝脏是药物生物转化的主要器官，其代谢药物的酶统称肝药酶。生物转化涉及的化学反应可包括氧化、还原、水解和结合。药物通过生物转化后，使药物失去活性并有利于药物排泄；某些无活性药物或前体药物经生物转化后可形成活性代谢物而发挥作用。

**5. 排泄** 体内药物及其代谢产物经机体的排泄或分泌器官排出体外的过程称为药物的排泄，它与代谢一起构成了药物的消除。肾脏是大多数药物排泄的重要器官，也有些药物经胆汁、肺、乳腺、唾液腺或汗腺等排出。

**知识链接** **阿托伐他汀的体内代谢**

阿托伐他汀是他汀类药物，为羟甲基戊二酸单酰辅酶A（HMG-CoA）还原酶抑制药。该药物通过降低血浆总胆固醇及低密度脂蛋白水平，降低冠心病和脑血管病的发病率和死亡率。他汀类药物具有二羟基庚酸结构，为内酯环或开环羟基酸，是抑制HMG-CoA还原酶的必需基团。其中，内酯环经过体内生物转化成相应的开环羟基酸后发挥药理活性。

## （二）血药浓度随时间变化的规律

药物体内过程导致在不同组织、器官和体液间的药物浓度随时间变化而改变，这种动态的药物转运和转化过程，称为动力学过程。为了客观、准确地描述这种变化，首先要进行给药后药物浓度随时间变化的药动学实验，绘制药物浓度-时间曲线（药-时曲线），进行药动学参数计算，所得的药动学参数能够定量地反映药物在体内动态变化的过程，为临床制订和调整给药方案提供重要依据。

**1. 体内药量变化的时间过程** 时-量关系（time-concentration relationship）是血中药物浓度随时间的推移而发生变化的关系。整体动物一次性非血管给药的时-量曲线见图6-2。

**2. 半衰期**（half life time，$t_{1/2}$） 包括血浆半衰期和生物半衰期。药物半衰期一般指前者，是血药浓度下降一半所需要的时间。血浆半衰期是衡量一种药物从体内消除快慢的指标，又称为消除半衰期。生物半衰期是药物效应下降一半所需要的时间。半衰期是临床上确定给药间隔长短的重要参数。

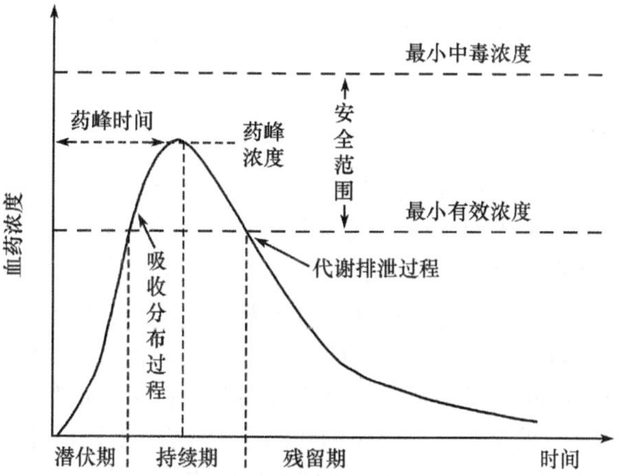

图 6-2　典型的时-量曲线

除此之外，还有代表药物被吸收进入血液循环程度和速率的生物利用度、体内药量与血药浓度比值的表观分布容积和单位时间内血中药量被消除情况的清除率等药动学参数。其中，生物利用度是评价药物制剂优劣的重要参数。制剂中药物由于颗粒大小不同及晶型、赋形剂、制备工艺等的差异，使不同工厂生产或同一工厂生产不同批号的同一产品被机体吸收利用的量都有显著差异，即生物利用度不同。

**3. 连续恒速给药**　临床治疗为了维持有效血药浓度，通常采用等剂量、等时间、间隔多次、重复给药。这种给药方法的药-时曲线，开始呈峰值与谷值交替组成的锯齿形上升，然后逐渐趋于平稳，并保持在一定水平范围内呈锯齿形波动。血药浓度处于一定水平的稳定波动状态，称为稳态血药浓度（steady state plasma drug concentration，$C_{ss}$），也称坪值（plateau）。此时给药量与消除量达到动态平衡，见图 6-3。约经过 5 个半衰期血药浓度可达到稳态，给药间隔越短，血药浓度波动越小，给药剂量越大，血药浓度越高。

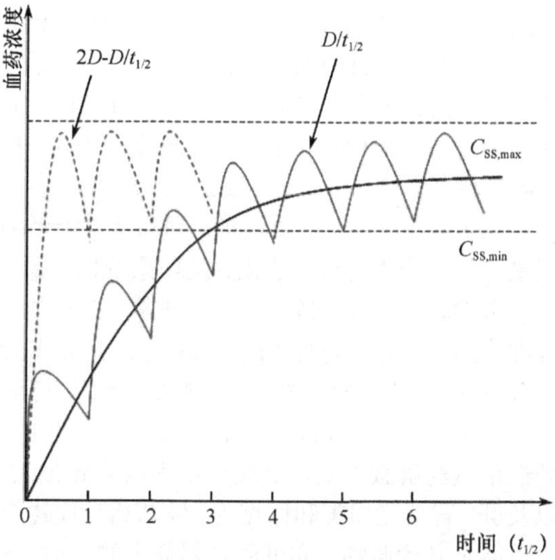

图 6-3　连续恒速给药时的时-量曲线

由此可见，临床上用药方案的制订都是遵循严格的药动学规律的。临床上合理的用药方案应该维持坪浓度在最低有效浓度和最低中毒浓度之间。如果增加每日总剂量，则坪浓度也会升高。当每日总剂量固定时，服用次数越多，则每次用量越少，锯齿形曲线的波动就越少。所以在临床上，如果某药的有效浓度与中毒浓度比较接近的话，在总剂量不变的情况下，剂量服用次数增多，每次服用的剂量减少，比较妥当。另外，对于儿童服用药物，通常规定每日的总剂量，可酌情考虑分几次服用。

根据药物药动学的各种参数、综合考虑患者的体质、所患的疾病等，应该选择最适宜的剂量和给药次数，尽量做到用药个体化，以提高疗效，减少不良反应的发生。

## 二、药物效应动力学

药物效应动力学是研究药物对人体的作用及其机制。

### （一）药物的基本作用

在药物的作用下，机体功能所发生的变化（兴奋或抑制），称为药物的基本作用。药物使机体原有功能提高称为兴奋，如升高血压、腺体分泌增加等；药物使机体原有功能降低称为抑制，如降低血压、腺体分泌减少等。

## （二）药物作用的效果

药物的作用效果往往表现出两重性，即防治作用和不良反应。

**1. 防治作用** 指用药后能达到防治效果的药物效应。可分为对因治疗、对症治疗和补充治疗。对因治疗的目的是消除原发致病因子，彻底治愈疾病，如抗生素消除体内的致病菌；对症治疗的目的是改善疾病症状，但不能根除病因。在危急症如休克、惊厥、高热时，严重的症状可使疾病进一步恶化，此时对症治疗比对因治疗更为迫切。对因治疗与对症治疗二者相辅相成，缺一不可。补充治疗或称替代治疗，用药的目的在于补充营养物质或内源性物质（如维生素、激素等）的不足。如卵巢癌的患者切除卵巢后使用雌激素以补充体内雌激素的不足；如助消化药多为消化液中的成分或促进消化液分泌的药物，消化道分泌消化液不足时，可应用助消化药进行补充治疗。此外，还有部分药物的使用目的在于诊断疾病。

**2. 不良反应**（adverse drug reaction，ADR） 不良反应是指不符合用药目的并引起患者生理生化过程紊乱的、对机体产生危害的反应。多数不良反应是药物的固有效应，在一般情况下可以预知但不一定能避免。少数较严重的不良反应是较难恢复的，成为药源性疾病，如庆大霉素引起神经性耳聋等。常见不良反应有以下几种类型。

（1）副作用（side effect）：指药物在治疗剂量时引起的与防治目的无关的作用。副作用产生的原因可能是药物的选择性低、作用范围广，治疗时利用了其中一种或两种作用，其他作用则成为副作用。随着治疗目的的不同，副作用有时可成为治疗作用。如阿托品可抑制腺体分泌、解除平滑肌痉挛、加快心率等。在全身麻醉时，仅利用它抑制腺体分泌的作用，而松弛平滑肌引起的腹胀或尿潴留则成了副作用；若要利用其解痉作用时，抑制腺体分泌引起的口干和加快心率引起的心悸则成了副作用。

（2）毒性反应：主要是指剂量过大或药物在体内蓄积过多时发生的危害性反应。毒性反应的表现主要是对中枢神经、消化、循环系统以及肝、肾功能等方面引起功能性或器质性的损害，对患者的危害性较大，甚至危及生命。通常，药物的毒性反应是可预期的。因服用剂量过大而立即发生的毒性作用，称急性毒性（acute toxicity）；因长期用药后逐渐发生的毒性作用，称慢性毒性（chronic toxicity）。三致反应（致癌、致畸胎、致突变反应）也属于慢性毒性范畴，一般称为特殊毒性反应。

（3）变态反应（allergic reaction）：又叫过敏反应，变态反应性质与药物原有的效应无关，用药理性拮抗药解救无效。反应严重程度差异很大，与剂量无关，从轻微皮疹、发热至造血系统抑制，以及肝、肾功能损害和休克等。停药后反应逐渐消失，再用时可能再发。致敏物质可能是药物本身，也可能是其代谢物，亦可能是制剂中的杂质。药物如抗生素、磺胺类、碘、阿司匹林等低分子化学物质，具有半抗原性，能与高分子载体蛋白结合成完全抗原。某些生物制品则是完全抗原，从而引起免疫反应。对于易致过敏的药物或过敏体质的患者，用药前应进行过敏试验，阳性反应者禁用。其他的药物不良反应还包括继发反应（secondary reaction）、后遗效应（residual effect）、特异质反应（idiosyncratic reaction）等。

## （三）药物的作用机制

药理效应为药物分子与机体生物大分子之间相互作用而产生的结果，药物可以通过以下各方式产生药理效应。

**1. 药物作用的非受体途径**

（1）理化性质的改变：主要是改变细胞周围环境的理化性质。如口服碳酸氢钠碱化尿液，促进巴比妥类等酸性药物的排泄；静脉注射甘露醇高渗溶液降低颅内压等。

（2）参与或干扰细胞代谢过程：补充生命代谢物质以治疗相应缺乏症，如铁剂治疗缺铁性贫血；

维生素 D 治疗佝偻病等。有些药物可通过其化学结构与正常代谢物质相似，在体内干扰正常所需物质参与生化代谢过程而起作用，如氟尿嘧啶与尿嘧啶结构相似而无尿嘧啶的生理作用，掺入恶性肿瘤细胞的 DNA 及 RNA 中，可干扰蛋白质合成而发挥抗癌作用。

（3）影响自体活性物质：激素、神经递质、自体活性物质，如前列腺素、组胺等，在维持和调整机体生理功能方面起了重要作用。阿司匹林可抑制前列腺素的合成，呈现解热镇痛作用；大剂量碘剂可抑制甲状腺素分泌，起到抗甲状腺作用。

（4）影响酶的活性：奥美拉唑能不可逆性地抑制胃黏膜氢钾 ATP 酶（质子泵），抑制胃酸分泌，治疗消化性溃疡；新斯的明可抑制胆碱酯酶，主要用于治疗重症肌无力。

（5）影响细胞膜离子通道：奎尼丁可阻滞钠通道，治疗心律失常。硝苯地平阻滞血管平滑肌的钙通道，可治疗高血压。

（6）影响免疫功能：环孢素能选择性抑制 T 细胞的增殖与分化，具有抗排斥作用；白细胞介素-2 能诱导 B 细胞、T 辅助细胞和杀伤性 T 细胞的增殖与分化，具有增强免疫的作用。

**2. 药物作用的受体途径**

（1）受体的概念：受体是存在于细胞膜、细胞质或细胞核中的大分子物质，能识别并特异性地与神经递质、激素、自身活性物质及药物结合，产生特定的生物效应。与受体特异性结合的物质称为配体。激素、神经递质、血管活性物质等属于内源性配体；药物属于外源性配体。

（2）受体的特性

1）特异性：一种特定受体只与它的特定配体结合，产生特异的生物效应。

2）敏感性：受体只需要极低浓度与配体结合就能产生显著的效应。

3）饱和性：受体数目有限，配体与受体结合表现出最大效应和竞争性抑制现象，具有饱和性。

4）多样性：同一受体可广泛分布到不同的细胞而产生不同的效应。受体多样性是受体亚型分类的基础。

5）可逆性：受体既可以与配体特异性结合，也可从受体-配体结合物中解离出来，还可被其他特异性配体置换。

（3）作用于受体的药物分类：根据药物与受体结合后所产生效应的不同，习惯上将作用于受体的药物主要分为受体激动药和受体拮抗药。

1）激动药（agonist）：能与受体结合并激动受体而产生最大效应，又称为完全激动药。如吗啡为阿片受体的完全激动药。

2）拮抗药（antagonist）：能与受体结合，本身不产生作用，但可以拮抗激动药的效应，如纳洛酮和普萘洛尔均属于拮抗药。拮抗药与激动药相互竞争相同的受体，称竞争性拮抗（competitive antagonist），其拮抗作用是可逆的。

除此之外，当药物的内在活性介于完全激动药和拮抗药之间，仅产生较弱的激动效应时，与激动药并用还可以拮抗激动药的部分效应，这些药物被称为部分激动药。

## （四）药物的量效关系

药理效应与剂量在一定范围内成比例，即呈现剂量-效应关系。以效应强弱为纵坐标，药物剂量或浓度为横坐标作图得量效曲线。根据效应指标不同可分别用量反应或质反应表示。药理效应是连续增减的量变，称为量反应，如血压的升降、平滑肌的舒缩，可用具体数量或最大反应的百分率表示。有些药理效应只能用全或无、阳性或阴性表示，称为质反应，如生存或死亡、惊厥或不惊厥等，必须用多个动物或多个实验标本进行实验以阳性率表示其效应。量效关系曲线呈直方双曲线，如将横坐标药物浓度改为对数值作图则得到典型的对称 S 型曲线，见图 6-4。

能引起药理效应的最小剂量称为最小有效量。剂量增加效应随之增强，继续增加剂量而效应不再继续上升时称为最大效应（$E_{max}$）。其中能引起 50%阳性反应或 50%最大效应的浓度或剂量，分别用半数有效浓度（$EC_{50}$）及半数有效剂量（$ED_{50}$）表示。引起死亡时的剂量为致死量，引起半数动物死亡者为半数致死量，用半数致死浓度 $LC_{50}$ 或半数致死剂量 $LD_{50}$ 表示。可以用这些指标比较两药的作用强度和毒性大小。

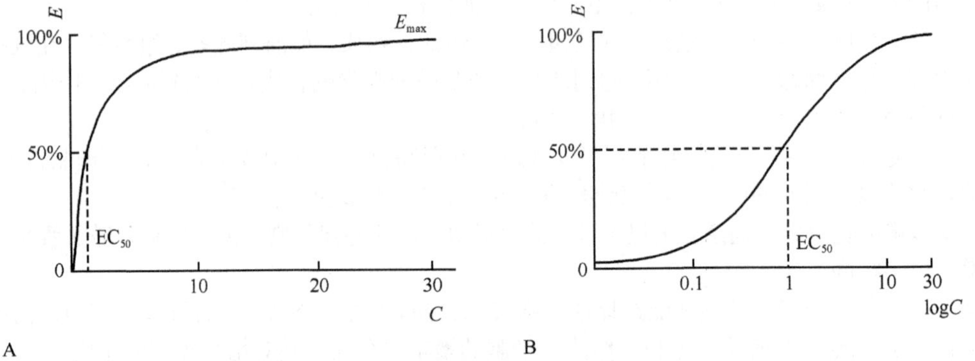


图 6-4 药物作用的量效关系曲线

*E*. 效应强度；*C*. 药物浓度；A. 药量用真数剂量表示；B. 药量用对数剂量表示

## （五）治疗指数与安全范围

临床上用治疗指数（therapeutic index，TI），即 $LD_{50}/ED_{50}$ 表示药物的安全性，此数值越大越安全，但仅适用于治疗效应和致死效应量效曲线相互平行的药物。对于二种效应量效曲线坡度不同的药物，还应适当参考安全范围，即 $ED_{50}/LD_{50}$ 之间的距离，此距离越大越安全。

国家药典明确规定，临床用药有严格的量效限制，每种药物都有其常用的治疗量，剧毒药物还有极量限制。极量通常指在一定时间内能使用的最大剂量，为安全用药的极限。极量有一次量、一日量、疗程总量及单位时间用药量（一般指静脉滴注速度）之分，应予以区别。常用的治疗量应该比最小有效量大，而比最小中毒量小得多，并且不能超过极量，否则可能引起医疗事故。每个新药在临床试用前，应先从大量动物实验中求得其中毒量及致死量。临床用药也有中毒量及致死量的问题，这是从个别不幸中毒或致死的病例记录中总结出来的。

## （六）药物毒理学

**1. 药物毒理学的概念** 从广义上说，药物毒理学也属于药理学的研究范畴。因此，作为药理学的一个分支，药物毒理学主要研究药物的毒性、中毒机制和病理过程，它是为诊断、治疗、预防中毒及制定有关卫生标准提供依据的一门科学。

**2. 药物毒理学发展简史** 药物毒理学是各种毒理学发展最早的学科。5000 年前我国“神农尝百草”时代就描述了有毒药物；1578 年明代李时珍和 1765 年清代赵学敏分别描述了药物毒性和毒性剂量；1787 年西班牙医学家 Offila 首先提出了毒理学这门学科；1893 年 Kobert 编写毒理学教科书；1927 年 Trevan 首先详细描述了药物半数致死量的标准测定方法；1949 年美国 FDA 制定了世界最早的生殖毒性实验规范，1966 年又作了修订。20 世纪 50 年代以前，药物毒理学主要是一般毒理学，而自从 1962 年 Leng 等确定镇静药沙利度胺（商品名“反应停”）具有致畸作用后，致畸胎和生殖毒性等特殊毒理学试验开始快速发展。20 世纪 60 年代开始的致癌试验也在一些发达国家应用。应用动物进行致癌试验具有费时、成本高、工作量大等缺点，因此，从 70 年代初开始，进行致突变试验，将致突变试验与动物致癌试验的结果比较，发现二者具有良好的相关性。

## （七）药理学分支学科

近几十年来，药理学的研究随着不同学科的发展和相互渗透形成了许多边缘交叉的分支。不同生理系统或病理系统发展的药理学分支，如神经系统药理学（包括中枢神经系统药理学和传出神经系统药理学）、心血管系统药理学、内脏系统药理学、激素类药物药理学、生殖系统药理学、化学治疗药物药理学（包括微生物感染的化学治疗学、寄生虫病化学治疗学以及抗生素药理学）和免疫药理学等。

# 第三节 药理学案例分析

为了更好地说明药理学研究的内容与作用，下面以阿司匹林、青霉素、胰岛素作为例子进行阐述。

## 一、阿 司 匹 林

阿司匹林最先来源于柳树皮，公元前 1500 年，古埃及的《埃伯斯莎草纸》就记载了用柳树皮涂抹身体，可缓解关节炎和背部疼痛。古希腊著名医师、“医学之父” Hippocrates 曾把柳树皮磨成药粉让患者服用镇痛。这就是阿司匹林的原形——水杨酸。在 19 世纪末，人们开始以水杨酸与醋酐作为原料人工合成阿司匹林，1899 年开始在德国进行工业化生产，并取名为阿司匹林。到目前为止，阿司匹林已应用百余年，至今它仍是世界上应用最广泛的解热、镇痛和抗炎药。同时，阿司匹林预防血栓的作用更是广泛应用于临床。阿司匹林的具体药理学知识如下。

### （一）药理作用

**1. 镇痛作用** 主要通过抑制前列腺素（prostaglandin，PG）及其他能使痛觉对机械性或化学性刺激敏感物质（如缓激肽、组胺）的合成发挥作用。对炎症和组织损伤引起的疼痛尤其明显，对慢性钝痛有效，而对急性锐痛和剧痛无效。

**2. 解热作用** 可降低发热患者的体温，对正常体温无影响。可通过作用于下视丘体温调节中枢引起外周血管扩张，皮肤血流增加、出汗、使散热增加而起解热作用，此种中枢性作用可能与前列腺素在下视丘的合成受到抑制有关。

**3. 抗炎、抗风湿作用** 作用于炎症组织，通过抑制前列腺素或其他能引起炎性反应物质（如组胺）的合成而起抗炎、抗风湿作用。用于抗风湿，最好用至最大耐受剂量，比解热镇痛剂量高 1～2 倍。

**4. 抗血小板聚集作用** 通过抑制血小板的前列腺素环氧酶，从而防止血栓烷 A2（thromboxane A2，TXA2）的生成而起到抗血小板聚集的作用。

### （二）作用机制

环氧合酶（cyclooxygenase，COX）是在花生四烯酸代谢过程中一个十分重要的酶。抑制 COX，可使 PG 合成减少，这是阿司匹林解热、镇痛、抗炎和抗血小板聚集作用的共同机制。

### （三）临床应用

**1. 解热镇痛和抗炎、抗风湿** 阿司匹林有较强的解热镇痛作用，主要用于感冒发热和头痛、牙痛、肌肉痛、关节痛、神经痛和痛经等慢性钝痛。较大剂量有较强的抗炎、抗风湿作用。治疗急性风湿热疗效迅速、可靠，可使患者 24～48h 退热、关节红肿及疼痛减轻、红细胞沉降率减慢、主观感觉好转，具有诊断和治疗的双重意义，对类风湿关节炎也有明显疗效，可迅速缓解疼痛，使关节炎症消退，减轻关节损伤，目前仍是急性风湿热、风湿性关节炎以及类风湿关节炎的首选药。

**2. 影响血栓形成** 小剂量阿司匹林可选择性抑制血小板 COX，减少 TXA2 的生成，从而抑制血小板聚集，防止血栓形成。因此，临床上常采用小剂量（一般为 50～325mg/d）阿司匹林防止血栓形成，用于缺血性心脏病、脑缺血病的预防。

**3.** 儿科用于皮肤黏膜淋巴结综合征（川崎病）的治疗。

**案例 6-1**

患者，女性，30 岁。因急性偏头痛发作就诊，经医师诊断后给予阿司匹林片治疗。患者在服用阿司匹林 2h 后头痛严重程度由严重逐步减轻至无疼痛。这与阿司匹林抑制环氧合酶生物合成，使前列腺素合成减少，从而发挥解热镇痛功效有关。

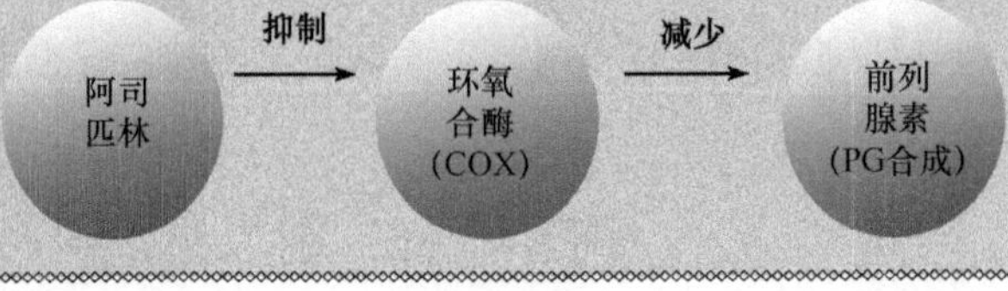


## （四）不良反应

阿司匹林用于解热镇痛时所需剂量较少，短期应用时不良反应较轻，但在应用较大剂量（抗风湿治疗）和长期应用时，则有一定的不良反应。

**1. 胃肠道反应** 最常见。口服对胃黏膜有直接刺激作用，易引起上腹部不适、恶心、呕吐。抗风湿剂量可引起胃溃疡及无痛性胃出血，原有溃疡病者，症状加重。饭后服用本药可减轻胃肠道反应。

**2. 过敏反应** 少数患者用药后可出现皮肤黏膜过敏反应，如荨麻疹和血管神经性水肿。罕见过敏性休克和“阿司匹林哮喘”。

**3. 凝血障碍** 阿司匹林在一般剂量下长期应用时，可抑制血小板造血功能，延长出血时间。大剂量可抑制肝脏合成凝血酶原。

**4. 水杨酸反应** 本药过量（g/d）可出现水杨酸反应，表现为头痛、眩晕、恶心、呕吐、耳鸣、视力障碍、出汗等，甚至出现惊厥与昏迷。应静脉滴注碳酸氢钠碱化尿液，加速本药从尿中排出。

**5. 瑞氏综合征** 在儿童感染病毒性疾病，如流感、水痘、麻疹、流行性腮腺炎等使用阿司匹林退热时，偶可引起急性肝脂肪变性-脑病综合征（瑞氏综合征），预后恶劣。病毒感染儿童退热可用对乙酰氨基酚代替。

## （五）禁忌证

胃溃疡、慢性荨麻疹、哮喘、严重肝损害、低凝血酶原症、维生素 K 缺乏症、血友病等患者禁用。

# 二、青霉素 G

青霉素由青霉菌培养液提取精制获得，自 1940 年开始应用于临床，70 多年以来一直是临床广泛应用的抗生素。青霉素的钾盐或钠盐粉末在室温中保存数年仍具有抗菌活性，但溶于水后很不稳定，在室温下 4h 效价开始下降，24h 后抗菌效力可损失大半，还可生成具有抗原性的降解产物，易引起过敏反应。因此，本药应在临用前新鲜配制，并避免与各种制剂配伍使用。

## （一）药理作用

1. 对大多数革兰氏阳性球菌，如溶血性链球菌、甲型溶血性链球菌、敏感金黄色葡萄球菌等具有高度抗菌活性。

2. 对部分革兰氏阳性杆菌，如炭疽杆菌、破伤风梭菌等具有高度抗菌活性。

3. 对部分革兰氏阴性球菌，如脑膜炎奈瑟菌、敏感淋病奈瑟球菌等有抗菌活性。

4. 对少数革兰氏阴性杆菌，如流感嗜血杆菌等有抗菌活性。

5. 对螺旋体、放线杆菌，如梅毒螺旋体、回归热螺旋体、牛放线杆菌等有抗菌活性。

## （二）作用机制

作用于细菌菌体内的青霉素结合蛋白（penicillin-binding protein，PBP），抑制细菌细胞壁黏肽合成酶，导致细菌细胞壁受损，菌体失去渗透屏障而膨胀、裂解。青霉素对已合成的细胞壁无影响，故对静止期的细菌作用较弱，对繁殖期细菌的作用很大。哺乳动物细胞无细胞壁，所以青霉素对人和动物的毒性很小。

## （三）临床应用

青霉素 G 具有高效、低毒、价格便宜等优点，故作为治疗其敏感菌所致感染的首选药。

**1. 革兰氏阳性球菌感染** 如溶血性链球菌引起的咽炎、扁桃体炎、猩红热、肺炎、心内膜炎等；敏感肺炎链球菌引起的肺炎；甲型溶血性链球菌引起的呼吸道感染、心内膜炎等。

**2. 革兰氏阳性杆菌感染** 如白喉、破伤风、气性坏疽、炭疽病等，治疗时需加用抗毒血清，以对抗细菌产生的外毒素。

**3. 革兰氏阴性球菌感染** 对于脑膜炎奈瑟菌引起的流行性脑脊髓膜炎可作为首选药，一般宜与磺胺嘧啶合用。但青霉素不能清除脑膜炎奈瑟菌的携带状态，所以预防给药无效。

**4. 其他感染** 螺旋体感染，如钩端螺旋体病、回归热、梅毒等，必须早期、大剂量治疗。放线菌感染，如肉芽肿样炎症、囊肿等，需要大剂量、长疗程用药。

**案例 6-2**

患者，女性，40 岁。因间断性发热，伴有畏寒和出汗，全身关节疼痛就诊。经医师诊断为感染甲型溶血性链球菌所引起的心内膜炎，给予青霉素进行治疗后，该患者发热、畏寒症状消失，关节疼痛缓解。其作用机制与青霉素具有强大的抑制革兰氏阳性球菌有关。

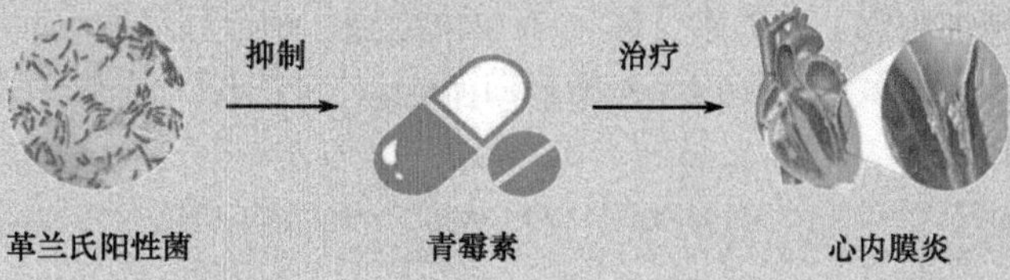


## （四）不良反应

**1. 过敏反应** 是青霉素类最常见的不良反应，严重的过敏反应为过敏性休克（Ⅰ型变态反应），发生率为 0.004%～0.015%；Ⅱ型变态反应为溶血性贫血、药疹、接触性皮炎、间质性肾炎、哮喘发作等；Ⅲ型变态反应即血清病型反应，亦较常见，发生率为 1%～7%。过敏性休克不及时抢救者，病死率高。因此，一旦发生必须就地抢救，立即给患者肌内注射 0.1%肾上腺素 0.5～1ml，必要时给予 5%葡萄糖或 0.9%氯化钠注射液稀释作静脉注射，临床表现无改善者，30min 后重复 1 次。心搏骤停者，可作肾上腺素心内注射，同时静脉滴注大剂量肾上腺皮质激素，并补充血容量，血压持久不升者给予多巴胺等血管活性药。亦可考虑采用抗组胺药以减轻荨麻疹。有呼吸困难者给予氧气吸入或人工呼吸，喉头水肿明显者应及时作气管切开。

**2. 毒性反应** 青霉素毒性反应较少见，肌内注射区可发生周围神经炎。鞘内注射超过 2 万 U 或静脉滴注大剂量青霉素时可引起肌阵挛、抽搐、昏迷等反应（青霉素脑病），多见于婴儿、老年人和肾功能减退的患者。青霉素偶可致精神病发作，应用普鲁卡因青霉素后个别患者可出现焦虑、发热、呼吸急促、高血压、心率快、幻觉、抽搐、昏迷等，此反应发生机制不明。

**3. 高钾血症、低钾血症与高钠血症** 如静脉给予大量青霉素钾时，可发生高钾血症或钾中毒反应。大剂量给予青霉素钠，尤其是对肾功能减退或心功能不全患者，可造成高钠血症。每日给予患者 1 亿 U 青霉素钠后，少数患者可出现低钾血症、代谢性碱中毒和高钠血症。

**4. 赫氏反应** 用青霉素治疗梅毒、钩端螺旋体病或其他感染时可有症状加剧现象，称赫氏反应，系大量病原体被杀灭引起的全身反应。治疗矛盾也见于梅毒患者，系由治疗后梅毒病灶消失过快，但组织修补较慢，或纤维组织收缩，妨碍器官功能所致。

## 三、胰 岛 素

1921 年加拿大人 Banting 和 Best 发现了胰岛素，由此开辟了糖尿病诊疗的新纪元。胰岛素是由胰腺中胰岛 β 细胞分泌的一种由 51 个氨基酸组成的蛋白质，由 α、β 两条肽链通过二硫键连接而成。1965 年，我国科学家首次人工合成出了具有完整生物活性的结晶牛胰岛素。1982 年标志现代生物技术药物开端的重组胰岛素上市。

### （一）药理作用

胰岛素具有广泛的生物学效应，可调节糖代谢、脂肪代谢及蛋白质代谢等。

**1. 对糖代谢的影响** 胰岛素可活化糖原合成酶，增加糖原合成，抑制糖原分解和糖异生，从而降低血糖。

**2. 对脂肪代谢的影响** 胰岛素能促进脂肪合成并降低脂酶活性，抑制脂肪分解，减少游离脂肪酸和酮体的生成，增加脂肪酸的转运，使其利用增加。

**3. 对蛋白质代谢的影响** 胰岛素能促进蛋白质合成，抑制蛋白质的分解，同时增加氨基酸的转运。

**4. 其他** 加快心率，加强心肌收缩力和减少肾血流量。促进钾离子进入细胞，降低血钾浓度。

### （二）作用机制

首先，胰岛素与靶细胞膜上胰岛素受体 α 亚单位结合，结合后迅速引起胰岛素受体 β 亚单位的酪氨酸残基磷酸化，进而激活受体内酪氨酸蛋白激酶，引起细胞内活性蛋白的连续磷酸化反应，从而产生降血糖等生物效应。

### （三）临床应用

1. 1 型糖尿病。
2. 有明显的高血糖症状、血糖及糖化血红蛋白水平明显升高的 2 型糖尿病。
3. 经饮食控制或口服降血糖药物未能控制的 2 型糖尿病。
4. 发生各种急性或严重并发症（如酮症酸中毒、非酮症高渗高糖性昏迷）的糖尿病。
5. 合并重度感染、高热、妊娠、分娩及大手术等的糖尿病患者。
6. 将胰岛素加入葡萄糖液内静脉滴注治疗高钾血症。合用葡萄糖、胰岛素和氯化钾液静脉滴注，能促进钾离子进入细胞，可用于心肌梗死的早期治疗，防治心肌病变时的心律失常，降低死亡率。

**案例 6-3**

患者，男性，23 岁。因为一段时间持续的口渴多饮、多尿，容易饥饿，常会多食，但体重减轻，逐渐消瘦、乏力，另出现皮肤瘙痒症状前来医院就诊。经医师诊断，该患者得了 1 型糖尿病，并对其进行注射胰岛素治疗。随后该患者皮肤瘙痒症状减轻，体重逐渐回升。其作用机制与 1 型糖尿病胰岛素分泌绝对不足，而注射胰岛素能够从外源性补充胰岛素，降低血糖有关。

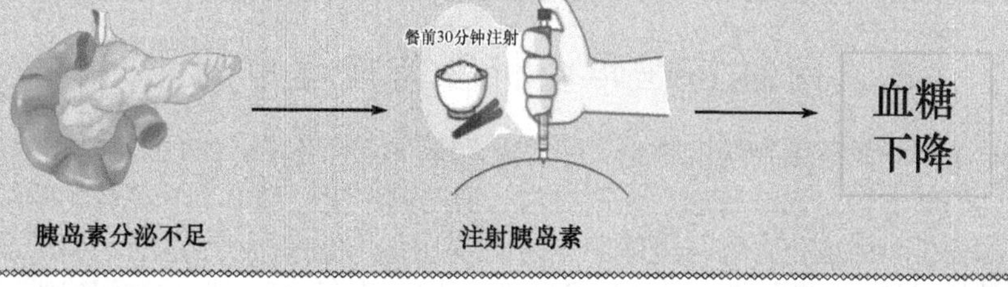


### （四）不良反应

**1. 低血糖反应** 为最常见和最重要的不良反应，由胰岛素过量或进食量少所致。轻者出现饥饿感、头晕、出汗、心悸等症状，重者出现烦躁、惊厥，甚至昏迷。为防止低血糖症的严重后果，应随时携带含糖食物，严重者可静脉注射50%葡萄糖或高渗糖注射液。

**2. 过敏反应** 较多见，为局部反应，轻微而短暂，表现为荨麻疹、血管神经性水肿、紫癜，可引起过敏性休克。

**3.** 胰岛素抵抗。

# 第四节 药理学研究新进展

新技术、新方法的应用，对药理学学科会产生重大的影响，推动该学科的进步和人们对未知领域的认识。

## 一、分子药理学方法在药理学中的应用

随着受体理论、离子通道、自体活性物质、信息传递、细胞因子等分子水平上的研究突破，使得药理学可以从基因和分子的水平去阐释药物作用及其机制。细胞分子生物学领域内的许多重大发现及生物技术，如细胞和亚细胞的结构和功能检测、蛋白质和细胞因子的功能检测、基因敲除、基因重组、分子生物学技术，为药物研究提供了机制研究和筛选靶点的可能性。同时，在细胞和分子水平筛选模型及高通量筛选体系在新药的研究中也发挥了源头和起点的作用。

高通量筛选的分子细胞实验方法（或称筛选模型）是实现药物高通量筛选的技术基础。英国学者 AlanD 研究提示，一个实验室采用传统的方法，借助 20 余种药物作用靶位，1 年内仅能筛选 75 000 个样品；1997 年高通量筛选技术发展初期，采用 100 余种靶位，每年可筛选 100 万个样品；1999 年高通量筛选技术进一步完善后，每天的筛选量就高达 10 万种化合物。

## 二、结构生物学技术在药理学中的应用

结构生物学是以生物大分子特定空间结构、相关结构的特定运动与生物学功能关系为基础，阐明生命现象及其应用的科学，研究目的是明确生命大分子结构，从而更好地理解生命，在药物作用靶点的精确定位上有着重要作用，为精准药物研发奠定了基础。药物靶点是指药物在体内的作用结合位点，包括基因位点、受体、酶、离子通道、核酸等生物大分子。现代新药研究与开发的关键是靶向特定疾病有关的靶点分子。迄今已发现作为治疗药物靶点的总数约有 500 个，其中受体尤其是 G 蛋白偶联受体（GPCR）靶点占绝大多数，另外还有酶、抗菌、抗病毒、抗寄生虫药的作用靶点。冷冻电镜技术可快速确定蛋白质在接近生理状态下的结构，在药物靶点发现中越来越重要。与传统的 X 射线晶体学相比，冷冻电镜技术可通过其快速、简易、高效、高分辨率解析复杂生物分子的结构（主要是蛋白质

和核酸）。使蛋白质所在的水溶液环境迅速从溶液态转变为玻璃态，可保持其天然结构状态。低剂量冷冻成像技术能够有效保存样品的高分辨率结构信息，使其从电镜图形中解析出蛋白质结构。

## 三、网络药理学分析在药理学中的应用

网络药理学是基于系统生物学的理论，对生物系统进行网络分析，选取特定信号节点进行多靶点药物分子设计的新学科。网络药理学强调对信号通路的多途径调节，发挥药物的综合治疗效果，同时利用数据库分析单体或化合物与机体靶点的关系，从而预测其治疗作用，为新药研发提供思路。随着网络药理学的兴起，其整体性、系统性的特点与中医药整体观、辨证论治原则一致。网络药理学强调从系统层次和生物网络的整体角度出发，解析药物及治疗对象之间的分子关联规律，其研究理念与中医药学的整体论思想不谋而合，已被广泛应用于药物和中药活性化合物发现、整体作用机制阐释、药物组合和方剂配伍规律解析等方面，为中药复杂体系研究提供了新思路，为临床合理用药、新药研发等提供了新的科技支撑。

## 四、人工智能在药理学中的应用

近年来，随着药物研发领域的数据化程度不断提高，人工智能（artificial intelligence，AI）技术逐渐被应用到了药物发现、临床前研究和临床研究等领域。处于药物研发早期阶段的药物筛选是从大量化合物中寻找具有特定药理活性的先导化合物。在虚拟筛选中应用人工智能技术可以根据化合物的结构进行药理学性质预测，为后续实验研究提供方向，是新药发现的重要辅助手段。目前，基于计算机的药物筛选主要有两种思路：第一种思路是分析已知活性分子的特征，通过对比待测化合物与已知活性化合物的相似性，预测其药理学性质，也称基于配体的方法；第二种思路是模拟化合物与蛋白质靶点之间三维空间上的相互作用，进而预测化合物对靶蛋白的作用方式，也称基于受体结构的方法。

**知识链接** **运用 AI 技术开发新药物**

随着近年来 AI 技术的飞速发展，该项技术可以将已知的活性分子作为数据库，通过 AI 工具总结其特征，生成相似的新分子。常用的 AI 模型主要用于产生具有期望生物活性的分子以及针对特定期望性质优化化合物结构。例如 2019 年，某公司利用 AI 技术研发了治疗慢性阻塞性肺疾病的候选药物，大幅度提高了药物研发效率。相关研究人员利用长、短期记忆人工神经网络生成化合物结构并进行优化，开发出高效能的靶点抑制剂。相对于传统实验手段，运用 AI 技术开发新药物具有极大的发展潜力。

# 第五节 药理学相关学科及其职业发展

## 一、药理学相关学科

### （一）药理学与基础医学

药理学是从组织胚胎学、生理学、生物化学、病理学等基础学科向临床学科转换的过渡学科。组织胚胎学、生理学、生物化学、病理学等基础学科解释的是机体的微观现象，是药理学知识的基础，有助于更好地理解药理学知识。药理学则是将机体现象与具体药物相结合，研究机体与药物的相互作用。

### （二）药理学与临床医学

临床医学，如内科学、外科学、儿科学、传染病学等的任务是诊断并治疗疾病，其中药物的应用是

非常重要甚至是唯一的手段，药理学知识对于承接基础医学学科和临床医学学科具有不可替代的作用。

### （三）药理学与药学相关学科

药学的其他学科都与药理学密切相关，如药物化学需要通过药理学研究，以确定化合物是否具有活性；又如药剂学，也需要通过药理学研究，以确定新剂型是否会产生预期的效果。

## 二、药理学职业发展

### （一）药效学评价方面的工作

在高校、研究所、创新型药物研发企业及相关外包公司会设置有药效学评价部门，开展药效学评价工作。

### （二）安全性评价工作

这属于毒理学研究内容。现如今全国大部分省份都有经专业认证的药品安全性评价机构，开展安全性评价工作。

### （三）指导合理用药工作

包括从事指导患者合理用药工作的执业药师和从事医院临床药学工作的临床药师等。临床药师为患者提供药学服务，开展临床用药监测，指导合理用药，及时上报药物不良反应。近年来，国内越来越重视药师指导合理用药工作的开展，已经有不少医院增设了合理用药咨询门诊，为广大患者提供完善的药学服务。

### （四）新药临床试验工作

新药临床试验工作一般是受药品研发企业委托的临床监察员与临床医药人员进行合作，开展新药临床试验工作，评估药物的安全性和有效性。

## 本 章 小 结

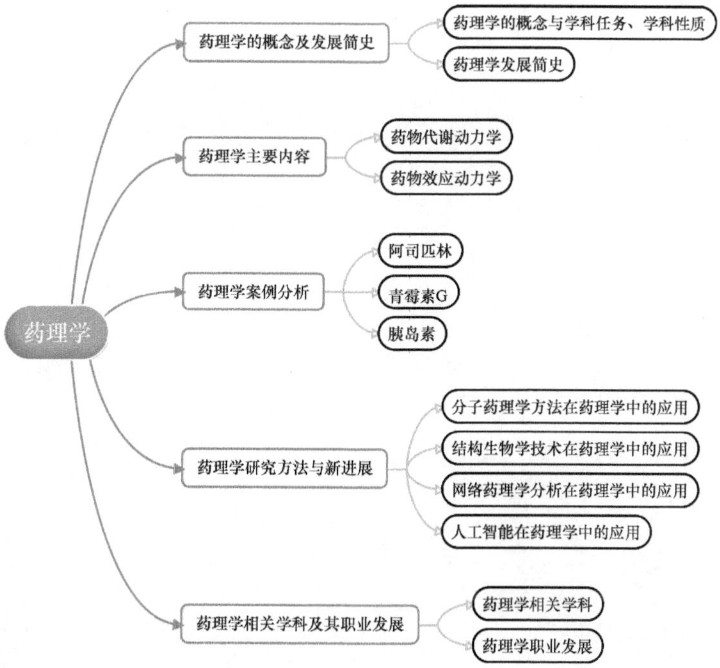

# 思 考 题

1. 简述药理学的主要研究内容。
2. 机体对药物的作用主要经历哪几个过程？
3. 药物的基本作用包括哪些？试举例说明。
4. 青霉素的临床应用及不良反应有哪些？试举例说明。

**知识链接**

本章节案例分析涉及相关药物的研究进展可以参考 Pubchem 数据库。通过 Pubchem 数据库可以查阅药物的三维结构、理化性质、药理作用、临床应用及专利情况等。

（段小群）

# 第七章 药 剂 学

**学习目标**

掌握：药剂学的基本概念；药物剂型的分类。

熟悉：药物剂型与药物制剂的重要性；传统药物剂型；新型给药系统。

了解：药剂学的历史发展；经典药剂学案例。

药剂学是药学学科中最早设立的二级学科之一，也是药学专业的核心课程，主要研究药物制剂的基本理论、处方设计、制备工艺、质量控制与合理应用等内容。药剂学的主要目的是通过制剂学的研究，将药物制成适宜的形式，使药物在体内发挥最佳的治疗作用，以便于疾病的预防、治疗和诊断。药剂学还需要考虑药物制剂在人体内的吸收、分布、代谢和排泄等过程，以便于确保药物的安全性、有效性、质量可控性。通过对药剂学课程的学习，不仅可培养学生剂型与制剂制备及质量控制等方面的基本理论、基本知识和技术，也可为今后从事药剂学工作，合理制药用药，保证用药安全，更好地为医药事业服务打下良好的基础。

## 第一节 药剂学的概念及发展简史

### 一、药剂学的基本概念

药剂学（pharmaceutics），即药物制剂学，是一门研究药物制剂剂型的基本理论、处方设计、制备工艺、质量控制和合理使用等内容的综合性应用技术科学，其宗旨是制备安全、有效、稳定、使用方便的药物制剂。任何药物在供临床使用前，均须制成适合于医疗或预防应用的给药形式，这种形式称为药物剂型（pharmaceutical dosage form），简称剂型，如片剂、胶囊剂、注射剂等。为满足不同人群和临床用药的需要，一种药物通常可以制备成多种剂型，而按照一定的剂型要求所制成的，可以最终提供给用药对象使用的具体药品则称为药物制剂（pharmaceutical preparation），简称制剂。在制剂中，除了具有活性成分的药物外，还包括其他成分，这些成分统称为辅料或赋形剂（excipient）。如在片剂中用到的填充剂、崩解剂、黏合剂、润滑剂等；在液体制剂中用到的溶媒、增溶剂、助悬剂、乳化剂和防腐剂等。

### 二、药剂学的发展简史

药剂学是一门有着悠久历史的学科，我国早在公元前 1766 年的商代，就已开始使用汤剂，并流传有“丸散膏丹，神仙难辨”的谚语，其中“丸散膏丹”指的就是不同的药物制剂剂型。在中国早期的医学和药学著作，如《针灸甲乙经》《伤寒论》《五十二病方》等著作中都有关于药物剂型和疗效关系的记载。宋代《太平惠民和剂局方》是我国现存最早的一部中成药制剂规范专著，也是全世界第一部由官方主持编撰的成药标准，全书共 10 卷，载方 788 首，所收方剂均是中医中药方剂。

西方药剂学发展最早的是埃及与巴比伦王国（今伊拉克地区），约公元前 1552 年的著作《伊伯氏纸草本》，记载有包括散剂、硬膏剂、丸剂和软膏剂等多种剂型。希腊人格林（Galen，公元 131～201 年）被认为是西方药剂学的鼻祖（与我国汉代张仲景同期），其著作中“格林制剂”（又称盖伦制剂）中记载有散剂、丸剂、溶液剂、浸膏剂和酒剂等。到了 19 世纪，随着科学与工业技术的迅速发展，药剂学进入了快速发展阶段。1847 年德国药师莫尔（Mohr）第一本药剂学教科书《药剂工艺学》的问世，宣告药剂学已经成为了一门独立的学科，自此药剂学开始从经验探索阶段步入了科学研究阶段，并随着与医药相关的各种基础理论科学的发展进入了高质量发展的快车道。

现代药物制剂的发展大致可分为 4 个时代。第一代制剂为普通制剂，如片剂、胶囊剂、注射剂等，迄今为止仍在广泛使用的制剂约 20 余种。第二代制剂为缓释、控释制剂，可实现药物的缓慢、非恒速或恒速释放，在较长时间内维持体内药物的有效浓度，减少了给药次数，包括胃内漂浮制剂、肠道释药的缓释制剂等。第三代制剂为靶向制剂，可使药物靶向聚集于特定的器官和细胞，从而提高疗效并降低全身不良反应的靶向给药系统。第四代制剂为智能给药系统（或自调式给药系统），由体内反馈情报靶向于细胞水平的给药系统，包括定位给药系统制剂、脉冲式给药系统制剂和自调式给药系统制剂。

近年来，得益于极短的研发周期和可观的经济效益，药物新剂型的研究开发已成为新药研发的重要方向。随着医药科技的发展，药物缓释和控释给药系统将逐步代替普通剂型，个体化的给药方式也将逐步实现。但由于疾病的复杂性及药物性质的多样性，必须不断开展药物制剂的研究与开发才能适应不同的临床需要，如治疗心血管疾病和癌症的药物都适宜制成缓控释制剂、胰岛素则更宜于制成自调式或脉冲式制剂等。尽管如此，由于第一代制剂具有成本低、价格便宜、使用方便、大众接受度高的特点，仍将是人们长期使用的主要制剂，但是其会不断与第三、四代的新剂型和新技术相结合，形成具有新内涵的给药系统。

# 第二节　药剂学主要内容

## 一、药物剂型与制剂的重要性

药物剂型和制剂设计是根据疾病防治、临床治疗需要和药物原料理化性质，确定药物的给药途径、剂型形式、处方组成、辅料选择、生产工艺、包装材料和产品规格等的过程。适宜的药物剂型不仅可最大限度地发挥药物疗效，还可最大限度地降低药物的不良反应。剂型和制剂技术的重要性主要包括以下几个方面。

### （一）改变药物的药效

某些药物改变剂型后作用性质可发生改变。例如，硫酸镁片剂口服可用作泻下药，而制成 5% 注射液静脉滴注后，则可抑制大脑中枢神经系统，发挥镇静和解痉作用。

### （二）改变药物的作用速率

不同的剂型可改变药物的作用速率，如注射剂、舌下片等，起效快，常用于急救；而缓释制剂、植入剂、透皮制剂等由于药物释放速率缓慢、持久，常用于慢性疾病或需长期用药的疾病治疗（如高血压、肿瘤等）。

### （三）降低药物不良反应

适宜的剂型可降低或消除药物的不良反应。例如，氨茶碱用于治疗支气管和心源性哮喘，静脉注射氨茶碱作用快、疗效好，但使用不当可引起心率加快等不良反应，若将其制成栓剂则可消除此不良反应。红霉素等大环内酯类抗生素对胃黏膜刺激性较大，如制成肠溶制剂则可减轻其对胃黏膜的刺激。

### （四）提高药物的稳定性

适当的剂型和制剂技术可提高药物的稳定性。例如，将对水溶液不稳定的药物（如甲氨蝶呤）

制成固体制剂；将对湿热不稳定的药物（如氯丙嗪）制成包衣制剂；把生物制品（如抗体药物和细胞因子等）制成冻干粉制剂等。

### （五）产生靶向作用

纳米球、纳米囊、脂质体等静脉注射后，具有被动靶向作用，可被单核巨噬细胞吞噬浓集于肝、脾等器官。微型乳剂注射后易浓集在淋巴系统，具有淋巴定向性；以二棕榈酰磷脂酰胆碱和甾葡糖苷制成的钙黄绿素多室脂质体，静脉注射后对肝实质细胞具有明显的靶向分布作用。

### （六）改善患者的依从性

普通片剂对于老年人、儿童及有吞咽困难的患者不宜吞服，若制成口服液、泡腾片、糖浆剂等，可大大提高患者服药的依从性。

因此，科学选择合理的药物剂型，可极大提高药物的有效性、安全性、稳定性和服药的依从性。

**知识链接　　抗肿瘤药缓控释制剂**

传统抗肿瘤药物具有半衰期短、全身不良反应大、患者依从性差等特点，将抗肿瘤药物制成缓控释制剂后可显著克服上述缺点，是目前抗肿瘤药物研究的重要方向。近年来已出现了多样化的抗肿瘤缓控释制剂药物，如纳米微粒、植入剂等制剂，并可通过不同途径进入体内。5-氟尿嘧啶是一种临床常见的抗肿瘤药物，目前主要用于食管癌、结直肠癌及胃癌等治疗，将其制成植入剂后，可实现每 10 天给药 1 次，大大提高了患者的依从性。顺铂类药物具有很好的抗癌活性，但其给药后具有肾毒性、消化道毒性、耳毒性和骨髓抑制等多种不良反应，将其制备成微球和乳剂等制剂后，通过植入及注射等给药途径，可发挥微球及乳剂的靶向功能，使其在肿瘤组织内富集，从而提高了肿瘤部位的药物浓度，不仅延长了作用时间，还大大减少了药物对全身其他部位的不良反应。

## 二、药物剂型的分类

药物剂型可按以下几种方法进行分类。

### （一）按物质形态分类

按药物剂型的物质形态分类，可分为表 7-1 中的类型。

**表 7-1　药物剂型按物质形态分类**

| 分类名称 | 剂型 |
|---|---|
| 固体制剂 | 片剂、胶囊剂、丸剂等 |
| 半固体制剂 | 软膏剂、糊剂、凝胶剂等 |
| 液体剂型 | 洗剂、溶液剂、注射剂等 |
| 气体制剂 | 气雾剂、喷雾剂等 |

### （二）按分散系统分类

根据药物剂型的分散系统特点，可分为表 7-2 中的类型。

表 7-2 药物剂型按分散系统分类

| 分类名称 | 特点 | 剂型 |
|---|---|---|
| 溶液型 | 药物在分散介质中形成均匀分散系统的液体制剂，其中药物以分子或离子状态存在，直径小于 1nm | 糖浆、溶液剂、注射剂等 |
| 胶体溶液型 | 以高分子分散在分散介质中形成的均匀分散体系（质点直径在 1～100nm） | 胶浆剂、溶胶剂、涂膜剂等 |
| 乳状液型 | 液体分散相分散在液体分散介质中，形成不均匀分散系统的液体制剂，分散相直径在 0.1～50μm | 乳剂、微乳、亚微乳等 |
| 混悬液型 | 固体药物分散在液体分散介质组成不均匀分散系统的液体制剂，分散相直径在 0.1～50μm | 洗剂、混悬剂、混悬软膏剂和混悬滴剂等 |
| 气体分散型 | 液体或固体药物分散在气体分散介质中，形成不均匀分散系统的制剂 | 气雾剂、喷雾剂等 |
| 固体分散型 | 药物与辅料混合呈固态的制剂 | 散剂、丸剂和片剂等 |
| 微粒型 | 药物与辅料经一定的方法处理后，形成的微米级或纳米级微粒剂型 | 微囊、微球、纳米球和纳米脂质体等 |

### （三）按给药途径分类

该分类方法，将给药途径相同的剂型作为一类，与临床使用密切相关，可分为表 7-3 中的类型。

表 7-3 药物剂型按给药途径分类

| 分类名称 | 特点 | 剂型 |
|---|---|---|
| 胃肠道给药 | 口服用后进入胃肠道，经吸收后发挥局部或全身作用。易受胃肠道中的酸或酶破坏的药物一般不能采用该剂型 | 溶液剂、糖浆剂、混悬剂、散剂、片剂和胶囊剂等 |
| 注射给药 | 注射剂属无菌制剂，具有药物吸收快、生物利用度高、药量准确等优点，存在组织损伤、疼痛、潜在并发症等缺点 | 静脉、肌内、皮下、皮内和穴位注射剂等 |
| 呼吸道给药 | 通过鼻腔、气管、肺部等部位给药，可发挥局部或全身治疗作用 | 喷雾剂、吸入气雾剂、吸入粉雾剂等 |
| 皮肤给药 | 可发挥局部作用，治疗皮肤局部的过敏、感染等；也通过经皮给药制剂，使药物进入体内，发挥全身治疗作用 | 外用溶液剂、洗剂、搽剂、糊剂、贴剂及软膏剂等 |
| 黏膜给药 | 药物与适宜的载体材料制成供黏膜部位给药的制剂，可避免首过效应，提高药物的生物利用度 | 滴眼剂、含漱剂、膜剂和贴剂等 |

## 三、传统药物剂型

### （一）固体制剂

**1. 片剂** 片剂（tablet）系指药物与适宜辅料混匀压制而成的圆形或异型片状的固体制剂，是临床上应用最广泛的重要剂型之一。片剂技术自 20 世纪 30 年代起先后经历了片剂硬度、崩解度和脆度的测定，到 60 年代后普及了溶出度和生物利用度的概念。近年来，片剂新理论、新机制、新辅料的研究，促进了流化喷雾制粒机、全自动高速压片机等新设备的应用，制备出了外形各异，用法、用途不同的多种类型片剂，可充分满足临床的实际需要。片剂可分为口服用、口腔用、皮下用和外用等多种类型。临床上常见的片剂有复方乙酰水杨酸肠溶片、硝酸甘油片、复方甘草片、多潘立酮口腔崩解片等。

在片剂的生产过程中，除了主药成分外，还需加入适当的辅料才能制成合格的片剂。片剂辅料是指主药以外的一切物料的总称，亦称赋形剂。辅料具有填充、稀释、黏合、崩解、润滑等作用，是构成片剂必不可少的成分。填充剂或稀释剂的主要作用是用来填充片剂的重量或体积，从而便于压片；黏合剂可使黏性不足的药物聚集成颗粒，利于压片；崩解剂的加入可促进片剂在胃肠道中迅速脆裂成小颗粒，促进药物的吸收；润滑剂可减小物料之间的摩擦力，保证物料填充的均匀性，促进压片时应力分布均匀，防止裂片。为了改善片剂的外观和口味，还可加入着色剂、甜味剂和芳香剂等辅料。片剂的制备方法主要包括湿法制粒压片、干法制粒压片、粉末直接压片和半干式颗粒压片，其中湿法制粒压片法应用较为广泛（图 7-1）。

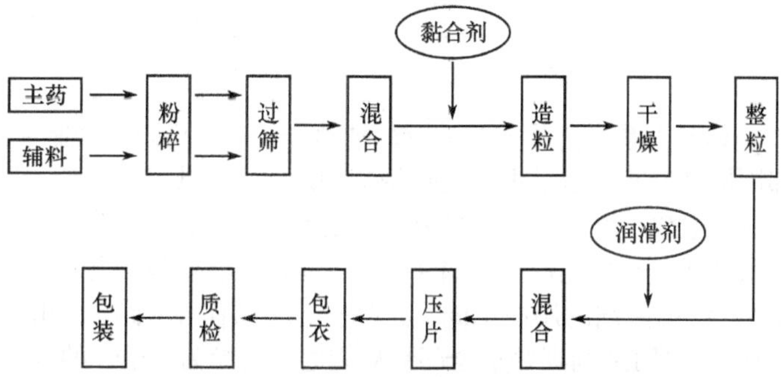


图 7-1 湿法制粒压片法的工艺流程图

**知识链接** **崩 解 片**

在固体制剂的研究中，各种新型固体速释与速效制剂已逐渐成为近几年片剂研究与开发的热点，特别是口腔崩解片。口腔崩解片（orally disintegrating tablet，ODT）又称口崩片，系指不需用水或咀嚼，遇唾液就能迅速溶解或崩解入胃起效的片剂。口崩片要求在口腔内迅速崩解或溶解、口感良好、容易吞咽，对口腔黏膜无刺激性，其装载的药物主要通过肠道黏膜吸收，部分药物也可通过口腔黏膜吸收，具有起效迅速、吸收快和生物利用度高等优点，因此特别适合儿童、老年人、患有精神疾病，以及吞咽困难不愿配合的患者和需在特殊环境作业的人员服用。20 世纪 70 年代，英国惠氏公司和谢勒公司以冷冻干燥法制备了首个口腔速溶片 Zydis（昂丹司琼片），能在少量水或舌上，10s 内崩解。经过多年实践，目前应用于制备口腔崩解片的制备技术与方法层出不穷，在生产应用中已十分成熟。近年来，随着国内外新药研发数量的激增，越来越多的药物被研发为口腔崩解片。目前，国外口崩片相关上市品种已达到 60 多种，我国也有包括盐酸多奈哌齐口腔崩解片（2015）和奥氮平口崩片（2018）等 30 余个相关品种批准上市。

**2. 胶囊剂** 胶囊剂（capsule）系指药物和适宜辅料填装于空心硬胶囊或密于软质囊材中的固体制剂，分为硬胶囊、软胶囊、缓释胶囊、控释胶囊和肠溶胶囊，主要供口服用。硬胶囊剂的发展得益于全自动胶囊填充机的问世。目前，在世界各国药典中收载的胶囊品种仅次于片剂和注射剂。空胶囊一般以明胶为原料制成，也可加入甲基纤维素等高分子材料来改变胶囊剂的溶解度或产生肠溶性。临床上常见的胶囊剂如阿莫西林胶囊、奥美拉唑肠溶胶囊、鱼肝油软胶囊等。

胶囊剂可掩盖药物的不良嗅味，避免水、氧气、光线等因素的影响，提高药物的稳定性；药物在胶囊壳内处于分散状态，进入体内后易于溶出和吸收，起效一般快于片剂；含油的药物或液态药物，可以制备成软胶囊剂，有利于药物的稳定和服用方便；可将药物制备成缓释颗粒装入胶囊从而延长作用时间，也可以将药物制成肠溶胶囊实现肠道靶向。胶囊剂的囊材主要由明胶构成，既具有水溶性，又具有脆性，若填充的药物是水溶液会使囊壁融化，填充风化性药物会使囊壁软化，填充吸湿性很强的药物会使囊壁干燥变脆，因此上述药物一般不宜制成胶囊剂。由于胶囊壳融化后，可导致药物局部高浓度，故刺激性大的药物也不宜制成胶囊剂。硬胶囊剂的制备一般包括空胶囊制备、物料填充、封口等工艺过程（图 7-2）。

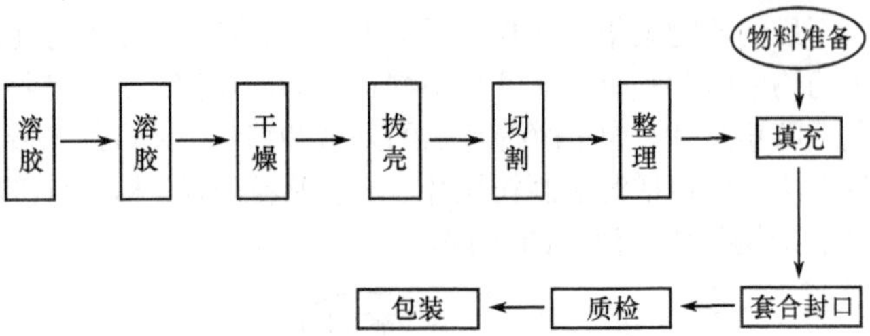


图 7-2 胶囊的制备工艺流程

**3. 散剂** 散剂（powder）系指药物或与适宜的辅料经粉碎、均匀混合制成的干燥粉末状制剂，分为口服散剂和局部用散剂。散剂是最古老的传统剂型之一，古代《伤寒论》《名医别录》《神农本草经》中均有大量散剂的记载。散剂具有容易分散、比表面积大、药物溶出和起效迅速等特点，不仅可直接用于患者，也可制备成其他剂型，如片剂、胶囊剂、混悬剂和丸剂等，其基本操作技术包括粉碎、过筛和混合等。根据散剂的用途不同，其粒径要求也有所不同，一般散剂要求能通过孔径为 125μm 的 6 号药典筛，眼用制剂则要求全部颗粒能通过孔径为 75μm 的 9 号药典筛。由于散剂易制备、剂量可调、运输方便，对外伤可起到保护、促进凝血和伤口愈合的作用，也常用于儿童药物制剂，但刺激性较强、易吸湿、遇光和热不稳定的药物一般不宜制成散剂。临床上常见的散剂有蒙脱石散、益元散和硫酸阿托品散等。

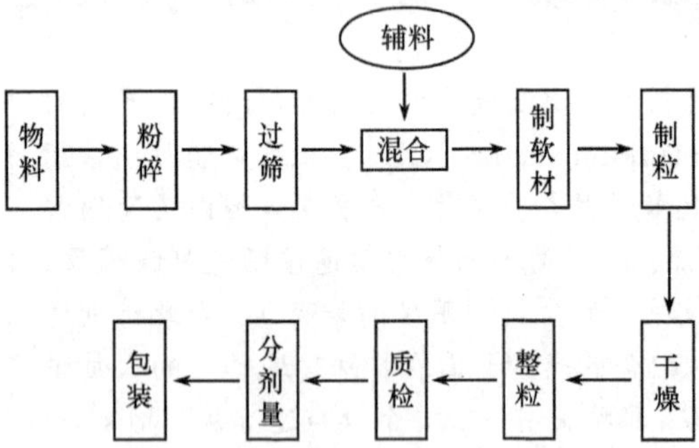


图 7-3 颗粒剂的制备工艺流程

**4. 颗粒剂** 颗粒剂（granule）系指药物与适宜辅料制成的具有一定粒度的干燥颗粒状制剂。颗粒剂可分为可溶颗粒、泡腾颗粒、肠溶颗粒、缓释颗粒和控释颗粒等。颗粒剂是以汤剂、散剂、糖浆剂等为基础发展起来的，与散剂比较，其分散性、附着性、聚集性、吸湿性均较小，剂量调整方便，既可直接吞服，又可溶解于水中服用，其制备方法与片剂湿法制粒原理基本相同（图 7-3）。临床上常见的颗粒剂有板蓝根颗粒剂、阿莫西林颗粒剂等。

**5. 丸剂** 丸剂（pill）系指药物细粉或药材提取物加适宜的黏合剂辅料制成的球形或类球形制剂，分为蜜丸、水丸、水蜜丸、糊丸和浓缩丸等类型。丸剂作用持久，便于携带，可掩盖药物的不良嗅味，以及延缓毒性和刺激性药物的吸收。随着制剂技术的进步，出现了浓缩丸、滴丸、微丸等新型丸剂，具有药物稳定、服用量小、疗效较好的优点。其中滴丸剂系指固体或液体药物与基质熔化混匀后，滴入互不相溶的冷凝液中，收缩而成的圆形丸状制剂，常用于口服，是一种固体分散体。临床上常见的丸剂有复方丹参滴丸、芸香油滴丸和布洛芬滴丸等。

**知识链接** **复方丹参滴丸**

在临床应用中，中药对某些疾病具有西药不可代替的治疗效果。中药质量的不稳定与中药质量标准化的困难是中药难以走向世界的关键问题。复方丹参滴丸由丹参、三七、冰片三味药组成，具有活血化瘀之功效，主要应用于冠心病、心绞痛等的治疗。该药于 1993 年获得了国家新药证书和生产文号（Z10950111），1996 年我国启动“九五”中药现代化科技产业行动计划时力争推动复方丹参滴丸进入国际市场，1997 年正式通过美国 FDA 的新药临床研究审评，直接进入Ⅱ、Ⅲ期临床试验。美国 FDA 根据 1993 年政府颁布的《食用补充品预告管理法》，将草药等列入食品添加剂加以管理。由于美国 FDA 对食品添加剂的安全性要求较高，实际上增加了草药制品进入美国市场的难度。目前，美国 FDA 已不再要求中草药产品是已知结构的单体纯品，可以是成分固定、疗效稳定、安全可靠的混合物。复方丹参滴丸已成为推动中草药剂走向国际市场的突破口，具有以下特点：①组方简单，只有丹参、三七、冰片3味药。②具有扩张冠状动脉血管、增加冠状动脉血流量、舒张血管平滑肌、降血脂和抗衰老等疗效。③制剂工艺比较先进，其主要有效成分为水溶性丹参素；方中单位中药的化学成分基本清楚，无有毒成分，易于进行质量控制和稳定性研究。

## （二）半固体制剂

**1. 软膏剂** 软膏剂（ointment）系指药物与油性或水性基质均匀混合制成的均匀半固体外用制剂。软膏剂按分散系统可以分为溶液型、混悬型和乳剂型，其基质是形成软膏的重要组成部分。软膏剂主要采用研合法、熔合法和乳化法制备。为了保持软膏剂的稳定，还常加入抗氧剂、防腐剂等以防止药物及基质的变质。软膏剂具有热敏性和触变性。热敏性反映遇热融化而流动，触变性则反映为施加外力时黏度降低、静止时黏度升高，这些性质可以使软膏剂能在长时间内紧贴、黏附或铺展在用药部位。软膏剂的药物主要用于局部疾病的治疗，如抗感染、镇痛和麻醉等，也可以进入血液循环发挥全身治疗作用。临床上常见的软膏剂有醋酸地塞米松软膏、复方酮康唑软膏、达克罗宁乳膏等。

**2. 眼膏剂** 眼膏剂（eye ointment）系指供眼用的灭菌软膏。由于用于眼部，眼膏剂中药物必须极细，基质必须纯净，易涂布于眼部，对眼部无刺激性，无细菌污染。为保证药效持久，常用凡士林、液体石蜡与羊毛脂等混合油性基质，并根据气温适当增减液体石蜡的用量。用于眼部手术或创伤的眼膏剂应灭菌或无菌操作，且不得添加抑菌剂或抗氧剂。眼膏剂的制备与一般软膏剂制法基本相同，但须在净化条件下进行，如在净化操作室或操作台中配制。所用基质、药物、器械与包装容器等均应严格灭菌，以避免污染微生物而致眼睛感染的危险。临床上常见的眼膏剂有红霉素眼膏、氧氟沙星眼膏等。

**3. 凝胶剂** 凝胶剂（gel）系指药物与适宜的辅料制成均匀或混悬的透明或半透明的半固体制剂，供内服或外用。凝胶剂有单相凝胶和双相凝胶之分，单相凝胶又分为水溶性凝胶和油溶性凝胶。水溶性凝胶的基质一般由明胶、淀粉、纤维素衍生物和海藻酸钠等加水、甘油或丙二醇制成；油溶性凝胶的基质由液体石蜡、聚氧乙烯、脂肪油、胶体硅、铝皂和锌皂构成。在临床上应用较多的是以水凝胶为基质的凝胶剂，其基质大多在水中溶胀而不溶解，一般易涂展和洗除，无油腻感，能吸收组织渗出液，不妨碍皮肤正常功能，还由于黏滞度较小而利于药物的释放，特别是水溶性药物。但水溶性基质润滑作用较差，易失水和霉变，常需添加保湿剂和防腐剂，且量较其他基质大。双相凝胶是由小分子无机药物胶体小粒以网状结构存在于液体中，具有触变性。

**4. 栓剂** 栓剂（suppository）系指药物和适宜基质制成的具有一定形状供人体腔道内给药的固体制剂，常温下为固体，塞入人体腔道后在体温下迅速软化，熔融或溶解于分泌液，逐渐释放药物而起效。常用的栓剂有直肠栓和阴道栓，前者的形状有圆锥形、圆柱形、鱼雷形等，后者的形状有球形、卵形、鸭嘴形等。栓剂作为肛门、阴道等部位给药主要以局部作用为主，如收敛、抗菌、杀虫、局麻等作用，也可通过直肠给药而发挥全身治疗作用，可避免肝脏的首过效应。栓剂的制备方法有冷压法和热熔法（图7-4）。目前，工业生产中常采用自动化栓剂灌装机，可自动完成全部工序；其壳材采用塑料或铝箔，既可作为模具又可作为包装材料，其存储不用冷藏，即使高温导致栓剂融化，待冷却后又可恢复原来形状。临床上常见的栓剂有对乙酰氨基酚栓、呋喃西林栓等。

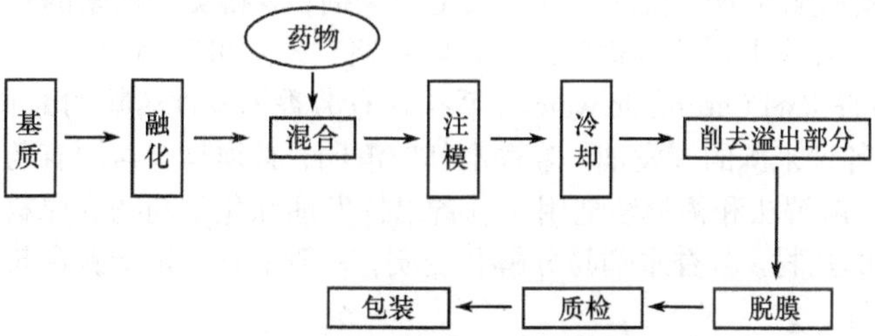


图7-4 栓剂的制备工艺流程

## （三）液体制剂

液体制剂（liquid preparation）系指药物分散在适宜的分散介质中制成的液体分散体系，可供内服或外用。液体制剂的品种多，临床应用广泛。液体制剂的理化性质、稳定性、药效，甚至毒性等均与药物粒子分散度的大小有密切关系。药物以分子状态分散在介质中，可形成均相液体制剂，如溶液剂、高分子溶液剂等；以微粒状态分散在介质中，形成非均相液体制剂，如溶胶剂、乳剂、混悬剂等。其中，均相液体制剂应是澄明溶液；非均相液体制剂的药物粒子应分散均匀，浓度准确。口服液体制剂应外观良好，口感适宜；外用的液体制剂应无刺激性；液体制剂应有一定的防腐能力，保存和使用过程不应发生霉变；包装容器适宜，方便患者携带、利用。液体制剂可以按照分散系统分类（表 7-4），也可以按照给药途径分类（表 7-5）。

**表 7-4 液体制剂按分散系统分类**

| 类别 | 剂型 | 特点 |
|---|---|---|
| 均相液体制剂 | 低分子溶液剂 | 由低分子药物分散在分散介质中所形成 |
| | 高分子溶液剂 | 由高分子化合物分散在分散介质中所形成 |
| | 溶胶剂 | 由多分子聚集体分散在液体中形成的胶体分散体系 |
| 非均相液体制剂 | 乳剂 | 由不溶性液体药物分散在分散介质中形成的不均匀分散体系 |
| | 混悬剂 | 由不溶性固体药物以微粒状态分散在分散介质中形成的不均匀分散体系 |

**表 7-5 液体制剂按给药途径分类**

| 类别 | 品种 |
|---|---|
| 内服液体制剂 | 合剂、糖浆剂、乳剂、混悬液、滴剂等 |
| 外用液体制剂 | |
| 皮肤用 | 洗剂、搽剂等 |
| 五官科用 | 洗耳剂、滴耳剂、滴鼻剂、含漱剂等 |
| 直肠、阴道、尿道用 | 灌肠剂、灌洗剂等 |

**1. 溶液剂** 溶液剂（solution）系指药物溶解于溶剂中所形成的澄明液体制剂。溶液剂的溶质常为低分子质量的不挥发性药物，溶剂可以为水、乙醇、甘油或植物油等液体，也可根据具体需要加入助溶剂、抗氧剂、矫味剂等附加剂。溶液剂中药物分散度大，与机体的接触面大，吸收快，作用迅速，但由于其分散度大，久储易腐败变质。溶液剂可用溶解法和稀释法进行制备。其中，对于易氧化的药物，宜将溶剂加热放冷后再溶解药物，同时应加一定量的抗氧剂，以减少药物氧化损失；对易挥发性药物应在最后加入，减少在制备过程中的损失；难溶性药物可加入适宜的助溶剂或增溶剂促进溶解。临床上常见的溶液剂有氯化钠溶液、葡萄糖溶液、复方碘溶液等。

**2. 糖浆剂** 糖浆剂（syrup）系指含有药物或芳香物质的浓蔗糖水溶液。由于其蔗糖浓度高，渗透压大，因此可抑制微生物生长，发挥一定的防腐作用，但低浓度糖浆剂也易被微生物污染，需添加防腐剂。糖浆剂的甜味可掩盖药物的异常气味，常用于儿童药物。对于糖尿病等特殊疾病的药物，可用甲基纤维素等代替蔗糖，再加入一些人工甜味剂，获得类似糖浆的黏度和口感。糖浆剂可用热溶或冷溶法制备。临床上常见的糖浆剂有止咳糖浆、磷酸可待因糖浆等。

**3. 芳香水剂** 芳香水剂（aromatic water）系指含有芳香挥发性药物的饱和或近饱和的水溶液。芳香挥发性药物多为各种来源的挥发油。芳香水剂应澄明，必须具有与原有药物相同的气味，不得有异臭、沉淀和杂质。溶解法和稀释法适用于制备以挥发油和化学药物为原料的芳香水剂，蒸馏法适用于含挥发油成分的药材。芳香水剂易分解和变质，一般不宜大量配置和长期存储。临床上常见的芳香水剂有薄荷水等。

**4. 高分子溶液剂** 高分子溶液剂（polymer solution）系指高分子化合物溶解于溶剂中制成的均匀

分散的液体制剂。其分散介质主要为水，其分散相尺寸在 1～100nm，属于胶体分散体系，为热力学稳定体系。高分子分散相可与药物结合，使药物稳定，减少不良反应。高分子化合物解离后，常带有电荷，其稳定性与溶液 pH 值和水化作用有关，加入电解质或相反电荷的物质时，可导致其聚结沉淀。不同高分子化合物溶解的条件不同，胃蛋白酶溶胀和溶解都很迅速；淀粉遇水立即膨胀，但需要加热至 60～70℃才能完全溶解在水中，形成淀粉浆。临床上常见的高分子溶液剂有胃蛋白酶合剂等。

**5. 溶胶剂** 溶胶剂（sol）系指固体药物微细粒子分散在水中形成的非均匀状态的液体分散体系，又称疏水胶体溶液。溶胶剂中分散的微细粒子在 1～100nm，胶粒是多分子聚集体，有极大的分散度，属热力学不稳定体系。目前溶胶剂很少使用，但它们的性质对药剂学却十分重要。溶胶剂对带相反电荷的溶胶以及电解质十分敏感，将带相反电荷的溶胶或电解质加入到溶胶剂中，由于电荷被中和，同时又减少了水化层，因此可使溶胶剂聚结进而沉降。临床上常见的溶胶剂有胶体金等。

**6. 乳剂** 乳剂（emulsion）系指互不相溶的两种液体混合，其中一相液体以液滴状态分散于另一种液体中形成的非均相液体分散体系。形成液滴的液体称为分散相、内相或非连续相；另一液体则称为分散介质、外相或连续相。乳剂由水相（W）、油相（O）和乳化剂组成，三者缺一不可。根据乳化剂的种类、性质及相体积比（φ）形成水包油（O/W）或油包水（W/O）型，也可制备成复乳（multiple emulsion），如 W/O/W 或 O/W/O 型。根据液滴的大小，乳剂可分为普通乳、亚微乳、纳米乳。乳剂中液滴的分散度很大，药物吸收和药效的发挥很快，生物利用度高；油性药物制成乳剂能保证剂量准确，而且使用方便；水包油型乳剂可掩盖药物的不良臭味，并可加入矫味剂；外用乳剂能改善对皮肤、黏膜的渗透性，减少刺激性；静脉注射乳剂注射后分布较快、药效高、具有靶向性。乳剂的制备有干胶法、湿胶法和新生皂化法等多种方法（图 7-5）。乳化剂是形成乳剂的关键，其被吸附在两相界面，降低了界面的表面张力，促进了乳剂的形成和稳定。常见的乳化剂有表面活性剂、固体粉末和辅助乳化剂等。混合乳化剂的使用，可改善乳化剂的亲水亲油性，具有更好的适应性。临床上的常见乳剂有鱼肝油乳、石灰搽剂等。

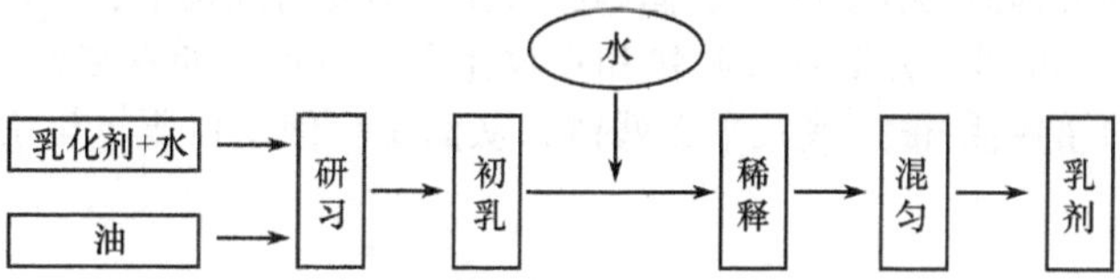

图 7-5 湿胶法制备乳剂的工艺流程图

**7. 混悬剂** 混悬剂（suspension）系指难溶性固体药物以微粒状态分散于分散介质中形成的非均匀的液体制剂，属于热力学不稳定的粗分散体系。混悬剂中药物微粒一般在 0.5～10μm，所用分散介质大多数为水，也可用植物油。大多数混悬剂为液体制剂，但也有干混悬剂，它是按混悬剂的要求将药物用适宜方法制成粉末状或颗粒状制剂，可解决混悬剂在保存过程中的稳定性问题。药物可考虑制成混悬剂的情况包括难溶性药物需制成液体制剂时；药物剂量超过溶解度而不能以溶液剂形式应用时；两种溶液混合时药物溶解度降低而致药物析出时；为使药物产生缓释作用。但为了安全起见，毒、剧药物或剂量小的药物不应制成混悬剂。合剂、搽剂、滴眼剂、气雾剂和软膏剂等都有混悬剂存在，临床上常见的混悬剂有复方硫黄洗剂、布洛芬混悬剂等。

## 第三节 药剂学案例分析

### 一、普 通 片 剂

**复方阿司匹林片**

**【处方】** 阿司匹林 268g　　对乙酰氨基酚 136g　　咖啡因 33.4g

淀粉 266g　　淀粉浆（15%～17%）适量　　滑石粉（5%）25g
轻质液体石蜡 2.5g　　酒石酸 2.7g
制备成 1000 片

【注释】 将咖啡因、对乙酰氨基酚与 1/3 量的淀粉混匀，加淀粉浆（15%～17%）制软材 10～15min，过 14 目或 16 目尼龙筛制湿颗粒，于 70℃干燥后，过 12 目尼龙筛整粒，然后将此颗粒与阿司匹林混合均匀，最后剩余的淀粉及吸附有液体石蜡的滑石粉共同混匀后，再过 12 目尼龙筛，颗粒经含量测定合格后，压片即得。由于阿司匹林的熔点为 133℃，在压缩时有熔融和再结晶现象，且本方中 3 种主药混合制粒干燥时会产生低共熔现象，故采用分开制粒的方法。为防止阿司匹林水解，最后在颗粒分别干燥后再混合压片。阿司匹林的水解受金属离子的催化，因此必须采用尼龙筛网制粒，同时不得使用硬脂酸镁，因而采用 5%的滑石粉和少量液体石蜡混合物作为润滑剂。由于阿司匹林可压性极差，故以较高浓度淀粉浆（15%～17%）为黏合剂。阿司匹林有一定的疏水性，必要时可加入一定的表面活性剂，如吐温-80 等，以加快其崩解和溶出。

## 二、分 散 片

### 青霉素 V 钾分散片

【处方】 青霉素 V 钾 100g　　羧甲基淀粉钠 20g
微晶纤维素 28g　　10%聚乙烯吡咯烷酮　适量
甘露醇　适量　　滑石粉　适量
制备成 1000 片

【注释】 称取 100g 青霉素 V 钾、崩解剂和溶胀性辅料，粉碎后分别过 100 目筛，混匀，加入适量甘露醇和滑石粉，以 10%聚乙烯吡咯烷酮为黏合剂，湿法制粒，压片即得。经药动学试验证实，该分散片较普通片体外溶出速率大，体内吸收快，达峰时间提前，生物利用度提高。将青霉素 V 钾制备成分散片，可利用分散片吸收快和吸收完全的特点，使青霉素 V 钾在肠道上部就吸收完全，使其在肠道下部残留很少或几乎无残留，从而减少使用口服抗生素常导致“二重感染”的可能。

## 三、肠 溶 片

### 阿司匹林肠溶片

**1. 片芯处方**

【处方】 乙酰水杨酸 60g　　淀粉 6g　　柠檬酸　适量
10%淀粉浆　适量　　滑石粉 5%
制备成 600 片

**2. 包衣液处方**

【处方】 丙烯酸树脂Ⅲ号 2500g　　95%乙醇 3500g　　邻苯二甲酸二乙酯 500g
蓖麻油 750g　　吐温-80 350g

【注释】 乙酰水杨酸置粉碎机中粉碎，过 80 目筛，称取 60g，再称取 6g 淀粉，混匀，逐量加入 10%淀粉浆作黏合剂制软材，过 20 目筛制粒，将湿颗粒置干燥器于 40～60℃干燥，过 20 目筛整粒，称干颗粒重量，加入颗粒量 5%的滑石粉混匀，压片。称适量阿司匹林片芯置包衣锅中滚转，用电吹风预热直到片温达到 40～60℃，调节气压，使喷枪喷出雾状，再调好输液速度即可开启包衣锅，间歇喷入包衣液，片温始终保持在 33～37℃，如此反复操作至包衣完成。包衣过程中，包衣液始终保持搅拌状态，喷入包衣液直到片面色泽均匀一致，停止包衣。

## 四、泡 腾 片

### 阿司匹林泡腾片

【处方】 阿司匹林 100g　　碳酸氢钠 175g
柠檬酸 87.5g　　酒石酸 87.5g
胶体二氧化硅 5g　　橘子香精 5g
玉米淀粉 20g　　聚维酮 20g
制备成 1000 片

【注释】 将酸源（柠檬酸、酒石酸）和碱源（碳酸氢钠）分别与半处方量的阿司匹林及其余辅料混合均匀，加黏合剂，制备软材，制成颗粒。再加润滑剂混合，在干燥环境中压片，制备得到泡腾片。其中，以柠檬酸、酒石酸（1∶1）为酸源，碳酸氢钠为碳源。柠檬酸易溶于水，口感好，酸度好；酒石酸吸湿性较小，酸度较柠檬酸强，泡腾力度大；玉米淀粉为填充剂，不溶于水和乙醇，与大多数药物不起作用，遇水膨胀；二氧化硅为混悬剂，发挥抗聚集、混悬及消泡作用；聚维酮为黏合剂，具有很好的溶解性、成膜性和分散稳定性；黏合剂的溶媒可以用非水溶剂无水乙醇。

## 五、栓　　剂

### 阿司匹林栓

【处方】 乙酰水杨酸 6g　　半合成脂肪酸甘油酯 12g
制成栓剂 10 枚

【注释】 称取乙酰水杨酸粉末 6g 研细，过 100 目筛，置小研钵中；另取半合成脂肪酸甘油酯 12g 置蒸发皿中，于水浴上加热，等 2/3 基质熔化后停止加热，搅拌使全熔；分次加至研钵中与乙酰水杨酸粉末混匀；倾入涂有润滑剂的栓模中，迅速冷却固化，削去溢出部分，脱模，得完整的含药栓 10 枚，称重。

## 六、溶 液 剂

### 藿香正气口服液

【处方】 苍术 160g　　陈皮 160g　　厚朴（姜制）160g
白芷 240g　　茯苓 240g　　大腹皮 240g
生半夏 160g　　甘草浸膏 20g　　广藿香油 1.6ml
紫苏叶油 0.8ml　　加水使全量成 2050ml

【注释】 厚朴加 60%乙醇加热回流 1h，取乙醇液备用；苍术、陈皮、白芷加水蒸馏，收集蒸馏液，蒸馏后的水溶液滤过，备用；大腹皮加水煎煮 2 次，滤过；茯苓加水煮沸后于 80℃温浸 2 次，滤过；生半夏用水泡至透心后，另加干姜 13.5g，加水煎煮 2 次，滤过。合并上述各滤液，浓缩至适量，加入甘草浸膏，混匀，加乙醇使沉淀，滤过，滤液与厚朴乙醇提取液合并，回收乙醇，加入广藿香油、紫苏叶油及上述蒸馏液，混匀，加水使全量成 2050ml，用氢氧化钠溶液调节 pH 值至 5.8～6.2，静置，滤过，灌装，灭菌，即得。

# 第四节　药剂学研究新进展

随着科学技术的发展和生活水平的提高，普通的片剂等已很难满足高效、低毒、缓释和靶向释药等多方面的实际要求。因此，应用现代技术研究、设计和开发药物新剂型及新制剂已成为药剂学研究的核心内容，尤其是新型药物传递系统（drug delivery system，DDS）的出现。新型制剂的发展不仅可以减少患者的服药次数，还可达到靶向作用，对于提高药物治疗效果、降低药物不良反应等具有重要的临床意义。

## 一、缓控释给药系统

缓释制剂（sustained release preparation）系指用药后能在较长时间内持续释放药物以达到长效作用的制剂。对于注射型制剂，药物释放可持续数天至数月。控释制剂（controlled release preparation）系指药物能在预定的时间内自动以预定速度释放，使血药浓度长时间恒定维持在有效浓度范围的制剂。

缓释、控释制剂的主要应用主要涉及以下几方面。

### （一）针对半衰期短或需要频繁给药的药物，减少给药次数

如普通制剂每天 3 次，制成缓控释制剂后可改为每天 1 次，大大提高了患者服药的顺应性，尤为适宜需长期服药的慢性疾病患者，如心血管疾病、高血压等。

### （二）使血药浓度平稳，降低药物的不良反应

特别对于治疗指数较窄的药物。例如，用普通制剂要求每 3h 给药 1 次，一天要服 8 次才能避免血药浓度过高或过低，这显然是不现实的，若制成缓控释制剂，可每 12h 服 1 次，也能保证用药的安全性和有效性。

### （三）减少用药的总剂量，用最小剂量达到最大药效

对于口服缓释制剂，一般要求在整个消化道都有药物吸收，因此具有特定吸收部位的药物，如维生素 $B_2$，制成口服缓释制剂的效果不佳。对于溶解度极差的药物制剂制成缓释制剂也不一定有利。

缓释、控释制剂也有不足之处：①在临床应用中对剂量调节的灵活性降低，如果遇到某种情况（如出现较大副反应），往往不能立刻停止治疗；②当药物在疾病状态的体内动力学特性有所改变时，不能灵活调节给药方案；③价格昂贵。

## 二、靶向给药系统

靶向给药系统（targeting drug system，TDS）又称靶向制剂，系指载体将药物通过局部给药或全身血液循环而选择性地浓集在特定靶组织、靶器官、靶细胞或细胞内结构的给药系统，其概念由 Ehrlich P 在 1906 年提出。由于长期对疾病认识的局限性和未能在细胞水平及分子水平上了解药物的作用，以及靶向制剂的材料和制备方面的困难，直到分子生物学、细胞生物学和材料科学等方面有了飞速进步，才给靶向制剂的发展开辟了新天地。

普通药物制剂通常缺乏足够的选择性，但若提高给药剂量，又会增大药物的不良反应。特别是对于细胞毒类的抗癌药物，在杀灭癌细胞的同时也会损伤正常细胞。因此将药物制成能到达靶区的靶向制剂，就可以提高药效，降低不良反应，提高药品的安全性、有效性、可靠性和患者的顺应性。同时，靶向制剂还可以解决药物给药时面临的以下问题：①稳定性低或溶解度小；②生物利用度低或生物学性质不稳定性；③半衰期短和分布面广而缺乏特异性；④临床方面的治疗指数（中毒剂量和治疗剂量之比）低和生理屏障、细胞屏障等。

靶向制剂不仅要求药物选择性地到达特定部位的靶组织、靶器官、靶细胞，甚至细胞内的结构，而且要求有一定浓度的药物滞留时间，以便发挥药效，而载体应无遗留的不良反应。成功的靶向制剂应具备定位浓集、控制释药以及无毒可生物降解 3 个要素。靶向制剂的载体包括大分子连接物和微粒给药系统，其中微粒给药系统包括脂质体、聚合物纳米粒等，是当前靶向制剂研究的热点。

靶向制剂依据靶向到达的部位可分为三级：第一级指到达特定的靶组织或靶器官；第二级指到达特定的细胞；第三级指到达细胞内的特定部位。从方法上，靶向制剂主要分为被动靶向制剂、主动靶向制剂和物理化学靶向制剂 3 类。

### （一）被动靶向制剂

被动靶向制剂（passive targeting preparation）即自然靶向制剂。载药微粒被单核巨噬细胞系统的巨噬细胞摄取，通过正常生理过程运送至肝、脾等器官。被动靶向的微粒经静脉注射后，在体内的分布首先取决于微粒的粒径大小，如粒径在 2.5～10μm 时，大部分积集于巨噬细胞，而小于 7μm 时一般被肝、脾中的巨噬细胞摄取。除粒径外，电荷等微粒表面性质对分布也起着重要作用，它们决定了吸附调理素的种类及其吸附的程度，也就决定了吞噬的途径和机制。

### （二）主动靶向制剂

主动靶向制剂（active targeting preparation）是用修饰的药物载体作为“导弹”，将药物定向地运送到靶区浓集发挥药效。如载药微粒经表面修饰后，不再被巨噬细胞识别，或因连接有特定配体可与靶细胞的受体结合，或连接单克隆抗体成为免疫微粒等而避免巨噬细胞的摄取，防止在肝内浓集，改变微粒在体内的自然分布而到达特定的靶部位。如果微粒要通过主动靶向到达靶部位而不被毛细血管截留，通常粒径不应大于 4μm。

### （三）物理化学靶向制剂

物理化学靶向制剂（physical and chemical targeting preparation）是应用某些物理化学方法使靶向制剂在特定部位发挥药效。如应用磁性材料与药物制成磁导向制剂，在足够强的体外磁场引导下，通过血管到达并定位于特定靶区；或使用对温度敏感的载体制成热敏感制剂，在热疗的局部作用下，使热敏感制剂在靶区释药；也可利用对 pH 敏感的载体制备 pH 敏感制剂，使药物在特定的 pH 靶区内释药。

## 三、黏膜给药系统

黏膜给药系统（mucosal drug delivery system）系指将药物与适宜的载体材料制成供人体腔道黏膜部位给药，起局部作用或转运进入人体血液循环起全身治疗作用的制剂。因给药途径的独特性和生物利用度高的优势，使其成为了新制剂发展的重要方向。黏膜给药使用方便、简单、经济，拓展了许多药物的给药途径，特别是有些大分子多肽及蛋白质类药物在胃肠道几乎不被吸收，但可通过黏膜吸收。此外，通过特定区域黏膜给药还具有一定的靶向和缓释作用等特点，如鼻黏膜给药可绕开血脑屏障，通过鼻-脑通道，即鼻子和大脑之间存在着一条通道，直接将药物递送到脑组织，从而达到脑靶向的目的，近年来已引起人们的广泛关注和重视。

影响药物黏膜吸收的主要因素有药物理化性质、生理因素及剂型因素。

### （一）药物理化性质

一般来说，分子型药物比解离型药物更容易吸收，小分子药物比大分子药物容易吸收；对于脂溶性药物，既亲水又亲油，且亲油性较强的药物更易吸收；挥发性药物和气体比普通药物溶液更易吸收。

### （二）生理因素

黏膜部位的生理环境可影响药物的黏膜吸收，如黏膜部位出现炎症或破损时会使药物黏膜吸收率增加；用药部位的生理解剖特征也会影响药物吸收，如口腔上皮细胞角质化将降低药物吸收速率；过敏性或慢性鼻炎，以及感冒等疾病均能改变药物在鼻腔黏膜的吸收功能。

### （三）剂型因素

不同的药物剂型对药物黏膜吸收速率、吸收程度和生物利用度影响差异较大。如鼻黏膜给药常用剂型有溶液剂、气雾剂、喷雾剂和吸入剂等。其中鼻腔气雾剂、喷雾剂和吸入剂在鼻腔黏膜中的弥散度和分布面积大，疗效优于其他剂型；又如眼膏剂、直肠和阴道栓剂中，其处方组成、基质的性质、渗透促进剂等均可影响药物的黏膜吸收。影响药物黏膜吸收的其他因素还有黏膜部位药物的起始浓度、药物溶液的 pH 和药物的解离状态等。

此外，黏膜给药制剂用途和给药部位各不相同，质量标准很难统一。一般要求，根据黏膜不同部位特点制备的各种药物制剂，应符合《中国药典》制剂通则的有关规定。

**知识链接　　吸入型胰岛素制剂**

2022 年，据统计全球糖尿病患者已达 5.5 亿人，其中中国糖尿病患者人数超 1.4 亿，位居世界首位。成人糖尿病的发病机制主要是胰岛素分泌减少、胰岛素作用效能降低或两者情况均有，并由此而进一步导致慢性高血糖、碳水化合物，脂肪和蛋白质代谢障碍等内分泌紊乱。胰岛素是一种蛋白质激素，其口服制剂易被胃肠道的多种蛋白消化酶所分解，目前主要采用皮下注射给药。2006 年，辉瑞公司的吸入型胰岛素制剂 Exubera 获批上市，但由于其成本极高，使用不便导致其于 2007 年退市。Exubera 的研发使辉瑞产生税前支出 28 亿美元，但仅实现了 1200 万美元销售额。2014 年，美国 Mannkind Corp 公司宣布其经过 13 年成功研制的吸入型胰岛素产品 Afrezza 并于 4 月上市。Afrezza 是目前市场中唯一的吸入型胰岛素，其显著特点是具有更快的吸入速度、吸收速度和排出速度，可较少发生低血糖反应，以及发生胰岛素相关的并发症。Afrezza 短期未见明显不良反应，但其远期的肺部疾病及癌症风险尚待进一步确证。

## 四、生物技术药物制剂研究

以蛋白质、抗体、核酸等为代表的生物技术药物普遍存在着结构复杂、理化性质不稳定，以及口服易受胃肠道、菌群及酶系统破坏及生物利用度低等缺点。如普通胰岛素皮下注射给药时，其半衰期 $t_{1/2}$ 为 6～9min，每天需 3～4 次。因此，开发新型给药系统、对生物技术药物进行结构修饰，是提高其生物利用度和稳定性的重要途径。

目前，市售的生物技术药物主要通过注射给药，根据其体内作用过程可分为两大类。一类是普通的注射剂，包括溶液型注射剂、混悬型注射剂，以及注射用无菌粉末；另一类是缓释、控释型注射给药系统，包括利用微球、微囊、脂质体、纳米粒和微乳等工艺制备的缓释、控释制剂。此外，非注射给药也越来越受到了研究者的重视，主要通过口服、鼻腔、肺部、阴道等给药途径实现。在这些制剂中，重点需解决以下问题：①给药部位透过性低，使药物吸收差；②体液造成药物水解或酶解；③肝的首过效应；④药物对作用部位的靶向性等。

# 第五节　药剂学相关学科与职业发展

## 一、药剂学相关学科

药剂学是以多门学科理论为基础的综合性技术学科，物理、化学、电子、生命、材料、化工、信息等科学领域的快速发展推动了药剂学的进步。

### （一）工程学

工业生产是药剂学的关键任务，是在工程学理论与技术基础之上建立起来的。药物制剂的生产离不开工程学的基本理论、生产技术、生产设备和质量管理等研究，其可为临床提供安全、有效、稳定和便于使用的优质产品。工程学在应用于药剂学时，要综合材料科学、机械科学、粉体工程学、化学工程学的理论和实践，才能推动粉碎、制粒、压片、灭菌等制剂制备技术的改进，促进新剂型的研究与开发、处方设计和生产工艺技术的升级。

### （二）物理化学

药剂学中有关制剂的处方设计、制备工艺等需运用物理化学的原理、方法和手段。其中，化学动力学、界面化学、胶体化学、流变学、结晶化学、粉体学等学科的理论和实践在药剂学中的应用日渐增多，对药剂学的系统发展发挥了很大的促进作用。药物制剂的处方前工作、稳定性和贮藏等均以物理化学原理为指导，使药剂学的研究迈向了科学化和理论化进程。

### （三）高分子材料学

药物剂型设计离不开辅料，药用高分子材料是辅料的重要组成部分。研究高分子材料的结构、制备、物理化学特征以及其功能与应用对于创造新剂型和提高制剂质量意义重大。因此，了解和掌握高分子材料的基本理论与应用具有重要意义。

### （四）生物学

生物学在研究药物在体内的吸收、分布、代谢与排泄的机制及过程，阐明药物因素、剂型因素和生理因素与药效之间关系发挥着极其重要的作用。此外，还需结合生理学、药理学、药效学以及工业药剂学等多学科知识和理论，并利用药物在体内外的相关性，对剂型和制剂处方以及制备工艺等进行合理设计，以最大限度地提高制剂产品的生物利用度，为安全、有效的处方设计与工艺设计提供科学依据。

### （五）临床医学

临床医学是以患者为对象，研究疾病的病因、诊断、治疗和预后的科学。一方面，临床医学的不断发展，对药物剂型和制剂提出了新的要求，推动了药剂学理论和实践的进步；另一方面，药剂学推动了临床用药的有效性、安全性，提升了临床治疗效果，其主要内容包括提供特定患者所需药品的情报（药效、毒性等）、临床用制剂和处方的研究、药物制剂的临床研究和评价、药物制剂生物利用度研究、药物剂量的临床监控、药物配伍变化及相互作用的研究等。

## 二、药剂学相关职业发展

药剂学专业培养的是具备药学、药剂学和药物制剂工程等方面的基本理论知识和基本实验技能，能在药物制剂、制剂技术相关领域从事研究、开发、工艺设计、生产技术改进和质量控制等方面工作的高级科学技术人才。本专业学生毕业后可以到制药厂和科研院校从事各类药物开发、研究、生产质量保证和合理用药等方面的工作，也可结合专业知识与技能从事药品营销工作。

### （一）新型药物制剂研发

随着医药学的发展和生活水平的提高，传统药物剂型已难以满足高效、长效、低毒及靶向等用药需求。目前我国药物制剂的研发水平与发达国家相比还存在一定的差距，新制剂的种类较少，提升空间较大，是药剂学专业人员最合适的行业之一。

### （二）药品生产

药品生产的各个环节都离不开药剂学的理论和技术支持。改革开放以来，我国医药制造业始终保持着高速增长，原料药制剂品种的扩大，以及新辅料和新设备带来的药物新剂型的发展等均需要大量相关的药学工作者时刻关注药剂学新理论、新技术、新工艺、新辅料等的进展，并合理地与现有的品种和生产条件相结合，提升药品质量，降低成本，获得显著的经济效益。

### （三）临床药学

随着药品数量的增加，患者救治的康复机会得以增大，但不合理用药的现象却日益增多，所导致的药害事故也随之增加。药剂师是临床合理用药的重要环节，所具备的药学专业知识对于指导临床合理用药尤为重要，可大大降低用药错误风险，增强医院的治愈指数。因此，临床药剂师可作为重要的择业方向之一。

### （四）药品咨询和药品管理

药品是一种特殊的商品，管理及使用不当时亦可害人性命。在医院及药店，药剂师可利用专业知识对毒、麻、限、贵重药品的使用进行管理，并提供用药咨询、用药教育、科普宣教、清理家庭药箱等药事服务，同时解答服药方面的疑惑。对于工作经验更为丰富的药剂师，还可以发展到药事企业、药品监管部门等单位担任管理职务，从事药品注册、安全监管、市场监管等工作。

综上所述，由于药品的特殊性，对于药剂学工作者在技术、知识、素质等各方面的要求都非常高，但我国药事服务尚处于起步阶段，因此对高素质药剂学专业人员的需求很大。为更加符合市场需要，学生在校学习期间应加强专业知识学习和常用设备仪器的技能操作，重视社会实践，积极参与药厂、医院、药店、药品监管部门、科研院所的轮转实习，尽早了解熟悉所从事的工作具体状况，不断提升自身的药剂学素养。学生毕业后，可在相关技术领域从事研究、开发、工艺设计、生产技术改进和质量控制等方面工作，工作单位涉及医院、药店、高校和药企等，就业前景可观。

## 本章小结

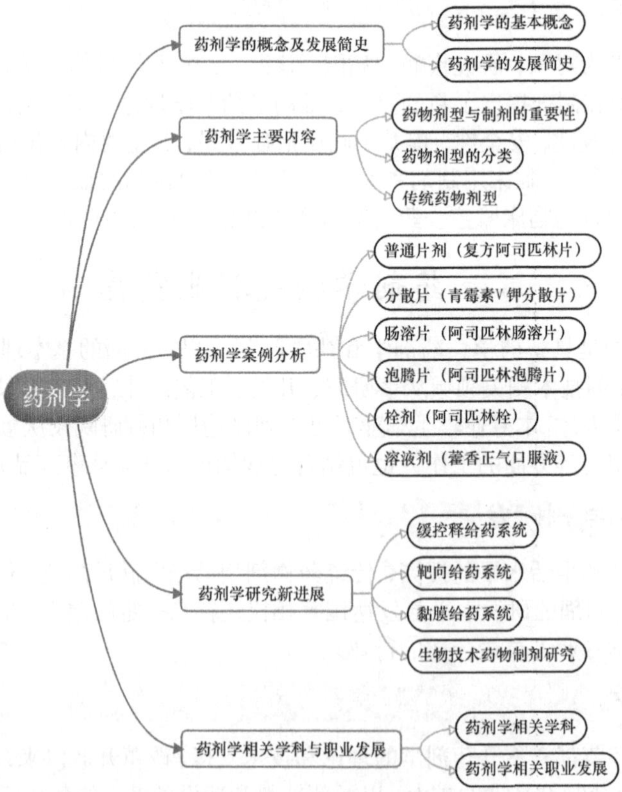

## 思考题

1. 为什么有的药物改变剂型后，药效也会发生改变？
2. 片剂为何成为固体制剂中临床应用最广泛的剂型？
3. 简述新型给药系统成为药剂学重要研究方向的原因。
4. 为什么说第一本药剂学教科书《药剂工艺学》的问世意义重大？

（汪祖华）

# 第八章　药物分析学

**学习目标**

掌握：药物分析学的概念；药物的鉴别、检查与含量测定；药品质量标准。

熟悉：药品检验工作的基本内容；体内药物分析；代表性药物的质量控制。

了解：药物分析学的发展简史；药物分析与相关学科。

药物分析学，也称药物分析，是药学学科下设的二级学科之一，是全国普通高等教育药学类专业规定设置的一门主要专业课程，是国家执业药师资格考试中规定考试的专业课程之一。药物分析学是一门研究与发展药物质量控制的“方法学科”，是药学的重要组成部分，是药学学科的“眼睛”，“哪里有药物，哪里就有药物分析”。

## 第一节　药物分析学的概念、任务和发展简史

### 一、药物分析学概念

药物分析学（pharmaceutical analysis）是利用分析测定手段，发展药物的分析方法，研究药物的质量规律，对药物进行全面检验与控制的科学。药物分析主要是运用物理学、化学、物理化学、生物化学或生物学的方法和技术，研究药物及其制剂的质量和方法，制订科学、可控的药品质量标准。

### 二、药物分析学任务

药物分析学在药物研发中的任务：药物分析学是对原料药、活性药物分子进行合成制备、分离纯化、结构鉴定、质量分析、药物稳定性研究，对试验动物进行新药体内过程分析；建立新药质量标准，不断完善和提高现行药品质量标准；以参比制剂为对照，开展仿制药品一致性评价。

药物分析学在药物生产中的任务：药物分析学是对药物生产过程进行全程质量分析和管理，包括原料药、制药中间体、中药材、药用辅料、药用包材的质量，以及药品的生产工艺和制剂工艺是否规范、稳定等。

药物分析学在药物贮藏中的任务：药物分析学是对流通和经营过程中的药品进行定期检测，考察药品在规定的贮藏条件下，温度、湿度和光照等因素引起药品质量的变化，指导制订合理的药物贮藏条件和药物有效期。

药物分析学在药物临床中的任务：药物分析学通过对药物进入人体内处置过程的分析，包括吸收、分布、代谢和排泄，揭示药物在人体内的动态变化规律，掌握治疗药物监测的实验方法和技术，为临床个体化用药提供科学依据，有助于保障临床合理用药，减少药物不良反应的发生。

### 三、药物分析学的发展简史

药物分析的发展大致分为观察分析、化学分析、光谱分析、色谱分析、联用技术 5 个阶段，下面逐一进行陈述。

#### （一）观察分析阶段

在人类医药发展的历史过程中，药物质量控制始终存在。在药物分析的初始阶段，由于技术的

落后和工具的缺乏，各种直接的感官判断是对药物质量进行分析的主要方式。这种观察分析方式不仅采用在药物产生的历史初期，也被广泛地应用到现在药品质量控制过程中。例如，某些药品储存时间过长颜色会发生改变，或者会产生有味气体，可以快速地指示药品的变质。在注射剂的质量控制中，澄清度是一个重要的指标。大部分情况下，注射剂的澄清度是依靠肉眼进行判断的。观察分析方法在天然药物、中药的鉴别中十分常见，往往通过触摸、闻气味、尝味道、看颜色与外观可以初步判断中药材的产地与品质。因此，对于一些性状特征非常明显的药物，观察分析仍然十分常用，仍然被各国药典所收载。

观察分析方法的优势是快速、直接、几乎无仪器和工具依赖性。只要方法可行，在任何环境下都可以实现分析目的。但是其缺点是主观性太强，对实施者的经验要求比较高，对鼻闻、舌尝实施者的健康会造成潜在的影响，也无法实现精确定量。大部分药品的质量无论从定性还是定量的角度，直接感官都已经无法胜任药物分析的主要任务。例如很多药物和制剂中药用辅料的颜色完全一样，根本无法通过颜色进行观察；很多药物的气味和味道也没有明显的特征性。此外，在高额利益的诱导下，药品的制假、售假屡禁不止，假冒伪劣药品第一关要伪造的就是药品的性状，造成“眼见未必为实”的假象。

## （二）化学分析阶段

化学分析是药物分析方法从直接感官的原始方法开始迈出的第一步，而这一步的迈出可以认为是药物分析方法的第一次方法学革命，而发展的方向就是解决大部分药物不可见或者观察指标不灵敏的问题。长期的化学研究历史使人类掌握了丰富的化学知识，大量发生颜色变化的化学反应得以积累。通过化学反应，能将不可见的药物转变成为可见的化学反应产物，通过对可见化学反应产物的测定，可间接完成对不可见药物的测定。

化学分析可以帮助判断某一药物成分是否存在于药品中，但是无法完全达到准确的定量要求，这主要是肉眼对同一颜色深浅变化判断不敏锐造成的。指示化学反应终点的指示方法成为化学分析的关键。化学指示剂是一类主要以颜色等发生变化指示化学反应终点的化学试剂。人类认识外界事物的能力超脱了身体感官的束缚后，人眼无法观察的电流信号也开始用于指示化学反应终点，电流信号可以通过电位仪进行测定。化学分析中常用的定量分析方法是滴定分析，也称为容量分析。

化学分析相对于直接观察分析法较为精确，重现性好，被分析的药物范围扩大，提高了药物质量控制水平。但是并非所有药物都能找到可以利用的定量化学反应，化学指示剂指示反应终点的判断仍然需要肉眼来实现。另外，分析操作人员的手法、肉眼的辨色极限等都限制了化学分析方法的应用。

## （三）光谱分析阶段

无论是直接的观察分析，还是大部分的化学分析，都需要依靠人的自然感官作为判断的工具。这就带来了两个问题：第一是主观性，不同人的感官灵敏度是不一致的，作为极端例子，色弱、色盲人群就不适合从事药物分析工作；第二是检测极限，人的感官能力是较为保守的，是不会短时间内发生进化的，这就限制了药物检测范围和检测灵敏程度的提高。

事实上，除了人可以直接感知的可见光信号外，自然界还存在着更多人不可感知的光学信号。很多药物在紫外光区有信号响应，当一束紫外光通过含有药物的溶液时，药物分子会选择性地对某一波长的紫外线进行吸收，且其吸收程度与药物浓度成正比。利用这一性质，一种检测紫外吸收程度的仪器被开发出来，该仪器对药物紫外光区吸收的检测能力，普遍高于肉眼对可见光的观察能力，可将紫外吸收信号直接转换为电流信号，再显示出来，规避了肉眼观察的不精确性。同时，它可以实现对紫外-可见两部分波长的全检测，这种光谱分析方法极大地提高了药物分析的灵敏度和专属性。

在发现了药物的紫外吸收特性以后，药物的红外吸收特性、荧光发光特性、蒸发光散射特性、质谱学特性、核磁共振特性等也被不断地发现，这些光谱学性质也都被应用到了药物的定性、定量分析过程中，满足了各种不同结构类型药物的分析要求。

### （四）色谱分析阶段

光谱学仪器分析方法的应用，提升了药物分析的灵敏度和准确度，成为了目前药物分析方法中最为常用的方法之一。但是该方法仍然无法解决药物分析中遇到的一些相对复杂的药物检测问题。例如，在复方药物分析中，如果两种药物在同一波长段都具有吸收，那么只能测得两种药物的总量，而无法获得每一种药物的定量信息。如果药物的紫外吸收波段和杂质、药用辅料相同，也会带来分析的难度。尤其在天然药物、中药的分析中，中药里常含有成百上千种天然化合物，很多同系物成分的紫外吸收及其他光谱学性质十分接近，仅依靠单一的光谱学方法难以得到准确的分析结果。

为了解决上述复杂药物分析的难题，可以先将目标成分与干扰成分、杂质等分离开来，再进行后续分析工作。由于这种分离方法最初用于不同颜色色素的分离，因此称之为色谱学。通过色谱分离后，理论上可以得到单一的药物成分，这些单一的药物成分再结合光谱学的检测手段，就可以准确地测定较复杂药物的浓度，这就是色谱分析法。大部分药物分析检测都可以采用该分析方法，是各国药典标准采用得最多的药物分析方法。

### （五）联用技术阶段

随着人类社会技术水平的发展，对医疗水平的要求逐渐提高，亟待分析的药物样品越来越复杂，这就要求药物质量控制方法要更加准确化、精密化、自动化。联用技术在这样的大背景下，逐步登上了人类药物分析历史的舞台，它可以是两种光谱技术的联用、两种色谱技术的联用，也可以是两种及以上不同类型技术的联用。

各种分析方法均有一定的局限性，如色谱法有很好的分离效能，但分离后各组分的鉴定仅依靠色谱数据是不可靠的。另外，一些光谱学技术，如紫外-可见吸收光谱法、红外光谱法、质谱法、核磁共振波谱法等，通过将光谱数据与谱图库加以匹配、识别和定性，对未知化合物的组成和结构有很强的鉴别能力。因此，若将色谱法、光谱法的优势结合起来，集色谱的高效分离效能与光谱的强鉴定效能于一体的联用技术将成为分析复杂药物的有效方法。色谱-质谱联用（LC-MS、GC-MS）分析技术日趋成熟，是目前复杂药物体系中各化合物结构分析的重要方法之一，但质谱无法完全阐明化合物立体结构问题。正在不断发展中的液相色谱-核磁共振联用（LC-NMR）分析技术将成为药物杂质鉴定、药物体内外代谢产物的结构鉴定、天然产物化学筛选等复方药物研究领域的权威分析技术之一。体内在线分析技术是将样品的采集技术、前处理技术、生物传感器进行联用，在线实现体内样品的收集、前处理和分析检测，具有省时、省力、精密度好、准确度高等优点。

# 第二节　药物分析学主要内容

药物分析的主要任务涉及贯穿药物研发过程、药物临床使用阶段的药物质量控制、科学判断药物的真伪、评价药物的优劣。制订、执行药物质量标准是药物质量控制的主要实现形式。药物分析具体的工作内容主要包括药物的鉴别、检查、含量测定、稳定性等。

## 一、药物的鉴别

药物的鉴别是药物分析工作中的首项任务，它是根据药物的分子结构，采用物理、化学或生物学方法来判断药物的真伪。只有在药物鉴别无误的情况下，进行药物的后续分析检测才有意义。

### （一）化学鉴别

化学反应法一般是针对药物化学结构中特殊官能团具备的典型的、可观察性化学反应进行鉴定。所能选取的化学反应有两类：一类是有意识地根据化学反应机制设计的有针对性的、机制明确的鉴别反应；另一类是在大量化学实践中发现的可特征性显色、产生有味气体的、机制不明确的鉴别反应。对于机制不明确的鉴别反应，明确其反应及机制所在也是药物分析学研究的重要内容。

### （二）光谱鉴别

由于分子的化学结构对其各种光谱学性质有显著影响，因此光谱学检查也是鉴别药物的重要辅助证据之一。最常用的光谱学特征有紫外吸收光谱、红外吸收光谱等。对于有机药物分子，因其化学结构不同，其分子外层电子发生跃迁所需的能量也不同。当所需能量较高，就会吸收紫外部分光波中的能量实现跃迁，也就表现出了紫外吸收。除了电子跃迁，有机分子的基团还处于随时的振动当中，这种振动也需要能量的供给，但是所需能量较电子跃迁小，常在红外波长段产生吸收。因为不同基团在不同的化学结构环境中发生振动的频率以及所需的能量不同，因此分子的红外吸收波长也与结构有着一定的相关性。凭借大量化学实验总结的这种结构与吸收波长之间的相关性，就可以在一定程度上对药物分子结构特征进行鉴别。

### （三）色谱鉴别

不同结构的药物分子理论上会在色谱方法上表现出不同的移出时间。由于药物分子移出时不是完全同时移出，会呈现山峰状的正态分布，因此这个时间也被称为出峰时间。一般柱色谱法上习惯用出峰时间来衡量药物分子的色谱保留能力。如果在薄层色谱上，不同的药物分子，在相同的时间内，在薄层色谱板迁移的距离会有差异，就可以利用迁移距离的不同对药物分子进行鉴别。色谱系统的分离影响因素有很多。尽管同样的材料对同一药物分子在同样的溶剂系统中保留能力是一定的，但是不同次实验中测得的数据会有一定程度的偏移。因此，在色谱学鉴定中，常使用已知结构的药物分子同法操作，判断未知样本中的药物成分是否与已知样本一致。这种已知物质称之为对照品。在柱色谱法或者高效液相色谱法中，需要组分移出色谱系统，然后采用光谱学仪器进行检测，例如前面提到的紫外吸收检测器等。在薄层色谱法中，不需要组分移出色谱系统，一般需要对仍然保留在薄层板上的药物分子进行显色处理，这种显色的原理与滴定分析时使用的原理是一致的，即通过化学反应将不可见的药物转变为可见的化学反应产物。综上，药物分子如果在高效液相色谱或气相色谱中与对照品表现出相同的出峰时间，或者在薄层色谱中与对照品表现出相同的迁移行为以及相同的化学显色行为，即可作为药品判真的重要证据之一。

### （四）其他鉴别

除了上述常见的药物鉴别方法，根据所有药物本身会表现其预期的药效，可以利用药效学和分子生物学等有关技术来鉴定药物的品质，这类鉴别方法被称为生物学鉴别。该方法常用于抗生素、生化药物以及中药的鉴别。

天然药物、中药的切片、粉末、解离组织等具有较多的特征指标，可以根据这些特征开展天然药物、中药的显微鉴别，其包括显微组织鉴别、显微粉末鉴别和显微化学鉴别。我国药典中大部分天然药物、中药以及中成药的鉴别都采用了显微组织鉴别、显微粉末鉴别的方法。

## 二、药物的检查

药物的检查是为了保证药品的安全性、有效性、均一性、纯度和一致性而开展的一类药物质量控制工作。药物的检查主要涉及杂质检查、剂型检查。药物的检查项目是按照批准的来源处方、生产工艺、贮藏运输条件等制订质量控制指标；要结合生产工艺和供应过程中可能的变化，有的放矢，全面研究，将能够反映药品质量稳定均一、有利于药品质量控制的项目和指标纳入药品标准，以保障药品的安全和有效。

### （一）药物的杂质检查

药物的杂质是药物中存在的无治疗作用或影响药物的稳定性和疗效，甚至对人体健康有害的物质。药物杂质不仅影响药物的质量，而且有的还可以反映生产中存在的问题。药物中存在的杂质主要来源于药物的生产过程和贮藏过程。药物杂质一般分为一般杂质、特殊杂质。

一般杂质是在自然界中广泛存在的，它们的含量与生产工艺水平密切相关，也称为信号杂质，如氯化物、硫酸盐、铁盐、砷盐、重金属、水分等。天然药物、中药要检查灰分、酸不溶性灰分、农药残留量。特殊杂质是在某一种药物的生产和贮藏过程中引入的杂质，也称为有关物质，这类杂质随着药物的不同而不同，如异烟肼中的游离肼、附子理中丸中的乌头碱。

### （二）药物的剂型检查

药物制剂的剂型检查要根据药物自身剂型来设立检测项目，其涉及制剂的均一性、有效性和安全性。如片剂（或胶囊）需检查重量差异、崩解时限；注射剂需检查装量、pH、澄清度、无菌等；难溶性药物需检查溶出度或释放度；小剂量药物需检查含量均匀度。

## 三、药物的含量测定

### （一）含量测定的简介

药物的含量测定必须在药物鉴别无误及杂质检查、剂型检查合格的基础上进行。所采取的方法多种多样，常用的含量测定方法有化学分析法、光谱学分析法、色谱学分析法、生物学分析法和酶化学分析法等。对于化学合成药物，由于其组分一般较为简单，常仅有一种单一有效成分，因此在满足分析需求的情况下，可以采用上述方法中的任意一种完成含量测定。但是对于天然药物、中药及中成药，由于成分复杂，一般不采用化学分析和光谱学分析，而是采用色谱学分析，如高效液相色谱联用紫外吸收检测器、气相色谱联用氢焰检测器等。药物的含量测定都依赖于已知的纯品物质作为矫正，根据纯品物质的响应推算出待测药物中有效成分的量。

### （二）含量测定的意义

药物的含量测定通常是指对药品中有效成分含量的检测和确定，它是评价药品质量、保证药品疗效的重要手段。原料药的含量测定可根据药物结构所表现出的性质，选择准确度高、精密度好的含量测定方法，其含量测定结果以质量百分含量表示。制剂的含量测定需要考察从原料药经过一定的生产工艺，加入不同的辅料等对制剂中主药检测的干扰，着重考虑方法的专属性和灵敏度，其含量测定结果以标示量的百分含量表示。

药品标准一般会对原料药和制剂规定含量限度，但含量限度各有不同，对原料药的含量限度要求比较严格，而对制剂的含量限度要求相对宽松。这是因为原料药都是纯度很高的物质，如其含量偏离 100%，则说明其杂质较多。制剂是用合格的原料药和辅料制成的，杂质在允许限度内。药物的含量限度是本着既能保证药物质量，又能实现大生产原则而合理确定的。

## 四、药物的稳定性

药物的稳定性是药物保持理化性质和生物学特性不变的能力。药物稳定性研究是药品质量控制研究的基本内容，与药品标准的建立紧密相关。目前开展药物稳定性研究的试验分为影响因素试验、加速试验与长期试验。

影响因素试验是将药品置于比较激烈的条件下进行的稳定性考察。通过影响因素试验探讨药物的固有稳定性，了解影响其稳定性的因素及可能的降解途径与降解产物，为制剂生产工艺、包装、贮藏条件和建立降解产物分析方法提供科学依据。

加速试验是在加速条件下进行的稳定性考察。加速试验是通过加速药物的化学或物理变化，探讨药物的稳定性，为制剂设计、包装、运输、贮藏提供必要的资料。

长期试验是在接近药物的实际贮藏条件下进行的稳定性考察。长期试验能够为制定药物的有效期提供依据。

药品稳定性试验的目的是考察药物在温度、湿度、光线等因素的影响下随时间变化的规律，为药品的生产、包装、贮藏、运输条件提供科学依据，同时通过稳定性试验可建立药品的有效期，以保障药品质量和用药安全、有效。

## 五、药品质量标准

### （一）药品质量标准体系

为了确保药品的质量，保证用药的安全，各个国家对药品均有强制执行的、统一的质量监督标准，即药品质量标准。药品质量标准是国家对药品质量的规格及检验方法所做的技术规定，是药品生产、经营、使用、检验和监督管理部门共同遵循的法定依据。

药品质量标准分为国家药品标准和企业药品标准。国家药品标准是国家药品监督管理部门颁布的《中华人民共和国药典》和《国家药品监督管理局药品标准》，分别简称为中国药典和局颁标准。国家药品标准属于法定药品标准，药品必须符合国家药品标准。局颁标准主要收载新版药典未收载且尚未淘汰的药品标准、原地方标准经规范化整理后适用于全国的药品标准、新药研究阶段药品标准（包括临床研究用药标准、暂行药品标准、试行药品标准）。

在药物分析工作中可供参考的国外药典主要有《美国药典》、《国家处方集》（*The United States Pharmacopeia-National Formulary*，简称 USP-NF）、《英国药典》（*British Pharmacopoeia*，简称 BP）、《日本药局方》（*The Japanese Pharmacopoeia*，简称 JP）、《欧洲药典》（*European Pharmacopoeia*，简称 EP）、《国际药典》（*International Pharmacopoeia*，简称 Ph. Int.）。

### （二）药品质量管理与监督

药品质量管理与监督涉及药品的研制、生产、经营、使用和监督管理环节，依据药品质量标准对各环节的药品进行质量检验，确保药品质量，已经成为各国药品质量监管部门的共识。

人用药品技术要求国际协调理事会（International Council for Harmonisation of Technical Requirements for Pharmaceuticals for Human Use，ICH）是由欧盟、美国和日本的政府药品注册部门和制药工业协会共同发起成立的，现已逐渐建立起国际药品注册核心技术规则与制订机制，世界各大药品监督机构均已全部或部分接受基于 ICH 技术指南开展审批认证。

我国根据 ICH 技术规定建立了一套完整的药品质量管理规范，包括《药品非临床研究质量管理规定》（good laboratory practice，GLP）、《药品临床试验管理规范》（good clinical practice，GCP）、《药品生产质量管理规范》（good manufacture practice，GMP）、《药品经营质量管理规范》（good supply practice，GSP）、《中药材生产质量管理规范》（good agriculture practice，GAP）、《药物警戒质量管理规范》（good pharmacovigilance practice，GVP）。

### （三）药品检验工作的基本内容

药品检验工作的基本内容依次是取样、检验、留样、检验报告，其中检验包括鉴别、检查、含量测定或效价测定。

### （四）药品质量标准的制订

新药质量标准的建立和新药的研制密切相关，未经国家药品监督管理局批准的新药不得投入生产，批准新药的同时颁布其药品质量标准。在制订药品质量标准时，需要提前做好相关基础工作，涉及文献资料的查阅和整理、有关研究资料的了解。

若研究的是创新药，可以检索结构相似化合物的文献；若研究的是仿制药品，需要查阅有关资料，供研究及制订质量标准时参考，也作为向药品监督管理局申请新药注册、上报新药质量标准（草案）的文献资料。需要了解药物的化学结构、晶型、异构体、合成工艺、制剂工艺、辅料等研究资料，指导药品质量标准的制订。

药品质量标准制定的原则包括安全性与有效性、权威性、科学性、先进性、实用性、规范性。

### （五）药品质量标准分析方法验证

药品质量标准分析方法验证是判断所采用的药物分析方法是否科学、合理，以及是否能有效控制药品的内在质量。需验证的检测项目分为鉴别、杂质检查（限度试验、定量试验）、定量测定（含量测定、溶出度、释放度等）和其他特定检测项目。分析方法验证内容包括专属性、线性、范围、准确度、精密度、检测限、定量限和耐用性。

## 六、体内药物分析

### （一）体内药物分析概念

体内药物分析就是通过分析人或动物体液及各组织、器官中药物及其代谢物，了解药物在体内数量和质量的变化，获得药物的吸收、分布、代谢、排泄和毒性等信息。药物体内过程影响药物疗效，而体内药物分析是掌握药物体内过程的主要手段。

体内药物分析与体内药物代谢动力学、毒物代谢动力学、生物等效性试验和临床治疗药物监测等方面研究密切相关，它直接关系到药物的体内作用机制探讨、药物质量评价及药物临床使用的安全性、有效性与合理性。

体内药物分析中由于被测成分浓度低、背景干扰复杂、采样量少、分析检测工作量大，因此通常选用专属性、灵敏度、准确性均较高的分析方法，如液相质谱联用技术。

### （二）体内药物分析的应用

药物产生疗效，必须使得药物到达病变器官、组织或部位。进入体循环药物的量与药物进入病变部位的量正向相关，也就与药物的疗效正向相关。药物在血液中的浓度则可反映出药物进入体循环的量。因此，通过测定药物在血液中的浓度就可以提示药物进入体循环量是否足够，也就提示药物产生药效的潜在性。如果通过血药浓度监测，发现某种药物血药浓度过低，不能产生预期的药效，则可以改变药物的给药形式，如从口服给药转变为静脉注射。

药品中有效成分的含量、制剂形式等需要通过动物实验以及人体试验进行确定。根据确定的药物给药剂量，才能确定药品中有效成分应有的含量及制剂规格。在新药研究过程中，按照国家新药注册审批有关规定，需要提供药物在动物和人体内的动力学参数、生物利用度及血浆蛋白结合率等基本数据，这些研究工作要靠体内药物分析来完成。

为保证临床用药安全、有效，体内药物分析也为治疗药物监测提供了准确的血药浓度测定值，并对血药浓度进行具体分析和合理解释，提供药学情报和信息，从而参与指导临床合理用药，确定最佳剂量、制订治疗方案。

通过体内药物分析监测和研究体内内源性物质的浓度变化，对于某些疾病的诊断及治疗具有重要意义。对于麻醉药品和精神药品滥用的检测、运动员体内违禁药物的监测，体内药物分析同样发挥了重要作用。

# 第三节　药物分析学案例分析

## 一、阿司匹林、阿司匹林片的质量分析

### （一）阿司匹林的质量分析

**阿 司 匹 林**
**asipilin**
**aspirin**

本品为 2-（乙酰氧基）苯甲酸（图 8-1）。按干燥品计算，含 $C_9H_8O_4$ 不得少于 99.5%。

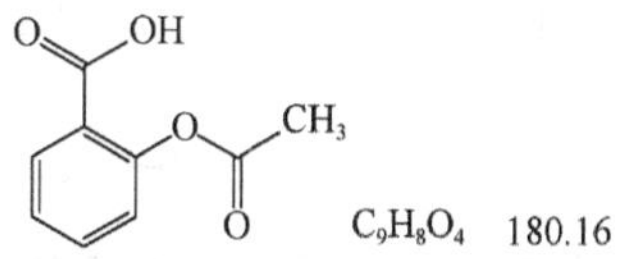


图 8-1　阿司匹林的化学结构式

**【性状】** 本品为白色结晶或结晶性粉末；无臭或微带醋酸臭；遇湿气即缓缓水解。

本品在乙醇中易溶，在三氯甲烷或乙醚中溶解，在水或无水乙醚中微溶；在氢氧化钠溶液或碳酸钠溶液中溶解，但同时分解。

**【鉴别】**

1. 取本品约 0.1g，加水 10ml，煮沸，放冷，加三氯化铁试液 1 滴，即显紫堇色。

2. 取本品约 0.5g，加碳酸钠试液 10ml，煮沸 2min 后，放冷，加过量的稀硫酸，即析出白色沉淀，并发生醋酸的臭气。

3. 本品的红外光吸收图谱应与对照的图谱（光谱集 5 图）一致。

**【检查】**

**1. 溶液的澄清度**　取本品 0.50g，加温热至约 45℃的碳酸钠试液 10ml 溶解后，溶液应澄清。

**2. 游离水杨酸**　按照高效液相色谱法（通则 0512）测定。

**3. 干燥失重**　取本品，置五氧化二磷为干燥剂的干燥器中，在 60℃减压干燥至恒重，减失重量不得过 0.5%（通则 0831）。

**4. 炽灼残渣**　不得过 0.1%（通则 0841）。

**5. 重金属**　取本品 1.0 g，加乙醇 23ml 溶解后，加醋酸盐缓冲液（pH3.5）2ml，依法检查（通则 0821 第一法），含重金属不得过百万分之十。

**【含量测定】** 取本品约 0.4g，精密称定，加中性乙醇（对酚酞指示液显中性）20ml 溶解后，加酚酞指示液 3 滴，用氢氧化钠滴定液（0.1mol/L）滴定。每 1ml 氢氧化钠滴定液（0.1mol/L）相当于 18.02mg 的 $C_9H_8O_4$。

**【类别】** 解热镇痛、非甾体抗炎药；抗血小板聚集药。

**【贮藏】** 密封，在干燥处保存。

**【制剂】** ①阿司匹林片；②阿司匹林肠溶片；③阿司匹林肠溶胶囊；④阿司匹林泡腾片；⑤阿司匹林栓。

### （二）阿司匹林片的质量分析

**阿司匹林片**
**asipilin pian**
**aspirin tablets**

本品含阿司匹林（$C_9H_8O_4$）应为标示量的 95.0%～105.0%。

【性状】 本品为白色片。

【鉴别】

1. 取本品的细粉适量（约相当于阿司匹林 0.1g），加水 10ml，煮沸，放冷，加三氯化铁试液 1 滴，即显紫堇色。

2. 在含量测定项下记录的色谱图中，供试品溶液主峰的保留时间应与对照品溶液主峰的保留时间一致。

【检查】 游离水杨酸：按照高效液相色谱法（通则 0512）测定。

【含量测定】 按照高效液相色谱法（通则 0512）测定。

【类别】 同阿司匹林。

【规格】 ①50mg；②0.1g；③0.3g；④0.5g。

【贮藏】 密封，在干燥处保存。

## 二、太子参、健胃消食片的质量分析

### （一）太子参的质量分析

**太 子 参**

**taizishen**

**pseudostellariae radix**

本品为石竹科植物孩儿参 *Pseudostellaria heterophylla*（Miq.）Pax ex Pax et Hoffm.的干燥块根。夏季茎叶大部分枯萎时采挖，洗净，除去须根，置沸水中略烫后晒干或直接晒干。

【性状】 本品呈细长纺锤形或细长条形，稍弯曲，长 3～10cm，直径为 0.2～0.6cm。表面灰黄色至黄棕色，较光滑，微有纵皱纹，凹陷处有须根痕。顶端有茎痕。质硬而脆，断面较平坦，周边淡黄棕色，中心淡黄白色，角质样。气微，味微甘。

【鉴别】

**1. 本品横切面** 木栓层为 2～4 列类方形细胞。栓内层薄，仅数列薄壁细胞，切向延长。韧皮部窄，射线宽广。形成层成环。木质部占根的大部分，导管稀疏排列成放射状，初生木质部 3～4 原型。薄壁细胞充满淀粉粒，有的薄壁细胞中可见草酸钙簇晶。

**2.** 取本品粉末 1g，加甲醇 10ml，温浸，振摇 30min，滤过，滤液浓缩至 1ml，作为供试品溶液。另取太子参对照药材 1g，同法制成对照药材溶液。按照薄层色谱法（通则 0502）试验，吸取上述两种溶液各 1μl，分别点于同一硅胶 G 薄层板上，以正丁醇-冰醋酸-水（4∶1∶1）为展开剂，置用展开剂预饱和 15min 的展开缸内，展开，取出，晾干，喷以 0.2%茚三酮乙醇溶液，在 105℃加热至斑点显色清晰。供试品色谱中，在与对照药材色谱相应的位置上，显相同颜色的斑点。

【检查】

**1. 水分** 不得超过 14.0%（通则 0832 第二法）。

**2. 总灰分** 不得超过 4.0%（通则 2302）。

【浸出物】 按照水溶性浸出物测定法（通则 2201）项下的冷浸法测定，不得少于 25.0%。

【性味与归经】 甘、微苦，平。归脾、肺经。

【功能与主治】 益气健脾，生津润肺。用于脾虚体倦，食欲缺乏，病后虚弱，气阴不足，自汗口渴，肺燥干咳。

【用法与用量】 9～30g。

【贮藏】 置通风干燥处，防潮，防蛀。

## （二）健胃消食片的质量分析

**健胃消食片**

**jianwei xiaoshi pian**

【处方】　太子参 228.6g　　陈皮 22.9g
山药 171.4g　　炒麦芽 171.4g
山楂 114.3g

【制法】　以上五味，取太子参半量与山药粉碎成细粉，其余陈皮等三味及剩余太子参加水煎煮 2 次，每次 2 小时，合并煎液，滤过，滤液低温浓缩至稠膏状，或浓缩成相对密度为 1.08～1.12（65℃）的清膏，喷雾干燥。加入上述细粉、蔗糖和糊精适量，混匀，制成颗粒，干燥，压制成 1000 片（规格①）或 1600 片（规格②），或包薄膜衣，即得。

【性状】　本品为浅棕黄色的片或薄膜衣片，也可为异形片。薄膜衣片除去包衣后显浅棕黄色；气微香，味微甜、酸。

【鉴别】

1. 取本品 30 片（规格①）或 48 片（规格②），研细，加甲醇 50ml，加热回流 30min，滤过，滤液蒸干，残渣加水 20ml 使溶解，通过 D101 型大孔吸附树脂柱（柱内径为 1.2cm，柱高为 15cm），用水 200ml 洗脱，弃去水洗液，再用乙醇 100ml 洗脱，收集乙醇洗脱液，蒸干，残渣加甲醇 1ml 使溶解，作为供试品溶液。另取太子参对照药材 5g，加水煎煮 2h，离心，取上清液，通过 D101 型大孔吸附树脂柱，同法制成对照药材溶液。照薄层色谱法（通则 0502）试验，吸取上述两种溶液各 20μl，分别点于同一硅胶 G 薄层板上，以甲苯-乙酸乙酯（4：1）为展开剂，展开，取出，晾干，喷以 1%香草醛硫酸溶液，在 105℃加热至斑点显色清晰。供试品色谱中，在与对照药材色谱相应的位置上，显相同颜色的斑点。

2. 取本品 30 片（规格①）或 48 片（规格②），研细，加甲醇 50ml，加热回流 30min，滤过，滤液蒸干，残渣加水 20ml 使溶解，用乙酸乙酯振摇提取 2 次，每次 20ml，合并乙酸乙酯液，蒸干，残渣加甲醇 1ml 使溶解，作为供试品溶液。另取山楂对照药材 2g，加水 100ml，煎煮 1h，滤过，滤液浓缩至 20ml，用稀盐酸调节 pH 值至 1～2，用乙酸乙酯振摇提取 2 次，同法制成对照药材溶液。按照薄层色谱法（通则 0502）试验，吸取上述两种溶液各 20μl，分别点于同一硅胶 G 薄层板上，以环己烷-乙酸乙酯-甲酸（20：20：1）为展开剂，展开，取出，晾干，喷以 2%三氯化铁乙醇溶液，在 105℃加热至斑点显色清晰。供试品色谱中，在与对照药材色谱相应的位置上，显相同颜色的主斑点。

【检查】　应符合片剂项下有关的各项规定（通则 0101）。

【含量测定】　按照高效液相色谱法（通则 0512）测定。

本品每片含陈皮以橙皮苷（$C_{28}H_{34}O_{15}$）计，规格①不得少于 0.20mg；规格②不得少于 0.12mg。

【功能与主治】　健胃消食。用于脾胃虚弱所致的食积，症见不思饮食、嗳腐酸臭、脘腹胀满；消化不良见上述证候者。

【用法与用量】　口服或咀嚼。规格①一次 3 片，一日 3 次，小儿酌减。规格②成人一次 4～6 片，儿童 2～4 岁一次 2 片，5～8 岁一次 3 片，9～14 岁一次 4 片；一日 3 次。

【规格】　①每片重 0.8g；②每片重 0.5g。

【贮藏】　密封。

## 三、人胰岛素的质量分析

**人胰岛素**

**ren yidaosu**

**human insulin**

本品系由含有可高效表达人胰岛素基因的工程化细胞，经发酵、分离、高度纯化、结晶和干燥制成的原料药。人胰岛素为51个氨基酸残基组成的蛋白质。按干燥品计算，含人胰岛素（包括$A_{21}$脱氨人胰岛素）应为95.0%～105.0%。

每1U人胰岛素相当于0.034 7mg（图8-2）。

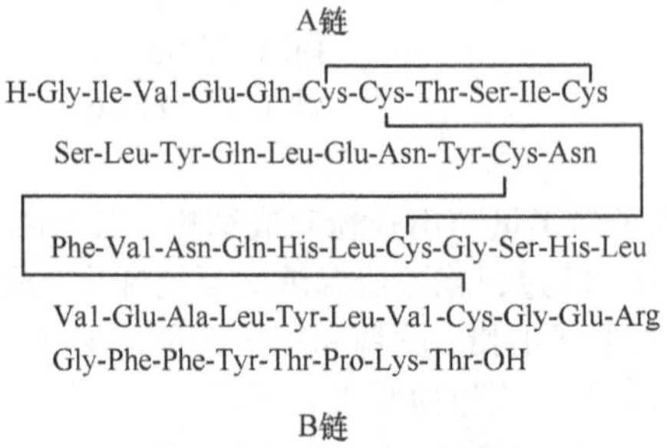


图8-2　人胰岛素分子式

分子式为$C_{257}H_{383}N_{65}O_{77}S_6$；分子量为5807.69Da

## （一）基本要求

生产和检定用设施、原材料及辅料、水、器具等应符合“凡例”的有关要求。

## （二）制造

【工程菌】　工程菌菌种名称、来源及种子批检定应符合批准的要求。

【原料】

**1. 种子液制备**　将检定合格的工作种子批细胞接种于适宜的培养基（可含适量抗生素）中培养。

**2. 发酵用培养基**　采用适宜的不含抗生素的培养基。

**3. 种子液接种及发酵培养**　在灭菌培养基中接种适量种子液。应根据经批准的工艺进行发酵，并确定相应的发酵条件，如温度、pH值、溶解氧、补料、发酵时间等。如系大肠埃希菌表达，发酵液应定期进行质粒丢失率检查（通则3406）。

**4. 发酵液处理**　用适宜的方法收集、处理细胞。

**5. 初步纯化及高度纯化**　采用经批准的纯化工艺进行初步纯化和高度纯化，使其纯度达到规定的要求。

**6. 过滤、结晶及干燥**　经初步纯化和高度纯化后，采用经批准的结晶工艺及干燥工艺对纯化收集物进行过滤、结晶和干燥，干燥品即为人胰岛素原料药。

**7. 分批**　应符合“生物制品分包装及贮运管理”规定。

**8. 包装**　应符合“生物制品分包装及贮运管理”规定和批准的内容。

## （三）检定

【性状】　本品为白色或类白色粉末。

【鉴别】　在含量测定项下记录的色谱图中，供试品溶液主峰的保留时间应与对照品溶液主峰的保留时间一致。

【检查】

**1. 有关物质**　取本品适量，用0.01mol/L盐酸溶液溶解并稀释制成每1ml中含3.5mg的溶液，作为供试品溶液。按照含量测定项下的方法，以0.2mol/L硫酸盐缓冲液（pH2.3）-乙腈（82∶18）为流动相A、乙腈-水（50∶50）为流动相B，按表8-1进行梯度洗脱。调节流动相比例使人胰岛素主峰的保留时间约为25min，系统适用性试验应符合含量测定项下的规定。取供试品溶液20μl注入液相色谱仪，记录色谱图，按峰面积归一化法计算，$A_{21}$脱氨人胰岛素不得超过1.5%，其他杂质峰面积之和不得超过 2.0%。

表 8-1　梯度洗脱

| 时间（min） | 流动相 A（%） | 流动相 B（%） |
|---|---|---|
| 0 | 78 | 22 |
| 36 | 78 | 22 |
| 61 | 33 | 67 |
| 67 | 33 | 67 |

**2. 高分子蛋白质**　取本品适量，用 0.01mol/L 盐酸溶液溶解并稀释制成每 1ml 中约含 4mg 的溶液，作为供试品溶液。按照分子排阻色谱法（通则 0514）试验。以亲水改性硅胶为填充剂（5～10μm）；以冰醋酸-乙腈-0.1%精氨酸溶液（15：20：65）为流动相，流速为 0.5ml/min，检测波长为 276nm。取人胰岛素单体-二聚体对照品，用 0.01mol/L 盐酸溶液溶解并稀释制成每 1ml 中含 4mg 的溶液，取 100μl 注入液相色谱仪，人胰岛素单体峰与二聚体峰的分离度应符合要求。取供试品溶液 100μl，注入液相色谱仪，记录色谱图，除去保留时间大于人胰岛素主峰的其他峰面积，按峰面积归一化法计算，保留时间小于人胰岛素主峰的所有峰面积之和不得大于 1.0%。

**3. 锌**　精密称取本品适量，加 0.01mol/L 盐酸溶液溶解并定量稀释制成每 1ml 中约含 0.1mg 的溶液。另精密量取锌单元素标准溶液（每 1ml 中含锌 1000μg）适量，用 0.01mol/L 的盐酸溶液分别定量稀释成每 1ml 含锌 0.2μg、0.4μg、0.6μg、0.8μg 及 1.0μg 的锌标准溶液，按照原子吸收分光光度法（通则 0406 第一法），在 213.9nm 的波长处分别测定吸光度，按干燥品计，含锌量不得大于 1.0%。

**4. 干燥失重**　取本品 0.2g，在 105℃干燥至恒重，减失重量不得超过 10.0%（通则 0831）。

**5. 炽灼残渣**　取本品约 0.2g，依法检查（通则 0841），遗留残渣不得超过 2.0%。

**6. 微生物限度**　取本品 0.3g，按照非无菌产品微生物限度检查：微生物计数法（通则 1105），每 1g 供试品中需氧菌总数不得超过 300cfu。

**7. 细菌内毒素**　取本品，依法检查（通则 1143），每 1mg 人胰岛素中含内毒素的量应小于 10EU。

**8. 宿主蛋白残留量**　取本品适量，依法检查（通则 3412 或 3414），或采用经验证并批准的适宜方法检查，每 1mg 人胰岛素中宿主蛋白质残留量不得超过 10ng。

**9. 宿主 DNA 残留量**　取本品适量，依法检查（通则 3407），或采用经验证并批准的适宜方法检查，每 1.5mg 人胰岛素中宿主 DNA 残留量不得超过 10ng。

**10. 抗生素残留量**　如生产（例如种子液制备）中使用抗生素，应依法检查（通则 3408），或采用经批准的方法检查，不应有残余氨苄西林或其他抗生素活性。

**11. 生物活性**（至少每年测定 1 次）　取本品适量，按照胰岛素生物测定法（通则 1211），每组的实验动物数可减半，实验采用随机设计，按照生物检定统计法（通则 1431）中量反应平行线测定，随机设计法计算效价，每 1mg 人胰岛素的效价不得少于 15U。

**12. N 末端氨基酸序列**（至少每年测定 1 次）　取本品，采用氨基酸序列分析仪或其他适宜的方法测定。A 链 N 末端 15 个氨基酸序列：Gly-Ile-Val-Glu-Gln-Cys-Cys-Thr-Ser-Ile-Cys-Ser-Leu-Tyr-Gln；B 链 N 末端 15 个氨基酸序列：Phe-Val-Asn-Gln-His-Leu-Cys-Gly-Ser-His-Leu-Val-Glu-Ala-Leu。

**13. 单链前体**　工艺中如有单链前体，应采用经批准的方法及限度进行控制。

**【含量测定】**　按照高效液相色谱法（通则 0512）测定。

**1. 色谱条件与系统适用性试验**　用十八烷基硅烷键合硅胶为填充剂（5～10μm），0.2mol/L 硫酸盐缓冲液（取无水硫酸钠 28.4g，加水溶解后，加磷酸 2.7ml、水 800ml，用乙醇胺调节 pH 值至2.3，加水至1000ml）-乙腈（74：26，或适宜比例）为流动相；流速为1.0ml/min；柱温40℃；检测波长为214nm。取系统适用性试验用溶液（取人胰岛素对照品，用0.01mol/L盐酸溶液制成每1ml中含1mg的溶液，室温放置至少24h）20μl，注入液相色谱仪，人胰岛素峰和$A_{21}$脱氨人胰岛素峰（与人胰岛素峰的相对保留时间约为1.3）的分离度不小于1.8、拖尾因子不大于1.8。

**2. 测定法** 取本品适量，精密称定，用0.01mol/L盐酸溶液溶解并定量稀释至每1ml中约含0.35mg（约10U）的溶液（临用新配）。精密量取20μl注入液相色谱仪，记录色谱图；另取人胰岛素对照品适量，同法测定。按外标法以人胰岛素峰与$A_{21}$脱氨人胰岛素峰面积之和计算，即得。

### （四）保存、运输及有效期

避光，密闭，在-15℃及以下保存和运输。自生产之日起，按批准的有效期执行。

# 第四节　药物分析学研究新进展

## 一、药物分析学内涵的深化

药物分析学内涵的深化，主要是指在药物分析现阶段主要解决问题方向上的理念与技术的进步。药品质量控制是药物分析要解决的最主要问题，药品质量标准是药品质量控制的表现形式。因此，药品质量标准的进步就代表着药物分析学研究理念的进步。理念的进步必须通过实践来完成，新的理念往往要求新的技术手段与之相适应；新的技术革新可以拓展研究和技术人员的视野，推动药物分析学研究理念的变化。所以，药物分析理念的进步和技术手段的革新总是相辅相成的。

### （一）药物分析理念的进步

药物分析理念的进步主要体现在以下两个方面。

**1. 控制药物质量指标的多元化** 在过去的药品质量控制中，对于有效成分自身的关注是得以体现的，但是往往忽视了药品是以制剂形式存在的。无论何种剂型，其终产品必然包含有效成分和药用辅料两部分，如果药用辅料不合格，一样会影响到药物的疗效以及安全性。在迄今最新的2020版《中国药典》中，已经把药用辅料独立成卷。此外，国家药包材标准也在不断更新，这些控制指标的变化体现了我国药品质量控制理念的进步。

**2. 安全性越来越受到重视** 在以往的药品质量标准中，更多的是关注有效性，而忽略了安全性。随着历年来各版药典的陆续发布，可以看出对安全性关注的力度在逐渐加强，这体现在中药的质量控制上，如强化有毒组分的检出，昂贵精密仪器也在药典中得以收录。在体内药物分析方面，过去一直强调原型药物在体内的动态变化对药效的指导意义，现在却越来越关注代谢产物在体内的变化及其对药效和安全性的影响。由于代谢产物的结构一般在体外无法准确预估，其检测和分析需要更大的灵敏度、更精密的仪器，这也就对技术手段提出了更高的要求。

### （二）药物分析技术的进步

在技术手段上，药物分析内涵的深化也得到了深入体现。对于分析技术而言，所追求的是更快速、更灵敏、更精确，各种精密分析仪器逐渐涌现。近年来，随着我国药检机构装备水平的逐渐提高，依赖于高效液相色谱法、气相色谱法的药物分析方法在药典中逐渐增多，滴定分析的比例逐渐减少，尤其在体内药物分析领域，质谱法的应用越来越广泛。和光谱法相比，质谱法可以完全选择性地让某一特定质量数的离子通过，其他杂质理论上不存在任何干扰，因此背景噪声小，客观上提高了灵敏度。为了进一步提高质谱法的灵敏度，目前通常在质谱法之前联用高效液相色谱或者气相色谱，对待测组分进行预先的分离，使得待测组分以尽量纯的形式进入，使得响应程度大大提高，背景噪声更为减小。

## 二、药物分析学外沿的扩展

药物分析学外沿的扩展，是指除了从各个角度控制药品质量标准以外，药物分析学所承担的任务在逐渐增多。

### （一）药物代谢动力学

药物代谢动力学借助体内药物分析的定性定量分析，研究原型药物进入体内之后的血药浓度，掌握药物进入体内后在体循环以及各器官中的增加、衰减的动力学规律；进一步分析原型药物经过体内代谢酶转化后代谢产物的结构、代谢产物生成的动力学机制等。药物代谢动力学可以提示药物正确的给药形式和给药方案，间接改变药物质量标准。此外，药物代谢动力学研究还可以提示药物的潜在开发价值、淘汰不良药物、提示药物化学进行结构修饰的目标、直接参与新药研发流程等，因此，药物代谢动力学是药物分析学科重要的外沿扩展。

### （二）药物代谢组学

随着分析仪器的进步和生物医药理念的变化，出现了一种新的技术手段，称为代谢组学。代谢二字不再特指药物代谢产物，而是指体内脂质、蛋白质、糖等自发代谢生成的内源性小分子代谢物，如激素、神经递质、胆固醇、磷脂等。这些物质一般不是生物功能的实施者，但是在实施过程或者信号传导中起着重要的中介和调节作用。现代药物的研究开发，离不开对药物体内作用机制的研究。试验动物或患者给予药物治疗后，对体内多组分代谢组进行分析，可以提示体内相关功能蛋白和基因的变化，为药物作用机制提供依据，最终推动新药研发的速率与效率。

### （三）药物蛋白质组学

药物蛋白质组学，也称为药物蛋白组学，是将蛋白组学应用在药物研究中，通过对比健康状态与疾病状态的细胞或组织的蛋白质组表达差异，用于药物研究、药物受体研究、药物治疗前后的蛋白质表达状况，以评价药物结构与活性关系，寻找治疗疾病的先导化合物。开展药物蛋白质组学研究，常用的分析技术包括凝胶电泳、生物质谱、多维色谱分离、蛋白质芯片、生物信息学等。

### （四）药物基因组学

药物基因组学是以药物的效应、安全性为目标，研究各种基因突变与药效、安全性的关系，在此基础上研制出新药或新的用药方法。了解了基因的多态性，就可以以药物效应有关的基因为靶点研制新药，做到根据基因特征有针对性地选择患者试验人群，减少试验经费，缩短研制时间，提高新药研制成功率。药物基因组学在临床上可以针对患者的基因型选择治疗药物，可提高药物的有效性，避免不良反应的发生。药物基因组学是目前药物分析领域较为前沿的外沿扩展。

# 第五节 药物分析学相关学科与职业发展

## 一、药物分析学相关学科

### （一）与药物化学的关系

药物分析的重要内容之一是化学鉴别，而鉴别所用的反应则是以药物化学研究为基础的。同时，药物分析对有关物质的检查，依赖于对药物合成过程的了解。原料药、制药中间体及成品的质量控制，以及其理化性质与化学结构关系的研究需要药物分析学参与。

### （二）与药理学的关系

通过体内药物分析的检测技术，可以研究药物分子与药效、药理机制、不良反应，以及药物在体内的生物转化。体内药物分析是药物代谢动力学研究的重要工具，其参与了药物动力学参数测定、代谢产物鉴定、组织分布研究等的全过程；同时，药物分析也是药理学确定药物给药剂量的重要手段。

### （三）与药剂学的关系

药物制剂的溶出特性、药物动力学、生物利用度的评价需要药物分析学的检测数据。药剂学提供的制剂工艺信息以及药用辅料信息是制剂分析的重要基础，是样品处理方法建立及制剂杂质检查的重要依据。

### （四）与其他学科的关系

药物分析学是分析化学在药学中的应用性学科。在有机化学、生物学等基础学科和药物化学、药理学、药剂学等专业学科的基础上，运用分析化学、统计学、计算机技术的方法与技术，研究药物质量问题的一般规律。分析化学是药物分析学的基础课程，涉及药物分析学常用的滴定分析、光谱分析、色谱分析、质谱分析等技术。药物分析学作为药学学科的"眼睛"，是药学研究的"工具"学科，通过药物分析的过程，确定药物分子的结构，进行纯度检查。上述基础学科、专业学科的不断发展和相互渗透，逐渐形成了一些新兴交叉学科，如临床药学、体内药物分析、生物药剂学、药物代谢动力学等。

## 二、职 业 发 展

药物分析技术与方法贯穿于药物研发、药物生产、临床药学的各个阶段。因此，一名合格的药物分析技术人员，其就业前景是非常广泛的。

### （一）药品生产

药品生产是药品实践活动中的重要组成部分，药品生产是药物生产人员将药物原料加工制成能够供医疗使用药品的过程。药品生产通常分为原料药与制药中间体生产阶段、将原料药制成一定剂型的制剂生产阶段。原料药、制药中间体需要经过质量检测来判断其产品质量。医院和药店里的药品，都是在药品生产企业生产出来的，并遵照药品质量标准经过多轮严格的质量检测合格后，才能合法上市流通和销售。

### （二）医院药学

在中国，临床药师在提高临床药物治疗有效性与安全性方面的作用也逐渐开始受到重视。在临床药学中，有一个非常重要的任务就是临床药物监测。临床药物监测开展的主要工作内容就是在患者服用药物之后，检测患者体内的血药浓度是否达到预期值，从而为患者的药物治疗方案优化提供支持。此外，除了国家药品监督管理局批准上市的药品之外，医院内部可以根据临床经验配制院内制剂。在省级药品监督管理机构的批准下，院内制剂可以调剂使用。院内制剂从经验方开发为标准制剂的过程，也需要药物分析进行严格的质量控制。

### （三）药物研究与开发

药物研发是药物分析人员发挥技术优势的主战场。药物研发的第一关是原料药的合成与筛选，在进行活性测试之前，第一步就要做合成产物的纯度分析。原料药获得之后，要进行早期的药物代谢属性筛选，离不开对药物的生物稳定性和代谢产物结构的分析，这也是药物分析需要开展的主要工作内容。在制剂研究阶段，制剂中有效成分的含量测定、辅料质量分析等也是药物分析必须完成的内容。最后，必须由药物分析人员按照专业的法律法规要求建立药品质量标准。在药品的生产过程中，药物分析人员的责任更为重大。药品离开企业前必须进行检验，检验合格后方可上市。因此，药物研发和生产企业是药物分析人员就业的主要方向。

### （四）药品监督管理

国家和各级药品监督管理局及药品检测机构负责药品质量标准的制定和监督。在这些药事监管机构中，药物分析的原理和方法是最主要的工作思想和技术依托。对于药事监管机构，需要了解药品生产过程以及药品临床使用规范，但是不直接参与这些过程。通过药物分析的方法，依照法律法规对药物质量进行分析，是实施药事管理的主要手段。药物分析技术人员，在掌握、熟悉药事监管法规的基础上，是药品监管的最恰当的从业人群之一。

### （五）其他相关领域

分析技术是药物分析人员赖以生存的基本手段，但是事实上，药物分析的基本原理和其他化学品分析非常相近。应用药物分析的方法，可以协助医疗事故鉴定、通过药物或者毒物分析提供案件证据等；同时药物分析的方法与环境毒素分析非常相似，合格的药物分析人员可以从事环境分析相关工作；此外，在食品工业领域，添加剂的检验、霉变产物的检验等也是药物分析技术人员可以胜任的。

## 思维导图

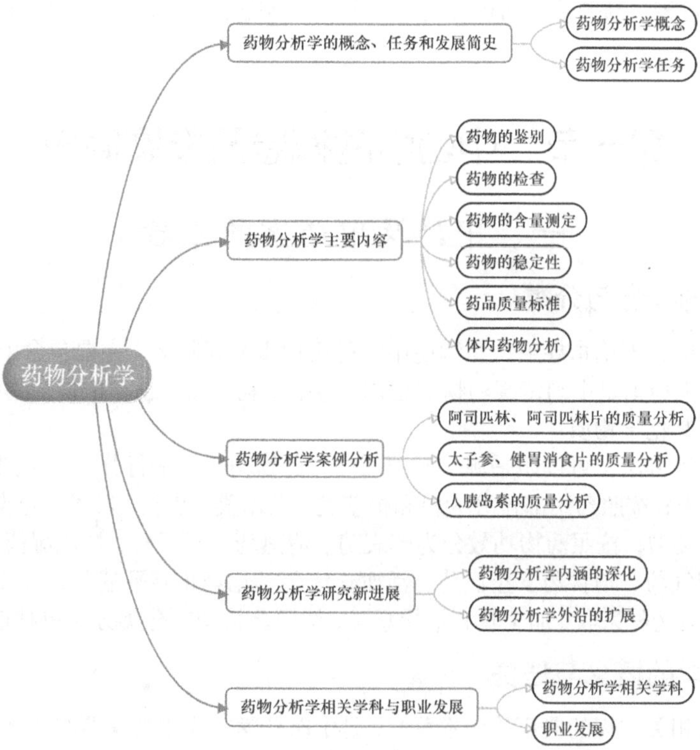


## 思考题

1. 药物分析的主要内容是什么？
2. 我国药品质量管理规范包括哪些？具体内容涉及哪方面？
3. 体内药物分析在药物研究中的作用是什么？

（周　威）

# 第九章　中　药　学

**学习目标**

掌握：中药的定义、中药产地（道地性）、采集与贮藏、中药炮制目的与基本方法、中药的性能。

熟悉：中药配伍、用药禁忌；中药现代化的主要内容。

了解：中药、中药学的起源与发展；中药学研究方法；中药学相关学科与职业的关系。

中药学是与药学并列的医学门类下的一级学科，主要课程包括中药古典文献、临床中药学、方剂学、中药化学、中药药理学、中药鉴定学、中药炮制学、中药药剂学、中药分析等。药学类专业学生主要学习概要性内容，包括中药基础理论、应用知识和技能以及各种中药的品种来源、药材鉴别、种植（或养殖）、采收、贮藏、加工炮制、制剂、性能、功效、应用、药理、化学成分等，明确传统中药的优势、特色，并与现代科学技术相结合，促进中药现代化、国际化，创制高效、速效、长效、低毒、质量可控、制剂精良的现代创新型中药，感悟中药在人类历史长河中的突出贡献，以及传承与创新。

## 第一节　中药学的概念及发展简史

### 一、中药及中药学的概念

#### （一）中药的概念与分类

中药是指在中医药理论指导下认识和使用的药用物质及其制剂，主要包含中药材、中药饮片、中成药等。广义的中药则是中国传统药物的总称，包括植物、动物及动植物某些代谢产物、微生物发酵产物、矿物及其化学物质。

中药分类有多种方法，可按照来源、药用部位、药物功效等进行分类。按照来源分为植物药、动物药、矿物药 3 类；按照药用部位分为根和根茎类、茎木类、皮类、叶类、花类、果实及种子类、全草类、树脂类等类型；按照药物功效分为解表药、清热药、泻下药、祛风湿药、化湿药、利水渗湿药、温里药、理气药、消食药、止血药、活血化瘀药、化痰止咳平喘药、安神药、补虚药等 20 余类。前两种分类对药材采收、加工具有指导意义，按照药物功效分类方法更贴近临床，使用广泛。

#### （二）中药学的概念与任务

古代记载中药相关知识的典籍称为本草学，是中医药学宝库中的重要组成部分。传统本草学近代始称中药学，中药学是专门研究中药基本理论、应用知识和技能以及各种中药的品种来源、药材鉴别、种植（或养殖）、采收、贮藏、加工炮制、制剂、性能、功效、应用、药理、化学成分等一切和中药有关知识的一门学科。

随着现代科学技术的飞速发展和人类文明的不断进步，如何给中药学注入新的内涵、赋予新的生命力、系统地解决中药的现代化问题，是中药学研究亟待解决的内容。因此，中药学的任务就是将传统中药的优势、特色与现代科学技术相结合，适应社会发展的需求，使用符合药材生产质量管理规范的中药材，建立现代中药的研究、开发和生产体系，促进中药现代化、国际化，创制高效、速效、长效、低毒、质量可控、制剂精良的现代创新型中药。

## 二、中药学的发展简史

中药学的发展大致可以分为四个阶段。

### （一）起源阶段（先秦时期）

早在公元前21世纪，我们的祖先在长期的生产和生活实践中逐渐发现了药物，并形成了药物知识。进入奴隶社会，随着文字的创造和使用，药物知识也由口耳相传发展为文字记载。在数千年前的钟鼎文中，已有“藥”字出现。《诗经》中涉及的植物和动物共300多种，其中不少是后世本草著作中收载的药物。《山海经》《周礼》等古书对药物也有一定的记载。

### （二）形成和发展阶段（秦代～清代时期）

秦汉时期药学专著的出现，是本草学（中药学）形成的标志。由于药物中草类占大多数，所以记载药物的书籍称为“本草”。从秦、汉到清代，本草著作有400种之多，其中《神农本草经》《唐本草》《证类本草》《本草图经》《本草纲目》是各朝代的代表性药学专著，这些著作揭示了中药在我国各朝代的蓬勃发展，记录了中华民族发明和发展医药学的聪明智慧和卓越贡献，是祖国医药学的宝贵财富，并在国际上产生了重大影响。

北宋设立国家药局是我国乃至世界药学史上的重大事件。药局的产生促进了药材检验、成药生产的发展，带动了炮制、制剂技术的提高，并制定了制剂规范，《太平惠民和剂局方》即是该方面的重要文献。

**知识链接**

《本草纲目》是明朝时期伟大的医药学家李时珍以毕生精力、实地考察、广收博采，历时27年对本草学进行全面整理、总结汇集而成的本草著作。全书52卷，约200万言，收药1892种，附图1160幅，附方11096首。该书在药物分类上改变了上、中、下三品分类法，采取了“析族区类，振纲分目”的科学分类，并全面总结了中国16世纪以来本草学的成就，在植物、动物、矿物、农学、气象等自然科学的许多方面均有重要贡献。该著作17世纪初即传播海外，先后有多种文字译本，丰富了世界科学宝库，对世界医药的发展有着深远的影响。

### （三）冲击与发展阶段（民国时期）

在西方科学文化的冲击下，这一时期出现了一股片面地全盘否定传统文化的思潮，对我国医药事业的发展产生了重大影响。也正是在这一时期，由于西方医学在中国的传播，为区分西方医学，我国传统医学被逐渐称为“中医学”，本草学亦被称为“中药学”。

本草学以其顽强的生命力，在继承和发扬方面均有新的发展。中药的现代研究在这一阶段拉开了序幕，利用现代动植物学和生药学的成果开始了中药基原确定研究，中药化学和实验药理研究也在这一时期开始发展。《中国药学大辞典》等中药学辞典类工具书和中医学校授课使用的中药学讲义的编撰，对当时中药的应用和推广产生了重要作用。

### （四）发展与创新阶段（当代）

中华人民共和国成立以后，党和人民政府对中医药事业的发展高度重视，制定了以团结中西医和继承中医药学为核心的中医政策，并采取了一系列有力措施发展中医药事业。“中国医药学是一个伟大的宝库，应当努力发掘，加以提高”“中医药学包含着中华民族几千年的健康养生理念及其实践经验，是中华文明的一个瑰宝，凝聚着中国人民和中华民族的博大智慧”。相关文件的陆续出台，充分彰显了中医药事业在国家经济社会发展大局中的地位和作用。

作为我国医疗卫生事业的独特优势，中医药重视传承，历经数千年而不竭，而且同样重视创新，迎风展旗而屹立不倒。传承精华，守正创新成为了中药发展的指导思想。在这一指导思想下，中医药“走出去”步入快车道、迈出新步伐，取得了系列显著成果。中医药已传播至196个国家和地区，中医药内容纳入了16个自由贸易协定。随着现代自然科学和医药学的迅速发展和中医药事业自身的发展，中药现代化研究取得了许多创新性的成就，中药鉴定、中药化学、中药炮制学、中药药理学、中药制剂学等分支学科不断分化并取得了很大发展。

# 第二节　中药学主要内容

中药学是我国劳动人民长期应用中药在与疾病作斗争的过程中，由实践升华为理论、再由理论指导实践，逐渐积累起来的经验总结和理论体系。从《神农本草经》到《本草纲目》再到《中国药典》，中药文化源远流长、博大精深，中医药事业不断继承、完善与创新。要研究和认识这个复杂的体系，就必须要在中医药理论指导下，坚持“系统中药学”的特色，应用多维评价的方法，研究中药的品种、品质、制药、药性、功效和应用（简称品、质、制、性、效、用）。

## 一、中药的品种

中药的品种包括药材品种、炮制品种和中成药品种。药材品种包括植物品种、动物品种，还包括天然药用矿物及人工加工品种。炮制品种是指在中医药理论指导下，依据辨证施治用药的需求和药物自身性质，以及调剂、制剂的不同要求，采取特定的制药技术制成的供中药临床应用的饮片，包括中药材经传统制药技术加工炮制后的各种不同规格的饮片，也包括目前临床应用的新型饮片，如单位中药浓缩颗粒（中药配方颗粒）、中药颗粒饮片、袋泡剂、超微粉等，其中，配方颗粒应用较为广泛。中成药品种是在中医药理论指导下，以中药饮片为原料，经过药学和临床研究，并经国家药品监督管理部门批准，按规定的生产工艺和质量标准批量生产的可直接供临床使用的制剂，包括中药成方制剂与单位制剂。

## 二、中药的品质

中药的品质即中药的质量，它反映的是中药种质、栽培、采收、加工、炮制、制剂等方面固有的整体特性质量，包括外在品质和内在品质两部分。外在品质，主要指中药的性状质量，包括从传统的生物特征方面的形、色、气、味方面的评价和以显微鉴别、理化测定为手段的质量评价。内在品质，主要包括遗传物质、药效物质和有毒有害物质。中药遗传物质主要是研究中药材的生物遗传特性和优势，以及遗传物质与优质药材的生产、临床疗效的关系。中药药效物质主要是应用化学和生物学的技术和方法揭示基于临床疗效的中药有效部位、有效组分、有效成分，达到可用分子式、结构式表示并具有一定物理常数的质量标志物。中药中的有毒、有害物质可影响中药的安全性，主要包括外源性有害物质和内源性有毒有害物质。外源性有害物质主要包括重金属污染和农药等残留；内源性有毒有害物质主要是指内源性毒性成分，例如附子中的乌头碱、关木通所含的马兜铃酸等。

## 三、中药的制药

中药的制药是指将原生药材制备成可临床使用的中药制剂形式的过程和方法，主要包括药材产地采收与加工、饮片炮制和中成药制药三方面。中药的制药贯穿中药形成的整个环节，是决定中药质量优劣和临床疗效的重要保障。

## （一）产地采收与加工

中药大多来源于天然植物、动物及矿物，它们的分布、质量与自然环境密切相关。在采收时应充分尊重自然法则，顺从生命生长规律，才能在临床用药时发挥出最好的疗效。除此之外，采收时还需注意保护生态环境，坚持可持续发展，实现人与自然的和谐相处。自唐、宋以来，人们逐渐形成了“道地药材”的概念。道地药材是指历史悠久、品种优良、栽培（养殖）加工合理、产量大、疗效显著、具有明显地域特色，且质量优于其他产地的中药材。道地药材的确定，与药材的产地、品种、质量等多种因素有关，而临床疗效则是其关键因素。

**知识链接** **道地药材中的“数字”**

东三宝：人参、鹿茸、五味子。

四大怀药：怀牛膝、怀山药、怀菊花、怀地黄。

四大南药：砂仁、益智仁、巴戟天、槟榔。

浙八味：浙贝母、杭菊花、杭麦冬、白芍、白术、玄参、延胡索、温郁金。

十大广药：巴戟天、沉香、高良姜、化橘红、广陈皮、广佛手、春砂仁、广藿香、广地龙和金钱白花蛇。

中药材所含有效成分是药物具有防病、治病作用的物质基础，因此，中药材的采收通常以入药部位的成熟程度作为依据，在有效成分含量最多的时候进行。

植物类药材入药部位不同，采收时间各有不同，见表 9-1。

**表 9-1 植物类药材不同药用部位及一般采收时间举例**

| 药用部位 | 一般采收时间 | 药材举例 |
| --- | --- | --- |
| 根及根茎类 | 秋、冬两季植物地上部分将枯萎时；春初发芽前或刚露苗时 | 牛膝、党参、天麻、大黄等 |
| 茎木类 | 秋冬两季 | 大血藤、首乌藤等 |
| 皮类 | 春末夏初 | 黄柏、厚朴、杜仲等 |
| 叶类 | 开花前或果实未成熟前 | 艾叶、枇杷叶、荷叶等 |
| 花类 | 含苞待放时采收 | 金银花、辛夷花、丁香等 |
| | 花初开始采收 | 洋金花等 |
| | 花盛开时采收 | 菊花、西红花等 |
| 果实及种子类 | 自然成熟时采收 | 瓜蒌、栀子、山楂等 |
| | 未成熟的幼果 | 枳实、青皮等 |
| 全草类 | 植物充分生长，茎叶茂盛时采收 | 青蒿、穿心莲等 |
| | 开花时采收 | 益母草、荆芥、香薷等 |
| 藻、菌、地衣类 | 不同药用部位，采收情况不同 | 茯苓、马勃、冬虫夏草等 |

注：有些特定的品种，如罗布麻在夏季开花前采摘，而霜桑叶须在霜后采收，红花则应在花冠由黄转为橙红时采收，色泽鲜艳，微有香气，质量最好。

对于动物类中药，因种类的不同、入药部位不同及其生活习性、活动规律不同而采收时间各异，以确保药效、容易获得和有利于保护资源为原则。如桑螵蛸以卵鞘入药，应在二月中旬采收，过时虫卵孵化变为成虫可影响药效；鹿茸应在清明前后 45～50 天截取，过时则角化；小昆虫等则应在数量较多的活动期捕获等。

对于矿物类中药，没有季节限制，全年可挖。矿物类药大多结合开矿采挖，如石膏、滑石、雄黄、自然铜等。

由于中药材采收后，大多数药材内部含有大量的水分和活性酶，因此需及时进行产地的加工，保证中药材的有效性和安全性，利于贮藏和运输。产地加工的方法主要包括除去杂质、碾捣、揉搓、熏硫、发汗以及干燥等。

## （二）饮片炮制

中药炮制是根据中医药理论、药物自身性质和临床用药的需要，应用前或制成各种剂型前必要的加工处理过程，包括对原药材进行一般修治整理和部分药材的特殊处理，古代称为炮炙、修治、修事等。

**1. 中药炮制的目的** 中药的炮制，由于药材品种不同，有不同的炮制目的，其主要目的可概括为以下几点。

（1）降低或消除药物的毒性或副作用：如半夏、天南星等含强烈刺激性物质，经洗、漂或白矾等炮制后，可消除其刺激咽喉的副作用。

（2）缓和或改变药性：如麻黄主要含挥发油和生物碱两类成分，前者辛温解表，后者止咳平喘，麻黄蜜炙后挥发油含量可降低1/2，而生物碱含量不变，使其辛散作用降低，止咳平喘作用增强。

（3）增强疗效：如款冬花、枇杷叶经蜜炙后，因蜂蜜协同作用，可增强润肺止咳的作用。

（4）改变或增强药物作用的部位和倾向：如黄柏为清下焦湿热药，酒炙后借酒力引药上行，清上焦之热，盐炙则引药下行，增强滋阴降火作用。

（5）易于粉碎，适应调剂、制剂需要：如龙骨、石决明炮制后可使质地酥松，易于粉碎，并有利于有效成分煎出。

（6）洁净药物，保证品质和用量准确：如种子类药物需去沙土、杂质；皮类药物去粗皮；根类药物去芦头。

（7）利于贮藏，保存药效：如莱菔子等种子类药材经蒸、炒、燀等处理后，可消除种子的发芽能力；杏仁、白芥子等含苷和水解酶的中药，须加热处理，杀酶保苷。

（8）矫臭矫味，利于服用：中药中的某些动物类中药（如紫河车、乌贼骨）、树脂类中药（如乳香、没药）或其他有特殊不良气味的中药，服用后易产生恶心、呕吐、心烦等不良反应，常用酒制、蜜制、水漂、麸炒等方法炮制，以利于服用。

**2. 中药炮制的方法** 明代缪希雍在《炮炙大法》中，曾把古代的炮炙方法归纳为十七法，为炮制的发展奠定了基础。现代的炮制方法在古代炮炙经验的基础上，有了很大的改进和发展，可分为以下五大类型，见表9-2。

**表9-2 中药炮制方法分类**

| 类型 | 方法 | | 举例 |
|---|---|---|---|
| 修制 | 纯净处理 | 采用挑、拣、簸、刷等法除去药材中杂质 | 拣去合欢花中的枝叶，刷除枇杷叶背面的绒毛等 |
| | 粉碎处理 | 采用捣、碾、锉、磨等法使药物粉碎 | 龙骨、牡蛎砸碎便于煎煮；贝母捣粉便于吞服等 |
| | 切制处理 | 采用切、铡等法，把药材制成一定规格 | 天麻宜切薄片；白术宜切厚片；黄芪宜切斜片等 |
| 水制 | 洗、淋、漂、泡、浸、润等常见方法 | | 昆布、海藻去盐分等 |
| | 水飞：药材与水一起研磨，加水搅拌倾取混悬液，直至全部研细 | | 水飞朱砂、炉甘石等，用于矿物类、贝甲类药材制粉 |
| 火制 | 炒 | 分清炒和辅料炒，药材入锅加热并不断翻动 | 土炒白术、麸炒枳壳、米炒斑蝥等 |
| | 炙 | 液体辅料拌炒药材 | 酒炙当归、盐炙杜仲等 |
| | 煅 | 猛火直接或间接煅烧药材 | 煅牡蛎、煅龙骨等 |
| | 煨 | 药材湿纸或湿面粉包裹于大火中烘烤至包裹物焦黑 | 煨生姜、煨甘遂、煨肉豆蔻等 |
| 水火共制 | 蒸 | 利用水蒸气或隔水加热药材 | 蒸熟地、蒸大黄、蒸茯苓等 |
| | 煮 | 药材与清水或液体辅料加热 | 醋煮芫花、酒煮黄芩等 |
| | 淬 | 药材加热煅烧后快速投入冷水或液体辅料 | 醋淬鳖甲、黄连汁淬炉甘石等 |
| | 燀 | 药材投入沸水短暂潦过，迅速取出 | 燀杏仁、燀马齿苋等 |

续表

| 类型 | | 方法 | 举例 |
|---|---|---|---|
| 其他炮制方法 | 复制 | 药材按规定程序反复炮制 | 复制半夏、复制天南星等 |
| | 发酵 | 适当温湿度、酶，发酵成曲 | 神曲、红曲等 |
| | 制霜 | 种子类药材压榨去油制成粉末或加工析出结晶 | 西瓜霜、巴豆霜等 |
| | 发芽 | 适当温湿度，使成熟的果实种子发芽 | 麦芽、谷芽等 |

**知识链接**

中药的炮制素有“炮制虽繁必不敢省人工，品味虽贵必不敢减物力”“修合无人见，存心有天知”等理念。附子是著名的川产道地药材，具有回阳救逆、散寒止痛的功效，但生附子毒性极强。因此，为控制附子的毒性，从古至今形成了繁复的炮制方法，产生了30多种炮制品种。例如：淡附片为取盐附子，用清水浸漂，每日换水2～3次，至盐分漂净，置锅内与甘草、黑豆加水同煮透，至切开后口尝稍有麻辣感为度，取出，去甘草、黑豆，刮去皮，切为两瓣，置锅内加水煮约2h，取出，晒晾，反复闷润数次，润透后切片，晒干。整个炮制过程烦琐复杂，需严格炮制步骤、精益求精。若炮制不当或不达标，未能有效控制其有毒的生物碱，易引发中毒，关乎生命，需严谨对待。

### （三）中成药制药

中成药制药是根据药物性质、剂型特点、临床要求、给药途径等筛选适宜的辅料、确定制剂处方，通过特定的设备和加工方式制成具有特定形态和质量标准的中成药剂型，满足临床用药需求。中成药的传统剂型包括膏、丸、丹、散等。随着现代化研究的发展，中成药制剂逐渐形成了一些新的剂型，如颗粒剂、片剂、胶囊剂等。

## 四、中药的药性

中药的药性，是指中药的特性和功能，是中药理论中的核心，也是中药理论指导下认识和使用中药的重要依据。中药性能主要包括四气、五味、归经、升降浮沉、毒性等。

### （一）四气

四气是指药物具有的寒、热、温、凉4种不同药性，故又称为四性，反映了药物在影响人体寒热变化和阴阳盛衰的作用倾向。举例见表9-3。

**表9-3 中药四气分类及药物举例**

| 四气 | 性能 | 实例 |
|---|---|---|
| 温<br>热 | 能减轻或消除寒证的药物，称温热药，温热属阳 | 附子、干姜温中散寒，治腹中冷痛、四肢厥冷、脉沉无力等寒证 |
| 寒<br>凉 | 能减轻或消除热证的药物，称寒凉药，寒凉属阴 | 黄芩、板蓝根清热解毒，治发热口渴、咽喉肿痛之热证 |

### （二）五味

《黄帝内经》指出，“辛散、酸收、甘缓、苦坚、咸软”，由此可见，五味是指药物有辛、甘、酸、苦、咸5种不同的药味，代表药物不同的功效和应用。五味作用特点见表9-4。

表 9-4　中药五味的作用特点及药物举例

| 五味 | 作用特点 | 药物举例 |
|---|---|---|
| 辛 | 发散、行气、活血 | 麻黄、木香、川芎等 |
| 甘 | 补虚、和中、缓急止痛、调和药性 | 人参、甘草、大枣等 |
| 酸 | 收敛、固涩 | 五味子、乌梅等 |
| 苦 | 通泄、降泄、清泄、燥湿 | 大黄、栀子、黄芩等 |
| 咸 | 软坚散结、泻下 | 海藻、昆布、鳖甲等 |

## （三）归经

所谓归经，是指药物对机体某一或某些部位（脏腑或经络）的选择性作用，用以表示药物作用部位、作用范围的一种性能，有“定位”特点，是中药性能的重要组成部分。中药的归经是以中医藏象学说和经络学说为理论基础，以药物的治疗作用为依据加以概括的，即将药物的具体功效与脏腑经络的病证相结合，用以表达药物对某一或某些脏腑、经络病变所发挥的主要治疗作用，如安神药具有宁心安神功效，主治心神不宁之失眠、健忘，故主归心经。掌握归经，对于指导临床准确选药，提高用药准确性具有重要意义。

## （四）升降浮沉

升降浮沉用以表示药物作用的趋向性，是说明药物作用性质的概念之一。升是上升，降是下降，浮是发散、向外，沉是收敛、向内。药物作用的升降浮沉趋向，是与疾病的病势趋向相对而言的。病势趋向向上（喘咳、呕吐）、向下（泄利、脱肛）、向外（盗汗、出血）、向内（表证不解、疹发不畅）等，能够改善和消除这些病势趋向，治疗这些病证的药物，便分别具有相对应的升降浮沉作用的趋向。药物的性味及其阴阳属性决定着药物的作用趋向。一般来说，大多具有辛甘之味和温热之性的药物，属性当阳，其作用趋向多升浮；大多药性寒凉、药味酸苦咸涩的药物，属性当阴，其作用趋向多沉降。炮制和配伍也能影响药物的升降浮沉，例如酒炒升、姜汁炒则散、醋炒则收敛、盐水炒则下行。

## （五）毒性

**1. 毒性的概念**　毒性是指药物对人体能否造成伤害的一种性能，用以反映中药的安全程度。中药之“毒”，主要有如下观点：其一，“毒”乃药物之总称；其二，“毒”指药物具有某种偏性，凡中药皆有偏性；其三，“毒”指药物峻烈的程度；其四，“毒”指药物对人体的不良反应。

历代本草中常标明“小毒”“大毒”，以区别有毒药物不良反应的程度，并严格规定使用剂量、炮制方法、配伍禁忌等。如2020年版《中国药典》中：“附子，辛、甘，大热；有毒。归心、肾、脾经。回阳救逆，补火助阳，散寒止痛。先煎，久煎。孕妇慎用；不宜与半夏、瓜蒌、瓜蒌子、瓜蒌皮、天花粉、川贝母、浙贝母、平贝母、伊贝母、湖北贝母、白蔹、白及同用。”

**2. 影响药物毒性的因素**

（1）药物的品种：由于中药品种繁杂，混乱品种不少，其中有的有毒，有的无毒。如五加皮有南北之分，南五加皮属五加科植物而无毒，北五加皮属萝藦科植物而有毒。

（2）炮制：合理炮制可消除或减弱许多中药的毒性。但有的药物若炮制不当，毒性反能增加，如雄黄有毒，火煅则生成剧毒的砒霜。

（3）配伍：合理的配伍可以使某些有毒中药在整体上毒性降低或不显示毒性。如甘草与附子同用，可减缓附子的毒性。

（4）用量：药物毒性的大小是相对的，是否出现毒性反应，用量是关键。如毒性最大的砒霜及生草乌，若合理使用，在中毒量之下，也不一定导致中毒。

知识链接

中药不良反应指在防治疾病过程中，由于应用中药所产生的与用药目的不符，且给患者带来不适、痛苦或有害的反应，包括副作用、毒性反应、变态反应、后遗作用、特异质反应、耐受性、成瘾性、致癌作用和致畸作用等。有时候中药的不良反应也会造成中药毒性效应。中药一药多效常见，因此，中药不良反应具有一定的相对性，需要辩证地理解药物治疗作用和不良反应，应根据临床需求安全合理用药。

## 五、中药的功效

中药的功效是中药作用最基本、最重要的部分。中医通过运用药物防治疾病的作用，避免不良反应，达到治疗疾病的目的。它是建立在中医药理论指导下对药物治疗和保健作用的高度概括，是药物对于人体医疗作用在中医学范畴内的特殊表述形式，其在理论、内容和形式上都有别于其他医药学对于药物作用的认识和表述，具有明显的中医药特色。

### （一）功效与性能

中药的性能是对于具体中药功效性质和特征的高度概括，具有“抽象”的特性；而药物功效是药物具体的防病治病作用，具有“具体”的特性。在指导具体药物临床应用时，性能较功效更“粗”“泛”“浅”，相对于功效性能更“精”“专”“深”，两者具有层次上的差异。因此，性能与功效是一般与个别、普遍与特殊、抽象与具体的关系，在临床用药时需将二者结合起来，合理地指导药物的选择。

### （二）功效与主治

主治是药物在临床的主要适应病证，包括疾病、证候及症状。功效与主治是具体药物的重要内容，主治是确定功效的依据，功效则是提示中药的临床适应范围。例如青蒿能治疗阴虚发热、骨蒸潮热等虚热证，因而具有退虚热、凉血、截疟的功效；从另一方面来说，青蒿的功效，提示青蒿能治疗阴虚发热、骨蒸潮热等虚热证。因此，功效与主治二者之间关系密切，双方相互依存、相互促进。

## 六、中药的应用

中药的应用是在中医理论指导下的用药，是通过中医临床诊断、辨证后，综合运用药性理论知识，合理选用中药应用于临床，以调整阴阳、扶正祛邪，达到预防或治疗疾病的目的。使用中药不仅要掌握中药的功能，还要了解中药应用的一般原则，如中药的配伍、禁忌、剂量和用法等。

### （一）中药的配伍

**1. 七情配伍** 指《神农本草经》中提及的“七情”，即单行以及其余六种配伍关系的总称。主要探讨任意两味药物组合所产生的配伍关系。

（1）单行：指用单味药治病。病情较单纯，选用一味针对性较强的药物能获得疗效，如清金散单用黄芩治轻度的肺热咳血。

（2）相须：指性能功效相近的药物配合使用，可增强疗效。如苍术配白术，可增强化湿健肺之功；大黄配芒硝，能明显增强攻下逐热之效果等。

（3）相使：指性能功效相似的药物配合使用，以一药为主，另药为辅，辅药能提高主药治疗功效的配伍关系。如茯苓与黄芪合用，能加强黄芪补气利水之功效。

（4）相畏：指一种药物的毒性或副作用能被另一种药物减轻或消除。如生半夏的毒性能被生姜减轻，谓生半夏畏生姜。

（5）相杀：一种药物能减轻或消除另一种药物的毒性或副作用。如生姜能减轻生半夏的毒性，谓生姜杀生半夏。相畏、相杀是同一种配伍关系的两种提法，只是角度不同而已，生半夏畏生姜也可称生姜杀生半夏。

（6）相恶：指一药能使另一种药物的某种或某几种原有功效削弱或消除，疗效降低地配合使用。如人参恶莱菔子，人参治疗元气虚脱或脾肺气虚时，莱菔子行气消积，以减弱人参的补气作用。

（7）相反：指两药合用后，能增强原有不良反应或产生新的毒性。如延胡索可增强马钱子的毒性效应。

**知识链接**

"十八反"配伍禁忌：本草明言十八反；半蒌贝蔹芨攻乌；藻戟遂芫具战草；诸参辛芍叛藜芦。分别是：甘草反甘遂、京大戟、海藻、芫花；乌头（川乌、附子、草乌）反半夏、瓜蒌（全瓜蒌、瓜蒌皮、瓜蒌仁、天花粉）、贝母（川贝、浙贝）、白蔹、白及；藜芦反人参、南沙参、丹参、玄参、苦参、细辛、芍药（赤芍、白芍）。

"十九畏"配伍禁忌：硫黄原是火中精，朴硝一见便相争。水银莫与砒霜见，狼毒最怕密陀僧。巴豆性烈最为上，偏与牵牛不顺情。丁香莫与郁金见，牙硝难合京三棱。川乌草乌不顺犀，人参最怕五灵脂。官桂善能调冷气，若逢石脂便相欺。大凡修合看顺逆，炮烬炙煿莫相依。具体是：硫黄畏朴硝（包括芒硝、玄明粉）、水银畏砒霜、狼毒畏密陀僧、巴豆（包括巴豆霜）畏牵牛子（包括黑丑、白丑）、丁香（包括母丁香）畏郁金，以及川乌（包括附子）、草乌畏犀角、芒硝（包括玄明粉）畏三棱、官桂畏石脂、人参畏五灵脂。

**2. 君臣佐使** 所谓"君臣佐使"，就是从多元用药角度，体现各药物在方中的地位及配伍后的性效变化规律，是七情配伍的进一步发展。

（1）君药：对处方中的主证或主病起主要治疗作用的药物。它体现了处方的主攻方向，其药力居方中之首，是方剂组成中不可或缺的药物。

（2）臣药：意义有二。一是辅助君药加强治疗主证或主病的药物；二是针对兼证或兼病具有治疗作用的药物。

（3）佐药：意义有三。一为佐助药，协助君、臣药，加强治疗作用，或直接治疗次要兼证的药物；二为佐制药，即用以消除或减缓君、臣药的毒性或烈性的药物；三为反佐药，即根据病情需要，使用与君药药性相反而又能在治疗中起相成作用的药物。

（4）使药：意义有二。一是引经药，即方中诸药直达病所的药物；二是调和药，即调和诸药的作用，使其合力祛邪。

### （二）用药禁忌

药物具有治疗作用和不良反应两重性，利用前者、避免后者是临床选药组方的基本原则。避免不良反应就是用药禁忌问题，包括配伍禁忌、妊娠用药禁忌和服药时饮食禁忌等。

**1. 配伍禁忌** 中药七情中"相反""相恶"的配伍关系，均属用药禁忌。《神农本草经》指出："勿用相恶、相反者"。"相恶""相反"所致后果不同，"相反为害，甚于相恶"，其危害健康，甚至危及生命。因此，"相反"的药物原则上禁止配伍应用。金、元时期以来，配伍禁忌被医家概括为"十八反"和"十九畏"。

**2. 妊娠用药禁忌** 妇女在妊娠期间，慎用和禁用某些损伤胎儿，甚至引起堕胎的药物，称之为妊娠用药禁忌。例如，破血、破气之牛膝、川芎、红花等；剧毒药，如汞、雄黄、马钱子、川乌、麝香等。

**3. 饮食禁忌** 服药期间一是忌食辛辣、油腻、腥膻、有刺激性的食物，根据病情的不同，饮食禁忌也有所区别；二是忌食对某种病证不利的食物。

### （三）剂量与用法

中药的剂量一般指每一味生药的成人一日量。用药剂量得当与否，是保证用药安全的重要因素之一。临床应依据所用药物的性质、临床应用的需要、患者的具体情况等因素，来确定药物的具体用量。使用时，多从药物性质、实际应用、患者情况等多方面加以考虑。

中药的用法包括给药途径、煎煮方法和服用方法。中药的给药途径主要包括口服给药、皮肤给药、黏膜表面给药、直肠给药、吸入给药和注射给药，其中，口服给药是中药的主要给药途径。临床上选择合适的给药方式是影响中药临床效应的因素之一。中药的煎煮方法涉及煎煮器具、煎药用水、加水量、煎前浸泡、煎煮火候、及时滤汁、绞渣取汁、煎煮次数及入药方法等的选择。中药煎煮方法的正确选择与中药的疗效与安全性密不可分。

# 第三节 中药学案例分析

## 一、附子的药效物质基础研究

附子为毛茛科植物乌头 *Aconitum carmichaelii* Debx.子根的加工品，主产于四川、江西、湖南、湖北等地。附子最早见于《神农本草经》，列为下品。《汤液本草》中载：“附子入手少阳三焦、命门之剂，浮中沉，无所不至，味辛太热，为阳中之阳，故行而不止，非若干姜止而不行也”，又因其火性迅发，无所不到，故又称其为“回阳救逆第一品药”。但未经处理的附子生品具有较高的毒性，不可直接入药。因此，生药在使用前需要经过炮制减毒，常见的加工炮制品有盐附子、黑顺片、白附片、淡附片、炮附片等，以此作为附子的主要入药形式。

附子味辛、甘，性大热，有毒，归心、肾、脾经。有回阳救逆，补火助阳，散寒止痛的功效。用于亡阳虚脱，肢冷脉微，心阳不足，胸痹心痛，虚寒吐泻，脘腹冷痛，肾阳虚衰，阳痿宫冷，阴寒水肿，阳虚外感，寒湿痹痛。现代药理研究表明，附子具有强心、抗心律失常、抗炎镇痛、抗肿瘤等多种药理活性。目前临床上以附子入药的方剂众多，包括已经开发成上市产品的参附注射液、附子理中丸、金匮肾气丸等，以及一些经典方剂，如四逆汤、麻黄附子细辛汤、甘草附子汤、大黄附子汤等。

附子中主要的化学成分以二萜生物碱为主，还包含多种非二萜生物碱类成分，如异喹啉类生物碱去甲乌药碱（higenamine）、去甲猪毛菜碱（salsoline）、季铵类生物碱氯化甲基多巴胺（coryneine chloride）、吡咯生物碱 4-（2-甲酰-5-羟甲基吡咯-1-基）-丁酸、阿朴啡类生物碱附子亭（fuzitine）等，以及其他甾醇、有机酸、多糖、微量元素等多种非生物碱成分。其中，生物碱是其药理活性和毒性的主要原因，对附子中二萜生物碱的研究最早可以追溯到 20 世纪 60 年代，大量研究表明，附子中所含的以新乌头碱、次乌头碱和乌头碱为主的双酯型 C19 二萜生物碱具有较大毒性，毒性主要表现在对神经和心脏的损害。古人对附子的毒性早有认知，并尝试采用各种方式以达到增效减毒的目的。其中炮制减毒：通过不同炮制手段能够降解为低毒性的单酯型 C19 二萜生物碱（苯甲酰新乌头原碱、苯甲酰乌头原碱和苯甲酰次乌头原碱），以及不含酯键的胺醇型 C19 二萜生物碱（乌头原碱、新乌头原碱和次乌头原碱）；且附子炮制过程中其酯型生物碱还可能发生溶出、水解、转化等复杂变化，如通过脂交换反应、加成反应等生成脂型 C19 二萜生物碱从而改变其毒、效物质的组成和含量，达到降低毒性的目的（图 9-1）。配伍减毒：附子与干姜、甘草等配伍可以降低毒性。甘草所含的甘草黄酮能拮抗乌头碱引发的心律失常。干姜成分主要为挥发油和姜辣素，姜辣素可能对乌头碱有制约和解作用，可以抑制附子毒性。此外，附子临床使用时需先煎，久煎，特别是在大剂量用药时。

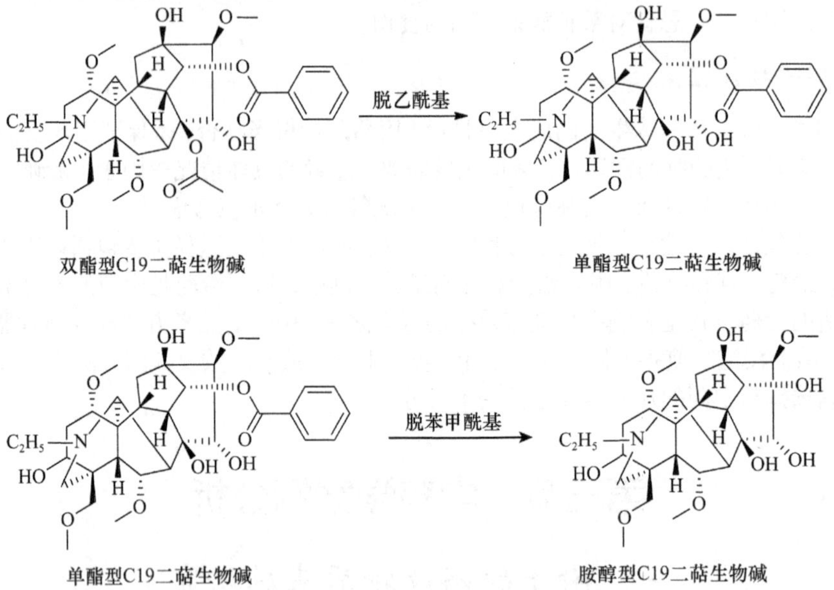


图 9-1　附子炮制过程中二萜生物碱结构变化

临床上附子常与干姜配伍用于亡阳证的治疗。如《伤寒论》四逆汤，方中附子大辛大热，上助心阳以通脉，中温脾阳而散寒，下补肾火而回阳，为峻补元阳，为君药；干姜辛热，温中散寒，温阳守中，回阳通脉，能增强回阳救逆之功，为臣药；炙甘草甘温，补中益气，并缓干姜、附子辛烈之性，为佐为使。诸药合用，可达到回阳救逆的功效。还可与干姜、白术等配伍，温中补脾；与肉桂、熟地配伍以补肾阳；与桂枝配伍用于寒凝心脉之胸痹痛。此外，临床应用时还需要注意本品不宜与半夏、瓜蒌、贝母、白蔹、白及等同用。

## 二、藿香正气液（水、软胶囊、滴丸）系列中成药产品的开发

藿香正气散记载于《太平惠民和剂局方》，其基本组成为藿香、紫苏、大腹皮、白芷、茯苓、半夏曲、白术、陈皮、厚朴（姜制）、桔梗、炙甘草，再加入大枣、生姜合煎至七分后服用，具有解表和中、理气化湿的功效。但传统汤剂、散剂为粗制剂，服用剂量大，贮藏、携带不甚方便，已不能满足广大患者高效、速效的用药需求。随着现代制剂技术的快速发展及市场和患者对剂型多样化的需要，在传统藿香正气散的处方和用法用量的基础上开发形成了一系列藿香正气制剂。目前较为常用的藿香正气制剂为藿香正气口服液、藿香正气合剂、藿香正气水、藿香正气胶囊、藿香正气软胶囊、藿香正气丸、藿香正气滴丸、藿香正气颗粒、藿香正气片等。

在制剂开发过程中，由于不同剂型的制备方法和要求不同，故在对藿香正气各种制剂系列中成药的开发过程中，在遵循原方的基础上，对处方组成、提取方法进行了调整。中药方剂配伍组成大都遵循君臣佐使的基本原则。藿香在传统藿香正气方中为君药，现代药理学研究表明广藿香油具有与藿香功效类似的药效学作用，故现在多种藿香正气制剂在制备过程选用广藿香油代替原方中的藿香药材入药。在药材用量上，藿香正气方中“藿香三两，为君药”，故现代藿香正气制剂中加入 0.8ml 广藿香油，替代“藿香三两”。此外，传统藿香正气方中加入甘草益气，大枣补中益气为引药，以助正气，以资全方“正不正之气”，藿香正气现代制剂中多采用甘草浸膏替代甘草药材。部分藿香正气制剂在更改剂型过程中选用半夏的其他炮制品代替半夏曲，既避免了沿用半夏曲可能对制剂造成质量可控性差的不足，同时也更契合现代制剂的思想，符合工业化大生产的要求。

藿香正气系列中成药剂型的开发为患者带来了方便，但仍存在许多问题需要进一步研究。例如

九种藿香正气系列中成药制剂的制备工艺中，同一药味在不同剂型中工艺参数相差较大，造成制剂质量的不统一。以白芷为例，白芷祛风解表，性温味辛，可增强全方解表之力，现代研究表明其有效成分主要为香豆素类脂溶性成分，且白芷含少量挥发油，易溶于乙醇，故宜选用乙醇作为提取溶媒。而九种藿香正气制剂中白芷提取方法不完全相同，提取溶媒各异，工艺参数相差大，则提取液中有效成分也会存在一定的差异。因此在保证制剂质量及有效性的基础上，需进一步优化工艺参数，获得科学合理的工艺路线。

在以后对藿香正气方系列中成药的进一步开发中，应根据不断发展的市场需要，利用现代科学的新理论、新技术、基础研究和临床实践的最新成果，利用先进的制剂技术和分析手段，对传统藿香正气制剂实施内在质量标准的提升或外延品种的再开发，以得到更加安全、有效并适合市场需求的藿香正气系列中成药产品，拓展中药名优古方的适宜范围，使藿香正气方更好地服务临床、服务大众。藿香正气制剂的开发应充分利用互联网+，以信息、工艺与管理的计算机集成为特征，以科研单位和生产企业为依托，建立制剂技术创新平台，让传统中药进入智能、敏捷、绿色、数字化的先进制造新时代，实现高新技术在藿香正气制剂生产中的应用，并通过符合中医药特色的制剂质量控制模式，结合中药制剂开发“方—证—剂”对应思想，最终实现藿香正气制剂系列产品的“安全、有效、可控”。

# 第四节 中药学研究方法与研究新进展

## 一、中药学研究方法

中药学的研究方法首先要以中医药理论为基础，符合中医药特色，并以对药物作用的临床统计观察为依据，以规范后的中医理论模型为参照系，以单一化学成分及天然动物、植物、矿物，以及基本方剂及其浓缩剂为药物研究的基本单元，对它们的性味归经，对因、对证、对病的作用、量效关系等进行科学化的定性、定量研究，建立与中医理论相适应的药物理论。

近年来，采用化学分析方法（包括色谱分析、光谱分析等）和药理实验方法对中药的分析研究已相当深入，此外还包括了中药资源调查、药材生产加工方法、生物转化方法、制备工艺改进、有效成分含量测定、复方制剂研究、产品质量标准等。现代先进技术方法运用到中药研究的典范主要是生物技术的应用，例如采用植物细胞组织培养技术培育市场缺乏品种，如对当归、板蓝根进行多倍体育种，获得了新品种，取得了较好的增产效果。

对中药的深入研究不能仅靠单一的研究方法，还应进行系统的科学研究，有组织、有计划地分工协作，各有侧重，突出重点，合力攻关。同时还要注意与其他学科的协作研究，多学科交叉研究，相互补充，才能使中药学走上现代化道路，继续为中国和世界各国人民的健康事业作出贡献。

## 二、中药现代化

中药现代化，就是传统中药与现代科学技术相结合的过程，包括理论认识和实践手段两方面的现代化。中药现代化来源于传统中药的经验和临床，依靠现代先进科学技术手段，遵守严格的规范标准，研究出优质、高效、安全、稳定、质量可控、服用方便，并具有现代剂型的新一代创新中药，符合并达到国际主流市场标准，可在国际上广泛流通。其内涵是在继承发扬中医药传统特色与优势的基础上，充分利用现代科学技术成果，通过技术创新、知识创新不断丰富、完善中医药学理论体系，提高中药产业技术水平，从而促进中医中药的发展，以适应时代发展和社会进步的需要。

### （一）中药物质基础

**1. 中药物质基础研究方法** 传统的中药物质基础研究即为对中药化学成分进行提取、分离、结构鉴定、生物活性筛选、确定有效成分后阐明物质基础等研究过程。采用传统方法已阐明了上千种单味中药的物质基础，如麻黄、黄连、人参、丹参等。但由于中药特别是复方化学成分的复杂性以及存在成分相互影响、协同作用等特点，传统的研究方法不仅速度慢，且难以进行多成分配伍研究。近年来出现了很多中药物质基础研究的新思路、新方法，有效地促进了中药物质基础研究。

（1）以活性为导向的中药物质基础研究：传统中药物质基础研究常导致分离过程中活性成分或有效成分的丢失，同时，还耗费大量的时间在无活性成分或非有效成分的分离与结构鉴定上。为了克服这些问题，近年来，逐渐引入了以活性为导向的中药化学成分研究，即以生物活性跟踪进行中药成分的分离。该研究方法的实现，必须以快速、可靠的生物活性筛选方法为前提，同时，化学成分分离必须与活性筛选密切配合，才能取得较好的效果。

（2）基于组合化学或化学物质组学概念的中药药效物质基础研究：该研究思路是将单味中药或中药方剂所含的复杂成分看作组合化学库或化学物质组，采用组合化学或化学物质组学的方法研究中药物质基础，即将中药进行适当分离后，采用现代仪器分析方法，如 HPLC、LC-MS 等分离手段进行分析、标化，再对各部分进行活性筛选，确定活性部分。

（3）血清药物化学与血清药理学相结合的研究方法：该研究思路以传统的药物化学为基础，利用现代先进的分析技术，结合对含药血清的生物活性测定，来分析鉴定口服中药后血液中移行成分及其与药效的相关性，探讨中药的药效物质基础及其作用机制。现代分析技术尤其是 LC-MS 技术的发展，对于检测吸收入血成分的体内过程以及微量、痕量成分非常便利；新的药物作用靶点包括酶、受体的不断发现，为血清药理研究提供了高通量的体外筛选模型。以含药血清作为研究对象，探讨中药作用的物质基础，很大程度上简化了中药及其方剂成分研究的复杂性，排除了中药中大量非有效成分对生物活性测定的影响。

（4）基于谱效关系或组效关系的中药物质基础研究：该研究思路以 NMR、HPLC、GC-MS、HPLC-MS 等现代先进的分析技术为手段，建立中药的一维、二维，甚至多维指纹谱，或者利用代谢组学的方法研究中药复杂体系在体内的代谢过程；同时利用体内外多种药效指标，结合现代的代谢组学、蛋白质组学、基因组学技术进行药效学评价；采用智能化数据分析软件，进行谱效或组效相关性分析，来探讨中药复杂体系的物质基础和作用机制。

（5）基于亲和色谱和分子烙印技术的中药物质基础研究：亲和色谱和分子烙印技术是基于分子特异性识别的色谱分离技术。随着一系列新的药物靶标，如酶、受体等的发现，将这些对药物小分子具有特异性识别和结合能力的靶酶、受体、抗体甚至活性组织细胞膜等采用固定化技术与合适的固相支持物进行共价、非共价结合后用于活性分子的筛选，即为亲和色谱技术；分子烙印技术是以特定的活性分子为模板，选择适当的功能单体（如甲基丙烯酸等）在交联剂的作用下制备而成的对模板分子类似物具有特异性保留能力的色谱分离技术，本质上也可以列为亲和色谱的一种。亲和色谱和分子烙印技术用于药物活性分子筛选具有特异性强、速度快、效率高的特点。结合在线质谱检测技术，用于中药复杂体系中特异性活性成分的初筛，可以实现中药活性成分的分离、高通量筛选、鉴定一体化。

（6）基于药物代谢的中药物质基础研究：中药治疗疾病的有效成分可以是中药中的原型成分，也可以是经肠道内生菌的转化产物，或者是进入体内后的代谢产物。基于药物代谢的中药物质基础研究就是从整体上对中药在人体内的消化（生物转化）、吸收、代谢、分布、排泄等各个环节进行研究，探讨中药成分在体内的过程及其动态变化的规律，考察生物转化产物和（或）代谢产物的生物活性，探讨中药的药效物质基础，并根据入血成分的代谢特征探讨中药组分间的相互作用规律、中药复方的配伍机制等重大问题。目前已经建立了很多体外研究药物代谢的模型，如小肠灌流模型、人肠内细菌转化模型、肠 Caco-2 吸收模型、肝微粒体模型、MDCK 模型（改造犬肾上皮细胞单层模型）等，利用这些模型模拟中药在体内的药物代谢过程，对于探讨中药的药效物质基础有很大的帮助。

（7）基于计算机虚拟筛选技术的中药物质基础研究：计算机虚拟筛选是依靠计算机强大的编程建模功能、数据库构建和搜索功能，结合各种数学算法，构建中药成分库、中药药理作用库、中药功效库等，并利用和融合现代系统生物学的研究成果，关联相关的基因调控网络数据库、代谢网络数据库、细胞信号通路数据库、蛋白质三维结构数据库等，来研究中药药效物质基础、药性理论、作用机制等相关问题。

**2. 中药物质基础研究的主要成就** 迄今，中医药研究者就中药物质基础已进行了大量卓有成效的研究，也取得了较多的成果，见表9-5，其中单味中药研究以青蒿素的发现最具有代表性，而当归芦荟丸则是运用传统中药复方治疗现代疾病，并深入研究物质基础成功的范例。该复方原由11味中药组成，通过拆方研究和临床验证，最后定青黛为该方治疗慢性粒细胞白血病的关键药物，进一步的化学、药理学研究结果证明青黛中所含靛玉红是该药物抗肿瘤的物质基础。

**表9-5 中药物质基础研究成果举例**

| 中药名称 | 物质基础 | 功能 |
|---|---|---|
| 青蒿 | 青蒿素等倍半萜 | 截疟 |
| 麻黄 | 麻黄碱等生物碱 | 平喘 |
| 附子 | 去甲乌药碱、氯化甲基多巴胺等 | 回阳救逆、强心 |
| 川芎 | 川芎嗪 | 活血化瘀 |
| 黄芩 | 黄芩苷等黄酮 | 清热解毒 |
| 杏仁 | 杏仁苷 | 镇咳 |
| 元胡 | 四氢帕马丁等生物碱 | 行气止痛 |

**知识链接**

青蒿素来源于紫草属植物黄花蒿。自发现以来，已成为最重要和最有效的抗疟药物。青蒿最早用于疟疾记载在东晋葛洪的《肘后备急方》中，随后青蒿在疟疾防治中的应用在中国一系列历史医学著作中常有记载。第二次世界大战后，世界各地疟疾肆虐并出现耐药性，人们迫切地需要新型抗疟疾药物。在此期间，中国政府也开始了抗疟工作的研究，设立了“523”国家项目。屠呦呦在祖国需要的情况下，临危受命作为抗疟疾药物的研究组长，与其团队从大量的中医药知识宝库中筛选，发现了青蒿提取物有不稳定的抑制率。但屠呦呦团队并没有因此放弃，而是开始思考为什么这个在古籍中常常被提及的抗疟药物，其提取物对于疟原虫的治愈率不稳定。屠呦呦查阅文献资料以及自己对中药的了解提出了低温条件提取有效成分的想法，并经过反复的提取试验，终于在第191次提取中，利用乙醚作为溶剂，提取出青蒿中的中性部分，对疟原虫的抑制率达到了100%。但研究团队并未就此停止药物开发的征程，而是在此后的工作中，开发了一系列的青蒿素衍生物。青蒿素及其衍生物治愈了成千上万的疟疾患者。2015年，屠呦呦因发现青蒿素获得诺贝尔生理学或医学奖，成为首获科学类诺贝尔奖的中国人。

需要注意的是，中药药效的发挥具有多维、多元、多重、多层次的特点，根据临床用药目的的不同，其药效物质基础也有所差异。

## （二）中药新制剂

中药产品现代化是中药现代化的表现形式，也是中药国际化的重要载体。除了传统的丸、散、膏、丹等特色中药制剂外，颗粒、胶囊、滴丸、注射剂、粉针剂、口服液、软胶囊等新剂型的开发也促进了中药产业化发展，方便了人们用药。

**1. 滴丸剂** 采用滴制法制成的丸剂。中药滴丸剂主要有两类：一类是将油性成分分散在基质中，采用滴制法设备；另一类是将不溶于水，且溶出速度慢、吸收不好的中药成分或有效部位，采用固体分散技术制备速效滴丸。由于滴丸载药量小，因而中药要制备滴丸必须精制，浓缩有效成分或有效部位，使得滴丸成分明确，质量易于控制，如复方丹参滴丸、藿香正气滴丸、穿心莲内酯滴丸等。

**2. 缓控释制剂** 缓释制剂是能使药物活性成分在体内缓慢地非恒速释放，每日用药次数与相应普通制剂比较至少减少一次或用药的间隔时间有所延长的制剂；控释制剂是药物活性成分按要求缓慢地恒速或接近恒速释放，且每日用药次数与普通制剂比较至少减少一次或用药的间隔时间有所延长的制剂。缓控释制剂最大的优势在于维持比较稳定的血药浓度，减少用药次数，符合现代用药需求。对于有效成分明确、以有效成分或有效部位入药、给药剂量不太大的中药，可制成缓控释制剂。

**3. 纳米中药** 纳米技术对物质有超微粒化的作用，纳米级粒子将使中药在人体内的传输更方便，可提高中药在体内的生物利用度，增强临床疗效。如普通牛黄有清热解毒、化痰开窍的作用，加工到纳米级水平后，理化性质和疗效均发生变化，不但产生靶向作用，还对癌症起特效作用。纳米中药的开发应用，可将不易被人体吸收的中药制成纳米粉，提高药物的生物利用度，把纳米药物做成膏药贴在患处，可通过皮肤直接吸收。纳米技术在中药加工方面的应用，能在保持中药原药成分的基础上，使药物有效成分充分析出，形成独具特色的纳米中药材料。此外，中药气雾剂、靶向制剂、黏膜给药、涂膜剂、巴布膏剂等都是现代中药研发的重要剂型。

#### （三）中药质量标准现代化

中药质量标准是中药现代化的前提，中药现代化的落脚点在于中药和中药制剂，其核心是中药和中药制剂的质量。传统的“四大鉴别”、分子生物学鉴别和指纹图谱等“定性”评价方法学体系，正逐步向着定量化方向发展。以 2020 年版《中国药典》为例，一部共收载中药 2711 个品种，在质量控制方法上，大多采用液相色谱进行含量测定。除此之外，还运用气相色谱进行含量测定，以完善中药质量控制。中成药系列品种质量标准的统一、以中药对照提取物为对照的质量控制方法、应用一测多评等分析思路及分析技术促进了中药质量标准现代化的发展。

一测多评是指以样品中某一典型组分为内标，在同一色谱条件下建立该组分与其他待测组分之间的相对校正因子（RCF）和相对保留时间，对色谱图中各成分峰面积通过相对校正因子计算各待测成分的含量。例如在 2020 年版《中国药典》中丹参、功劳木等品种均采用该法进行质量控制。

制定中药材质量标准，首先必须以中医药理论为基础，充分考虑中医药的特点。仅用某一成分作为指标，来衡量药材的质量，不能体现其内在品质，因此，应建立药材的指纹图谱，并在建立单指标成分含量测定的基础上，探讨多指标成分综合评价体系。《中国药典》中，收载特征/指纹图谱的数量在逐版增加。

中药指纹图谱是指某种（或某产地）中药材经适当处理后，采用一定的分析手段得到的能够标示该中药材或中成药特性的某类或数类成分的色谱或光谱图。现应用于质量控制的主要有薄层色谱指纹图谱、气相色谱指纹图谱、液相色谱指纹图谱及其他类指纹图谱（如红外光谱、毛细管电泳、核磁共振等），可对中药品种进行更有效的评价。

## 第五节　中药学相关学科与职业关系

### 一、中药学相关学科

#### （一）中医学

中医学属于在阴阳五行理论指导下，从动态整体角度研究人体生理、病理、药理及其与自然环境关系，寻求防治疾病最有效方法的学问。中药应用离不开中医的理论指导思想，中药的功效是与中医的辨证方法相应而生，每一种中医的辨证方法都有与其相应的中药功效群。

### （二）药学

药学是连接健康科学和化学科学的医疗保健行业，它承担着确保药品的安全和有效使用的职责。作为两门学科，中药学与药学是相互指导、融会贯通，“两条腿”并行的。在药物分析、药物制剂等过程中，基本理论和基本方法均能有效运用于中药学和药学的实际学习、科研、生产应用中。

### （三）医学

现代中药的研究要适应现代医学发展的需求，在预防、治疗、保健各个领域发挥作用；另一方面，应用现代医学的科学成果和手段，也将服务于现代中药的发展。

### （四）化学

化学是药学的基础，药物的来源、炮制、性状、作用、分析、鉴定、调配、生产、保管和开发新药等，都离不开化学学科的支撑。其中，有机化学、无机化学、物理化学、生物化学、药物化学、中药化学等学科作为药学、中药学领域的化学衍生科目，在药物的研究、生产、开发过程中提供了重要的理论、实践基础。

### （五）生物学

在中药现代研究开发中，生物学的方法已运用到了中药的药理作用、作用机制、药物安全性和配伍规律的研究中。生物学的研究促使中药与化学、药学等研究相结合，从整体上、系统上和信息水平上阐明中医理论，在信息水平上建立中药和中药材质量控制体系和药效评估评价平台。

## 二、中药学专业培养目标与从业前景

### （一）中药学专业培养目标

培养系统地掌握中药学、中医学基础、药学的基础理论、基本知识和基本技能，具备良好的科学素养，以及相关中医学、药学的专业知识和能力；具备从事标准化中药研究开发、药材的品种鉴定及品质评价、中药的质量控制和生产管理、中药药理与安全性评价及临床合理用药等方面综合能力的中药学应用型专门人才。

### （二）中药学专业人才必备职业能力

1. 掌握中医学基础、临床中药学、方剂学、药用植物学、有机化学、分析化学、中药化学、中药鉴定学、中药药剂学、中药炮制学、中药药理学、中药制剂分析等学科的基本理论和基本知识；熟悉临床常用药物的基本知识。

2. 掌握中药种植、中成药的制备、质量控制与分析、药效学和药物安全性评价等基本方法和技术。

3. 掌握中药药理与毒理学的基本理论与实验技能；掌握中药及天然药物化学成分分析、提取、分离和结构鉴定的基本原理和技能。

4. 掌握炮制加工、中药制剂的基本知识和技能；熟悉药物制剂设备和工艺，了解车间设计基本要求。

5. 熟悉药事管理的法规、政策、知识产权保护和中药新药研发的技术要点；具备新药制剂设计、新药药理实验与评价的基本能力；掌握医药市场营销的基本知识。

6. 具有一定的科学研究和实际工作能力；具有创新意识和独立获取新知识的能力。

## （三）中药学从业前景及就业岗位描述

改革开放以来，我国积累了巨大的财富，加之人口老龄化等社会因素促使我国人民不断聚焦健康产业。中医药作为中国特色健康资源，在治疗疑难杂症、慢性疾病、老年病、调节亚健康状态、预防保健等方面的巨大优势受到了广大群众的欢迎，“大健康”时代的到来，为中医药发展带来了无限机遇。中药行业在国家的大力扶持下，取得了良好、快速的发展；同时，作为中华民族的宝贵财富，中医药正越来越多地受到国际的接受与关注。随着国内外大中药健康产业的快速、持续发展，中药学专业就业选择有了更大的余地，除了在各级医院担任中药师工作，以及在有关学校及中医临床科研机构从事教学、科研工作外，大部分毕业生将在中药企业从事科研、制剂、产品开发和销售工作，部分就业岗位描述如下。

**1. 中药药物制剂生产** 按照操作规程进行制剂生产。从事中药制剂的生产及管理工作；新产品、新技术成果转化的技术操作工作，以及药品半成品及成品质量分析、检验工作；车间生产设备的使用、保养、维护工作。

**2. 中药药品质量检验** 完成原料药、中间体、成品的质量检查。从事中药材、原辅料、半成品及成品的质量分析、检验工作。

**3. 中药药品调剂** 审查并调配处方，审核并发放药品。接收处方，按照“四查十对”的原则对处方进行审查；调配处方；审核、发放药品；退药处理等工作。

**4. 药库管理** 药品出入库管理，完成制订采购计划、资质审核，做好药品入库验收、上账及药品存放管理、出库管理工作。

**5. 药品营销** 了解药品及市场信息，从事市场调研、药品销售工作。

## 本章小结

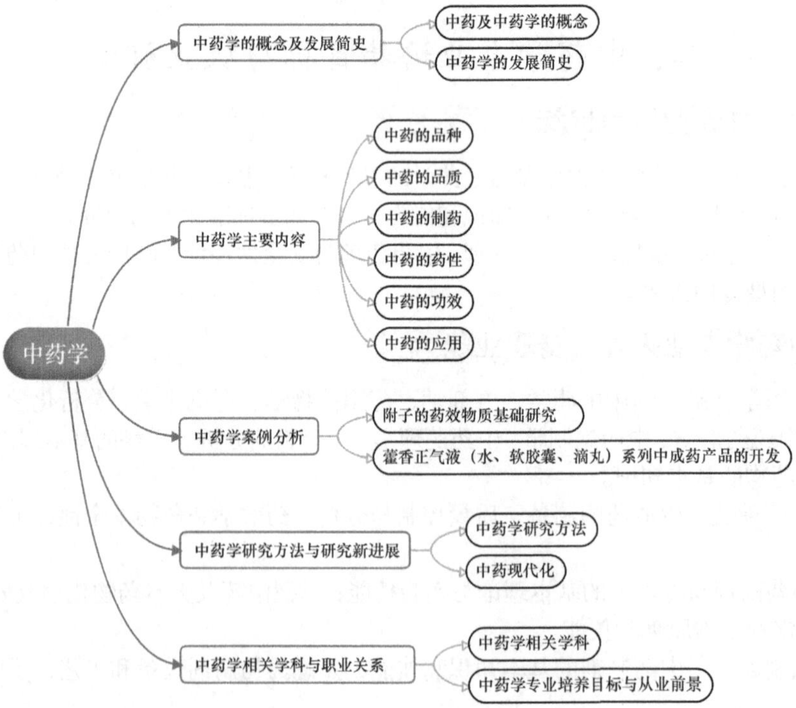

## 思 考 题

1. 中药学的主要任务是什么？
2. 简述系统中药学的科学内涵。
3. 中药炮制的目的是什么？
4. 如何正确认识中药的毒性？
5. 简述中药学从业人员在中药临床用药中应注意的方面。

（韩 波）

# 第十章 临床药学

**学习目标**

掌握：临床药学的定义；合理用药的概念及其影响因素。

熟悉：临床药学在合理用药中的作用；临床试验的目的及内容。

了解：临床药学进展；临床药学相关学科及职业发展。

临床药学是药学一级学科下的二级学科，是指将药学与临床相结合，直接面向患者，以患者为中心，以提高药物治疗质量和水平为目的，以研究并实践临床合理用药，保障患者用药安全、有效、经济、依从为主要内容的综合性应用学科。临床药学作为医药结合的桥梁，是药学领域中产生的新兴学科，是现代医院药学的核心，以药学、临床医学以及与之相关的社会学科为基础，以探索药物与机体、疾病之间的相互关系作为学科内涵，关注用药者、用药方法、用药过程与用药结果。临床药学的基本任务是提供药学服务，促进合理用药，提高健康水平，保障患者利益。

## 第一节 临床药学的概念及发展简史

### 一、临床药学概论

#### （一）临床药学的基本概念

临床药学（clinical pharmacy）是药学与医学的结合，直接面向患者，以患者为中心，研究与实践临床药物治疗，提高药物治疗水平的综合性学科。其特点是药学与医学的紧密结合及强烈的临床实践性。

#### （二）临床药学的产生背景

人类不断增长的健康服务需求是临床药学产生的根本原因。人类对健康服务的需求，不仅需要充足的药品保障供应，更需要高质量、高水平、高效率的药学服务。开展以合理用药为核心的临床药学工作，提供以患者为中心的药学服务，成为新时期药学学科的主要任务，同时也促进了临床药学学科的产生和发展。

目前，面对复杂多变的疾病、种类繁多的药品，药物应用的安全性问题日益突出，不合理用药已成为威胁人类健康的全球性问题，成为了临床药学学科产生的重要动因之一。随着现代医药科技的发展和医疗服务模式的转变，传统的药学工作内容与模式已不能适应社会发展的需求，以服务患者和医护人员为宗旨药学工作模式的转变才能适应药学自身发展的需要，同时促进临床药学的产生和发展。

在生命科学大发展的环境下，药学与临床医学的联系越来越紧密。随着药学教育的改革和发展，开展以“用药”为核心的临床药学教育，旨在提高用药的质量和水平，提供优质的药学服务，以培养应用型、技能型和服务型人才为主，强调服务意识与责任意识，为药学学科提供了更广阔的发展空间。

#### （三）我国开展临床药学的必要性与重要性

临床药学在医院药学中占有核心地位，尽管它的兴起和发展只有短短的几十年时间，但是它在临床药物治疗中的地位却日益提高。

**1. 促进患者临床合理用药** 临床正确的用药不仅基于正确诊断疾病，对药品的充分认识同样重要。当前，减少药害，保证用药安全、有效越来越引起人们的重视；节约医药资源，合理使用药品也逐渐引起了人们的关注。临床药学正是关注于患者临床的合理用药，提高药物治疗的安全性及有效性。

**2. 顺应医疗改革的要求** 目前医药行业和经济独立核算促使医院药学必须向以临床药学为重心的趋势转移。为提高医院的综合实力和医疗服务质量，发展临床药学已成为医院整体建设的重要方面。

**3. 拓宽药师的职业范围** 以往医院药师的主要工作是药品的供应、分发及调配等。随着药房发药逐步自动化，往日药师的工作和任务已逐渐被药房技术员所替代，药师参与临床药物治疗的人数和时间更多、范围更广。临床药师将从过去整天和药物打交道、以药物为中心的服务模式，转变为直接和患者打交道、以患者为中心的工作模式，继而扩展了药师的职能，拓宽了实践工作范围。

## 二、临床药学的发展现状

### （一）国外临床药学发展现状

**1. 美国临床药学发展现状** 美国是临床药学的发源地。20 世纪 50 年代，美国首先提出了“临床药学”的概念。美国卫生系统药师协会（ASHP）依据临床药学工作内容的变化，将美国临床药学发展概括为 3 个阶段。

第一阶段：20 世纪 50～80 年代（以医院被动药学服务为主的临床药学阶段），这个阶段药师主要通过保障药品供应与质量控制确保临床所用药品的质量合格。

第二阶段：20 世纪 80～90 年代（从临床药学向药学监护过渡阶段），临床药学工作范围逐渐扩大，临床药师参与对患者的具体治疗工作，注重直接面对患者提供药学服务。

第三阶段：20 世纪 90 年代以后（药学监护和药物治疗管理服务阶段），临床药师的职业观念发生了根本的转变，药学工作模式已从“以药物为中心”转变为了“以患者为中心”，开始实施药学监护和药物治疗管理服务，并进一步向患者监护发展。

**2. 其他国家临床药学发展现状** 近代日本药学教育以制药和药物研发为重要目标，至 20 世纪 90 年代后期日本临床药学教育才有了明显发展。2002 年秋，日本药学会（JPA）提出 6 年制临床药学教育改革方案，该方案采取“4+2”模式。经过 6 年学习后，学生通过国家药师统一资格考试后可从事临床药师工作。而英国以培养能提供药学服务的药师型人才为主，在英国修读完 4 年的硕士课程后也要进行为期 1 年的“注册前培训”，即在社区药房或医院药房进行 1 年的实习，通过英国皇家药师协会的准入考试，注册后方可成为一名药师。从 2003 年开始，英国药师还被授予开具处方的权限，获得处方权的药师其权利和专业覆盖面比美国、日本药师更广泛。

### （二）我国临床药学的发展现状

中国的临床药学是 20 世纪 60 年代提出的。在 1964 年的全国药剂学研究工作经验交流会上提出了应重视临床药学问题，建议在医院开展临床药学工作。20 世纪 70 年代末 80 年代初，一些医院根据自身条件开始尝试设立临床药学研究室或实验室，提出了“药师下临床”的概念。直到 1978 年，中国正式提出了“以患者为中心，以合理用药为核心”的临床药学发展方向。1987 年，卫生部指定 12 家重点医院进行全国临床药学试点工作。1991 年，卫生部在医院分级管理文件中首次规定三级医院必须开展临床药学工作，并将其作为考核标准之一。2009 年底卫生部在全国范围内大力推行临床药师制工作，这也标志着中国临床药学已发展到了一个新的高度。截至 2016 年 11 月，中国临床药师制体系建设框架已建立，临床药师队伍也逐步成长。

目前，中国医疗机构的临床药学工作也正处在快速发展阶段，其工作内容和工作模式主要学习和借鉴美国，同时又结合了中国临床药学的工作实际。中国临床药学教育是在学习、借鉴美国等发达国家的临床药学教育模式基础上，结合中国药学教育实际建立和发展起来的。21 世纪以来是中国临床药学学科、临床药师制和临床药师职业确立并迅速发展的重要时期。

## 第二节 临床药学主要研究内容与工作任务

### 一、临床药学的主要研究内容

临床药学的研究内容包括临床药动学、临床药效学、药物相互作用、药物利用评价、药物不良反应报告和监测、新制剂的开发与评价、药学服务及药品信息等。

#### （一）临床药动学

临床药动学是在药动学的基础上，利用简单的计算公式和方法研究药物及其制剂在患者体内吸收、分布、代谢和排泄的量变规律，是研究血药浓度随时间变化规律的一门学科。它不仅对提高药物治疗有效性和安全性具有十分重要的作用，而且对指导新药设计、改进剂型及优选给药方案、减少不良反应等方面具有重要意义。

#### （二）临床药效学

临床药效学研究主要用于新药的研究，研究对象为使用药物的患者，它与临床药动学一起，成为现代药物治疗学的理论基础；为选药提供依据，从而更好地为临床制订给药方案服务、避免和减少药疗事故和药源性疾病的发生、科学地对新药进行临床评价、为临床合理用药和优选药品提供科学依据。

#### （三）药物相互作用

两种以上的药物同时应用或先后应用时，药物的作用和效应会因此发生变化，称之为药物相互作用。药物相互作用可使药物作用增强或减弱，作用时间延长或缩短，后果表现为有益的治疗作用或有害的不良反应。随着临床合并用药的增加，研究药物相互作用具有现实意义。

#### （四）药物利用评价

药物利用评价就是对全社会的药品市场、供给、处方及使用进行研究，重点研究药品引起的医疗、社会和经济后果及各种药物和非药物因素对药物利用的影响。目的就是用药合理化，包括从医疗方面评价防病治疗的效果及从社会、经济等方面评价其合理性，以获得最大的社会、经济效益。

#### （五）药物不良反应报告和监测

药物不良反应可由多种原因引起，最常见的原因是药物的药理作用、剂量、剂型及相互作用。新药开发时的临床研究受到了研究病例的限制，因此，难以发现一些新的药品不良反应。临床用药时，进行不良反应的监测可以发现某些药物临床研究时未能预测的、严重的、新的药品不良反应，以提高用药水平。

#### （六）新制剂的开发与评价

医院按照相关政策、法规进行医院制剂的开发，还可以对新药进行临床评价，证明其安全性及有效性。

#### （七）药学服务

临床药师在实施药学服务实践中，对患者承担更多的是药物治疗责任，从参与合理用药走向处理与药物治疗有关的问题，有利于进一步结合临床直接接触患者的药物治疗，更好地为患者服务。

### （八）药品信息

收集各类药品的不良反应、合理用药、药物相互作用等信息，以便及时提供给临床医师，使用药更加合理化。此外，还应包括新药推介等方面的信息。

## 二、临床药学的工作任务

临床药学是一门正在迅速发展的实践性和应用性非常强的新兴学科。临床药学的工作任务主要包括临床药学服务、临床药学研究和临床药学教育。

### （一）临床药学服务

临床药学服务含义是药师应用药学专业知识向公众（包括医护人员、患者及家属）提供直接的、负责任的、与药物使用有关的服务。临床药学服务的目标是以患者为中心，提高药物治疗的安全性、有效性和经济性，改善和提高患者的生命质量，其最基本的要素是“与药物使用”有关的服务。临床药物治疗是临床药师实施药学服务的基础，也是临床药学工作的主要内容，包括临床药师深入临床一线，与临床医师、护士、营养师等合作，主动参与临床查房和会诊，积极开展药学查房和药学会诊（这两项是临床药师日常工作的重要内容和提供药学服务的重要形式）；参与危重患者的抢救和病例讨论；协助临床医师遴选药物，根据患者实际情况，制订个体化给药方案；监护患者用药情况，随时提出改进措施，调整给药方案，提高药物治疗的质量和水平。临床药学工作的核心是合理用药，按照安全、有效、经济、依从的原则展开。

临床药学服务还包括用药教育、社区药学服务和应急状态下的药学服务。用药教育是指对患者和公众进行合理用药指导，普及合理用药知识，增加他们的用药知识，预防药物不良反应，提高用药依从性，降低用药错误发生率，这也是临床药师开展临床药学工作的重要任务；社区药学服务是临床药学服务的延伸和拓展；而应急状态下的药学服务是临床药师针对突然发生、造成或者可能造成社会公众健康严重损害的重大传染病疫情、群体性不明原因疾病等突发公共卫生事件提供应急药学服务；参与急性中毒的诊断和防治，开展毒物检测，制订药物救治方案等急诊药学服务。

### （二）临床药学研究

临床药师在参加临床药学实践、提供药学服务的过程中，总会遇到各种各样的用药问题，为解决这些问题，需要开展临床药学研究。《医疗机构药事管理规定》明确要求临床药师“结合临床药物治疗实践，开展药物利用评价和药物临床应用研究；参与新药临床试验和新药上市后安全性与有效性监测等临床药学研究工作。”事实上，临床药学的研究内容非常广泛。临床药学研究的首要任务应是研究药学服务的模式、方法和技术；研究患者的药物治疗与合理用药的方法；研究药学查房和药学会诊的模式和方法；研究用药教育和用药指导的模式和方法；研究药学服务的伦理、道德与礼仪；研究药学监护实践、药物治疗管理服务等。除此之外，还包括以下几个大的方面。

**1. 开展临床药学和临床药理研究，围绕合理用药，进行药效学、药动学等研究** 临床药物治疗是临床药学工作的核心内容，其主要研究临床药物治疗实践中合理选用药物进行治疗的策略，指导临床医师制订和实施个体化药物治疗方案。临床药效学主要研究药物对人体的生理与生化功能的影响和临床效应，以及药物的作用机制。临床药动学主要研究药物在人体内的吸收、分布、代谢、排泄动态变化规律，并应用于临床给药方案制订和药物临床评价。

**2. 运用药物经济学的理论与方法，对药物资源利用和药品应用情况进行综合评估和研究，合理配置和使用卫生资源，以有限的药物资源实现最大限度的健康效果改善** 临床药物经济学测量可以从使用药物或服务获得的药物或服务结果确定哪种类型的临床治疗是适合该患者的最优化方案（费用最低或效果最优）。药师也会使用药物经济学数据创建公式来保证合理用药。同样地，在药物临床研究与评价中，药物经济学、药物流行病学等临床药学相关学科理论知识、方法和技术也会被应用到，去开展新药临床试验和药物临床评价，为新药开发、临床给药方案制订和调整提供科学依据。

**3. 开展药学信息服务研究，结合药师在药学实践中得到的信息，尽量完善，做到临床精准用药和个体化用药研究** 药学信息服务是指向医护人员、药学人员、患者及公众等广大人群提供及时、准确、全面的药物相关信息，以期促进合理用药，改善药物治疗效果，提高医疗质量的药学服务活动。主要研究内容包括利用信息学原理、方法和技术，研究药学信息的收集、整理、保管、分析、加工、传递、利用、评价和管理及其在临床药学中的应用；研究药学信息服务的实施和评价的新方法和新技术；研究常见疾病的药物治疗指南和合理用药指南；利用大数据技术，开展大数据在临床药学领域的应用研究，整合多重组学数据和临床资料，构建疾病与药物知识网络，开展大数据电子病例和药历，构建临床药学数据挖掘、存储、集成、分析、利用、管理和共享系统。

**4. 开展药学流行病学研究，研究和实施监测以及防止药物不良反应的方法** 药物流行病学是运用流行病学的原理与方法研究人群中药物的利用及其效应的应用学科。主要研究内容包括药品上市前临床试验的设计；药品上市后有效性、安全性的监测和再评价；国家基本药物遴选；药品不良反应/事件监测及其危害程度定量评价；中药上市后的安全性评价；药物利用研究与评价；药物流行病学的方法学研究；药品风险管理与用药风险防范研究；药物警戒研究和生命质量评价。

## （三）临床药学教育

临床药学发展必须教育先行。中国临床药学教育主要包括学校（学历）教育、继续教育（毕业后教育、岗位培训）及临床药师规范化培训。

**1. 学校（学历）教育** 学校教育中，本科教育是临床药学人才培养的基础，研究生教育是培养师资力量、学科带头人和临床药学专家等高层次临床药学人才的有效途径。

（1）本科教育：目前中国临床药学教育的主流是教育部批准的5年制临床药学专业，毕业授予理学学士学位。旨在培养具备临床药学基础知识、基本理论和基本技能，以合理用药为核心的全程化药学服务工作的专门人才。课程体系包括通识课程如外语、计算机等，以及基础课程、专业核心课程和实践类环节。同时《临床药学本科专业教学质量国家标准》还对临床药学专业毕业生应达到的思想道德与职业素质、知识要求、技能要求等作了明确规定，以确保临床药学人才培养质量。

（2）研究生教育：中国临床药学研究生教育主要包括硕士学位研究生和博士学位研究生培养两个层次，其中，临床药学硕士包括科学学位和专业学位两种类型，博士则主要为科学型。课程包括公共学位课、专业学位公共课、学位基础课、学位专业课和实习实践。课程设置突出交叉性、实用性，重视人文、社会科学课程，强调以临床应用和解决临床实际问题为主线，对药学、临床医学等不同学科知识加以整合，注重分析能力和创造性解决临床实际问题能力的培养。

（3）本研一体化教育："本研一体化"临床药学人才培养模式由于可提供连续的、系统的临床药学专业教育和训练而备受关注。临床药学专业本研一体化学生由药学院与医学院联合培养，归药学院管理，分别采取"4+2"本硕连读和"4+4"本博连读方式。前4年为本科阶段，由药学院负责实施；第5～6年（硕士阶段）和第5～8年（博士阶段）由药学院和学校附属医院共同负责实施。整个培养过程采取"早期趋同，中期分流，本研一体，授予专硕（或博士）"的模式。

**2. 继续教育** 临床药学教育是终身教育，包括临床药师岗位培训和毕业后教育，是临床药师提高职业竞争力和学科可持续发展的重要举措。

（1）临床药师岗位培训：临床药师岗位培训的培训单位为"国家临床药师培训基地"。培训对象为高校临床药学或药学专业全日制本科毕业及以上学历或其他符合条件的学员。培训目标主要是通过规范化培训，使学员具备独立胜任通科或专科临床药师工作的能力，并能将临床药学专业知识与技能应用于临床药物治疗实践。培训模式采取以参加临床药物治疗实践为主、理论学习为辅的模式；成立由临床药师和临床医师组成培训带教组，以临床药师为主、临床医师为辅，逐步过渡到临床药师独立带教。每名带教老师每次招收学员不得超过3名。

（2）毕业后教育：为了使临床药学工作人员（临床药师）的理论知识和实践技能跟上时代发展的进程，把继续教育贯穿于职业终身是非常必要的。培训项目主要采取培训会、研讨会、学习班等形式，请临床药学领域专家、教授集中授课，多采取理论授课、案例分析讨论、现场授课相结合的方式。培训内容主要涉及临床药学、临床药师、药学服务等。

**3. 临床药师规范化培训**　临床药师规范化培训是培养合格临床药师的重要途径，也是衔接专业理论学习和医院临床实践的重要环节，在临床药学教育中起着承前（学校教育）启后（继续教育）的重要作用。

中国医院协会组织是中国最早的临床药学规范化培训单位，2010 年成立了中国医院协会临床药师工作专家委员会，并制定了《临床药师培训基地管理细则》和各专科培训大纲。2017 年起，中华医学会临床药学分会在全国范围内开展培训工作。临床药师通科培训周期为半年，专科培训周期为 1 年。另外，全国各地也在探索适合不同地域、不同层次的医疗机构临床药师的培训模式。

# 第三节　临床合理用药

## 一、合理用药的概念和意义

合理用药（rational use of drug）是指根据疾病情况、患者状况和药学知识，选择最佳的药物及其制剂，制订合理给药方案，以期安全、有效、经济、依从地使用药物。

据 WHO 第二届国际促进用药大会报告显示，全球有近一半的药物使用存在不合理现象，导致耐药性的产生，甚至引起患者死亡。不合理用药常使得患者得不到预期的治疗效果，严重者会出现药源性疾病，甚至死亡。药物的不合理应用，尤其是抗菌药物的不合理应用，导致临床上致病菌株和耐药菌株日益增多，给整个社会群体带来危害。此外，不合理用药还会增加患者的经济负担，浪费有限的医药资源。

由此可见，开展合理用药工作可以提高用药的安全性、有效性、经济性、依从性和适宜性，提高药物治疗的水平和质量，提高人民群众的健康水平和生命质量。

## 二、合理用药的基本要素

因病情和病原的多变性，以及国家、地区、人群的不同，某种疾病应该应用哪种或哪些药品有不同的选择，为切实做到合理用药，应考虑以下基本要素。

### （一）安全性

安全性是合理用药的首要条件，是对患者切身利益的保护。医师及药师在用药时必须权衡利弊，要尽量给予患者有利的药品，从而使患者承受最小的风险，获得最大的治疗效果；同时应积极教育患者，宣传安全用药，让患者正确了解药品都有两重性，即治疗作用和不良反应，药品治疗是具有一定风险的。

### （二）有效性

有效性是合理用药的基本要求和临床药物治疗的首要目标。医师与药师应针对患者的病情，尽量选用经过高质量随机对照试验验证和流行病学监测随访证实有效的药品，强调以最小的治疗风险而获得尽可能大的治疗效益。

### （三）经济性

经济性是合理用药的基本要求。合理的用药方案应使患者获得最佳的成本效果比，节约医疗卫生资源，减轻患者和社会的经济负担。

### （四）依从性

依从性是合理用药的重要保障。患者用药依从性差，往往影响药物治疗的效果。临床药师和医护人员有责任和义务指导患者用药，提高其用药依从性。

### （五）适宜性

适宜性是实现合理用药的基本保证。合理用药的适宜性是指将适宜的药品，以适宜的剂量，在适宜的时间，经适宜的用药途径，给适宜的患者，使用适宜的疗程，以达到预期的治疗目标。

## 三、合理用药的影响因素

### （一）人为因素

人为因素主要指医务工作者和患者：临床医师能否根据患者情况，进行正确诊断，正确选择药物；药师调剂能否认真遵守“四查十对”和实施用药监护；护士是否认真执行医嘱，给药操作是否得当；患者用药方法是否得当，能否依从性用药等，以上均影响药物的合理应用。

### （二）药物因素

药物具有两重性，既有防治疾病的作用，同时也会产生不良反应。药物质量是否合格、是否在有效期范围内、性质是否稳定、联用是否合理、是否存在配伍禁忌等均会对合理用药产生影响。

### （三）外界因素

国家和地方医药管理部门是否制订合理用药相关政策，制订的政策是否合理，监管是否得当，各级医疗机构、医务人员、患者、公众等是否遵照执行等因素均会影响合理用药的质量和水平。

## 四、不合理用药的案例

具体来讲，导致不合理用药的情况常见于以下几个方面：药品适应证及不良反应认识不充分；抗生素滥用；给药剂量、用法不正确；不良医药广告的宣传；不可靠的供应商供应过期物或假药。

**案例 10-1　　抗生素的滥用问题**

抗菌药物是指治疗细菌、支原体、衣原体、立克次体、螺旋体、真菌等病原微生物所致感染性疾病的药物。抗菌药物包括抗生素（如内酰胺类、大环内酯类、氨基糖苷类等）、人工合成抗菌药物（如喹诺酮类、磺胺类药等）及某些具有抗菌作用的中药制剂。抗菌药物是人类在医药领域取得的伟大成就之一，它对人类健康水平的提高和生命安全的保障起到了极其重要的作用。但是，目前我国抗菌药物不合理使用、抗生素滥用的问题日益严重，对人们身体健康构成了极大危害，并且我国已成为世界上细菌耐药最严重的国家之一。

**1. 具体案例**

（1）不合理使用导致严重不良反应的发生：对于氨基糖苷类抗菌药物来说，不但导致肾毒性还能引起耳毒性，其耳毒性包括前庭功能障碍和耳蜗听神经损伤。前庭功能障碍表现为头晕、视力减退、眼球震颤、眩晕、恶心、呕吐、共济失调；耳蜗听神经损伤表现为耳鸣、听力减退和永久性耳聋。目前，我国因为滥用、错用抗生素成为儿童后天致聋的主因。30 万儿童因不合理使用抗生素导致耳聋，占听力障碍儿童总数的 30%～40%。

（2）非理性使用抗菌药物：由于不合理使用和滥用抗菌药物，一些有效的抗菌药物不断减效，甚至失效，给人类健康和生命安全造成了极大威胁。

我们吃的粮食、蔬菜、肉类、乳品乃至医院的空气中，都因为抗生素的滥用充满了抗生素和耐药菌，这些耐药菌通过饮食、呼吸进入了我们的身体。人类本身成了一个耐药菌库。一旦发生细菌感染，即使从来没有使用过抗生素药物的人，同样可能面临抗生素治疗束手无策的局面。

（3）新药比老药好，贵药比便宜药好的错误观念：由于我国医疗保健系统的不完善，为了保持良好的医患关系，医师更易迎合患者使用抗生素，而不是解释为什么要减少抗生素的使用。另外，不恰当的药品推销及受经济利益的驱使导致医师开不合理的抗生素处方。

**2. 临床药学应对措施**

（1）加强抗生素使用管理：临床药师可以根据检验科提供的全院细菌分布情况及药敏率，结合临床用药情况分析细菌耐药因素，提出合理用药建议，对细菌普遍产生耐药的抗生素，提出暂停使用的建议，随时推荐耐药率低的抗菌药物。通过临床药师的正确指导，确保抗生素的合理使用，从而降低医院感染发生率。

（2）推广基本药物政策：基本药物的概念是WHO于1977年提出的，其英文名称为essential medicine。WHO将基本药物定义为：能优先满足人们卫生保健需求的药物，是按照一定的遴选原则，经过认真筛选确定的、数量有限的药物。

我国对基本药物的遴选原则是："临床必需、安全有效、价格合理、应用方便、中西药并重"。基本药物政策在合理使用药物等方面发挥了重要作用。

**案例 10-2　　抗高血压药的节律应用**

传统上，临床医师通常基于药物说明书采用等剂量、等时间间隔的给药方法，以求血药浓度稳定，达到最佳治疗效果。但近几十年的研究发现，一些药物的治疗效应及不良反应与机体的昼夜生物节律具有显著相关性，同时疾病活动情况也会受人体生物节律的调控。

**1. 具体案例**　血压在1天中呈"两峰一谷"的波动节律，即6：00～9：00、18：00～20：00为峰值，其后开始缓慢下降，1：00～2：00和13：00～14：00为波谷。在每天清醒后的短短几小时内，机体血压可较大幅度地升高，以适应内、外环境的变化。但对高血压患者来说，这种血压陡升可能导致心血管意外的发生，因此出血性脑卒中多发生于白天。同理，缺血性脑卒中多发生于夜间。

**2. 临床药学应对措施**　控制血压的昼夜波动，有可能降低心血管疾病的发病率。高血压患者以晨起服药为宜，可使用1天1次的控释制剂，使药物作用达峰时间正好与血压早晨的高峰期吻合，如1天2次服药，则可于下午服用，与血压下午的高峰期吻合。

人体的许多生理功能，如心输出量、胃酸的分泌、血浆蛋白量、肝药酶的活性、尿和胆汁的排泄等均存在明显的昼夜节律，因而不同时间服药可能产生不同的吸收、分布、代谢和排泄过程，导致许多药物一种或多种药动学参数的变化。因此，选择合适的用药时间，可以实现以最小剂量，达到最佳疗效、最小毒性的治疗效果，从而改善患者的生命质量。

## 第四节　临床药学新进展

临床药学是一门发展迅速的新兴学科。因此，应加快临床药学学科建设，广泛、深入地开展"以患者为中心，以合理用药为核心"的临床药学实践工作；推进临床药师制体系建设，为患者提供高质量的全天候、全方位药学服务；结合临床药物治疗实践，开展临床药学研究，发现、解决、预防潜在的或实际存在的用药问题；加大临床药学人才培养力度，学习国外优秀临床药学教育与实践模式，促进临床药学教育发展。深入开展临床药学学科、服务、研究与教育是临床药学可持续发展的基本条件、基本要求和基本保障，也是临床药学的未来发展方向。

## 一、临床药学学科新进展

### （一）临床药学教育体系的建立

开设临床药学专业，在药学院或医学院设立临床药学系，建立临床药学教育体系，培养新型人才，从而促使临床药学向前推进和发展。其次，应加大现职临床药学人员再教育的力度。目前从事临床药学的药师多是传统药学或工业药学专业的毕业生，所以缺乏临床医学知识，适应临床有一定的难度，因此，对现职临床药师进行再教育有着较深远的意义，这也是提高从业人员素质的最佳办法。

### （二）临床药师的规范化培训与执业准入

合格的临床药师必须经历规范化和同质化的在职培训。自 2005 年中国医院协会药事管理专业委员会开展临床药师培训以来，我国将近 10 000 名临床药师接受了培训，并且其中一部分人已成长为临床药学学科的优秀带头人。2016 年，中华医学会临床药学分会和中国中医药学会分别启动了临床药师和中药临床药师的培训工作，此举对于扩大我国临床药师队伍，解决各大医院的人才需求起到了一定的推动作用，但因各培训中心在规范化和同质化方面尚存在较大差异，有必要进一步统一和提高培训质量，制订可在全国推行的培训大纲和标准，完善考核制度。此外，我国目前尚未建立临床药师资格准入制度，因此执业准入制度的制订和推进是下一步的工作重点。

### （三）临床药学工作的深化与提高

目前我国临床药学工作已经初具规模，但作为一个新兴学科，与临床医学学科相比较仍然有较大的差距，因此，必须紧紧抓住学科建设的核心，加大临床药师队伍建设，深入临床，提升自身的专业水平，以适应新的医学发展模式。

### （四）临床药学的创新研究与转化

科学研究的水平和成果的产出与转化是学科建设成就的重要标志，临床药学作为一门新兴的应用型学科，在科学研究的基础上，应尽力将前沿的研究成果转化为临床实际应用。临床药学应当以患者为中心，以解决临床合理、安全用药问题为目标，不断进行创新与转化。

## 二、临床药学服务新进展

### （一）临床实践性和社会服务性

临床药学是直接面向患者，“以患者为中心”的实践性、应用性学科。临床药师应坚持深入临床一线，广泛、深入地开展临床药物治疗、药学查房等临床药学实践活动。通过临床实践，让临床药师充分发挥其在药物治疗过程中的作用，在临床用药实践中发现、解决、预防潜在的或实际存在的用药问题，促进药物合理使用。

### （二）服务多元化

药师提供的药学服务不但可以帮助医师检查处方的合理性，还可为患者提供用药指导、优化用药计划、确保用药安全、提高药物治疗效果、降低用药成本，甚至实现对疾病的早期预警。当前中国临床药学服务领域主要集中在二、三级医疗机构。今后应进一步拓展临床药学服务领域和范围，如在一级医疗机构（如社区卫生服务中心）、诊所等推行临床药师制；在社会药房、居民小区、家庭等开展社区药学服务；在疗养院、养老院、福利院等开展特殊人群药学服务；开展应急状态的药学服务及中药临床药学服务。

### （三）高质量服务

由于社会经济的发展，公众对高质量医疗服务的强烈要求是未来临床药学服务发展的最大推动力。未来临床药学服务可能朝着更加国际化、标准化的方向演变：①临床药学服务标准化。目前药师的干预方案、评价方法、量化指标等还没有完全科学统一的标准，因此需要更全面、系统地设计和研究，制定统一的评价模式或通用的评价模型，增强各地区间的可比性。②搭建药学信息服务平台，共享先进干预模式。然而药学相关的网络法律和跨界服务等内容的规范性文件尚缺乏，服务平台实际应用中的隐私保密和数据安全值得注意。

## 三、临床药学研究新进展

临床药学研究应以探索药物、机体、疾病相互关系为基础，以合理用药、药学服务的方法和技术为核心，以提高人类的生命质量和健康水平为最终目标。今后应根据国内外临床药学发展现状、学科任务、学科特点，针对临床实际存在或潜在的用药问题开展临床药学理论和实践的创新研究，追踪国内外临床药学研究的热点和难点，拓宽研究思路和研究领域，提升研究质量和研究水平，可以从以下几项领域加强研究。

### （一）药学服务模式、方法与技术研究

重点加强药学监护实践、药物治疗管理服务、精准药学服务等药学服务模式、方法和技术的研究。

### （二）精准药物治疗研究

借鉴精准医学的研究思路、策略、方法和技术，开展精准药学研究，全面革新药物治疗模式，实现疾病的精准药物治疗和药物的精准应用。

### （三）临床药动学研究

加强基于药动学的给药方案设计和调整、疾病状态下的药动学、特殊人群药动学、临床 PK-PD、生理药动学、时辰药动学、细胞药动学、药物代谢组学等方面的研究，为个体化给药方案设计和药物临床评价提供科学依据。

### （四）药物相互作用研究

深入开展药效学相互作用、药动学相互作用、转运体和代谢酶介导的药物相互作用、中西药相互作用、食物药物相互作用、药物与内源性物质相互作用等不同类型药物相互作用的研究；探讨药物相互作用研究的策略和方法；设计、开发药物相互作用预测软件等。

### （五）药物流行病学研究

重点开展药物上市后有效性、安全性的监测和再评价；药品不良反应事件监测及其危害程度定量评价；药品风险管理与用药风险防范研究；药物警戒研究等。

### （六）药物经济学研究与评价

开展药物经济学在临床药学实践中的应用研究，为国家药品政策的制定、给药方案的设计和资源的合理配置提供科学依据；开展药物经济学的研究设计与评价方法研究。

### （七）循证药学研究

开展大数据时代背景下循证药学实践研究；开展循证药学在临床药学领域的应用研究；开展循证药学在药物政策制定中的应用与探索研究等。

### （八）药物基因组学研究

开展药物效应和安全性的基因型预测及药物基因组学在个体化药物治疗中的应用研究，使传统的“千人一药，千人一量”的用药模式向“因人用药，量体裁衣”的新模式转化成为可能；探索药

物基因组学研究的新方法和新技术；基于药物基因组学探索个体化用药的分子生物学基础。

### （九）药学信息服务研究

利用计算机和网络信息技术、生物信息技术和大数据技术，建立大数据电子病例和药历，开展药学信息、服务方法与技术，开发合理用药、不良反应监测、药物相互作用、个体化给药等药学信息服务系统。

### （十）中药临床药学研究

中药临床药学研究应遵循中医药理论，保持中医药特色，可借鉴但不可照搬西药临床药学的研究模式、方法和技术，明确研究方向和目标。主要研究内容包括中药临床药学的理论、方法体系与工作模式（如中药药学监护、中药治疗管理服务）研究；中药临床药动学、中药代谢组学、中药治疗药物监测、中药药物相互作用与配伍理论、中药不良反应、中药药物警戒、中药药学信息服务、中药药物经济学、中药循证药学等方面的研究。

# 第五节　临床药学相关学科与职业发展

临床药学是研究安全、有效、经济、简便、适当使用药品的一门学科，是现代药学、临床医学及社会科学相结合的产物。它运用临床药理学与临床药剂学等学科的理论和成果，结合患者的具体情况，通过设计、生产的制剂实现用药个体化，提高用药水平。

## 一、临床药学相关学科

### （一）临床药学与传统药学和临床医学之间的关系

临床药学是从药学学科发展而来的新学科，其基础是药学相关学科，对药品的深刻认识是通过药学相关学科的研究来完成的。传统药学学科揭示的是药物分子结构、药物理化性质、药物剂型、药品质量控制方法、药物作用机制、构-动关系、构-效关系、量-效关系、药物相互作用、药物体内动态变化规律等药学理论知识，成为构建合格临床药师的基础，也成为临床药师参与合理用药、设计个体化给药方案所必需的知识。

临床药学是药学与临床医学相互沟通与交流的纽带和桥梁，它促使药学在学科发展中，更多地思考药物临床应用问题，更多地利用临床研究结果改善和提高药物治疗水平，在药物应用环节，倡导临床药师主动地为患者服务、为患者用药承担责任。

### （二）临床药学与临床药理学之间的关系

临床药理学主要研究新药的疗效、体内转运与转化规律、不良反应的性质，药物的相互作用及其机制，并根据结果制订合理的给药方案，指导临床合理用药，最后作出科学的评价。临床药理学是药理学研究的综合阶段，它的主要目的是评价新药。

临床药学与临床药理学都属于新兴边缘学科，它们的关系密不可分，相互渗透，又存在差异，两者有共同的内容及特点，但又有各自的侧重点。临床药理学是临床药学的基础；临床药学则是应用学科，以提高用药水平为主要目的，其对象是患者，其核心是合理用药。

### （三）临床药学与社会科学的关系

临床药学与社会科学之间的关系密切。法学、伦理学及心理学成为临床药学知识体系中的重要组成，为临床药学学科解决执业活动中法律、伦理及道德问题提供了基本的思路与方法。在临床药学实践中，临床药师不仅需要专业知识和专业技能，还应当具备法律、伦理及心理学等方面的知识。

道德素质、法律素质、专业素质和交流沟通能力，共同构建了高素质的临床药师。

## 二、临床药学职业发展

### （一）医疗机构中的临床药师

我国卫生部（原）与国家中医药管理局颁发的《医疗机构药事管理暂行规定》中指出，医疗机构中临床药师的主要职责包括以下几方面。

1. 深入临床了解药物应用情况，对药物临床应用提出改进意见。
2. 参与查房和会诊，参加危重患者的救治和病案讨论，对药物治疗提出建议。
3. 进行治疗药物监测，设计个体化给药方案。
4. 协助并指导护士做好药品请领、保管和正确使用工作。
5. 协助临床医师做好新药上市后的临床观察，收集、整理、分析、反馈药物安全信息。
6. 提供有关药物咨询服务，宣传合理用药知识。
7. 结合临床用药，开展药物评价和药物利用研究。

### （二）社会药房中的临床药学相关职业

随着医疗卫生体制改革的不断深入，最大药品使用群体不是在医院，而是在社区。我国城市居民中 44%的人已经开始进行自我药疗和自我保健，但是我国国民总体文化程度较低，能全面读懂药品说明书的人不多，加之目前药品说明书不尽规范，成为不合理用药和药物不良反应上升的原因之一。因此，在社会零售药房开展药学监护是临床药学实践的必然趋势，是广大药品消费者安全、合理用药的根本保证。开展社区的临床药学服务，参与患者的用药过程，可随时发现与药物不良反应有关的病例和信息，尤其是非处方药（OTC）的不良反应，并及时做好药物不良反应监测上报工作，形成药物不良反应监测网络的网底，促进合理用药。

## 本章小结

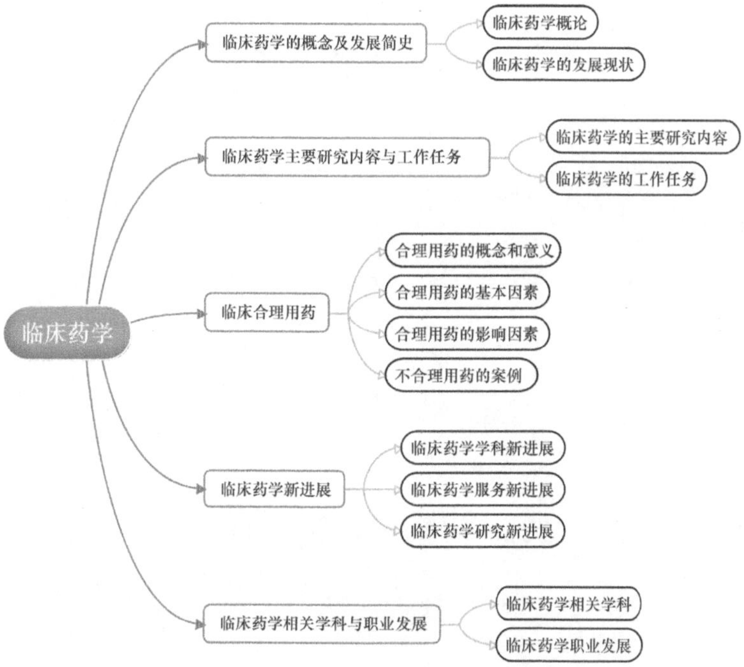

## 思 考 题

1. 合理用药旨在根据疾病情况及患者状况等，选择制订合理给药方案，而药物作用存在两重性，即某种药物不仅具有治疗疾病的作用，还易产生不良反应，因此，应如何理解临床合理用药的相对性？

2. 个体化用药是指药物治疗“因人而异”“量体裁衣”，请思考在个体化用药过程中，需要考虑的药物方面因素有哪些？

3. 1959年，西德各地出生过手足异常的畸形婴儿。伦兹博士对此进行了调查，于1961年发表了“畸形的原因是催眠剂反应停”，使人们大为震惊。反应停（又名沙利度胺）是妊娠母亲为阻止女性妊娠早期呕吐而服用的一种药物，它就是造成畸形婴儿的原因。然而该药物于1998年又被FDA批准用于麻风病患者的麻风性结节性红斑。自古以来，人们认为砒霜（三氧化二砷）有剧毒，然而，我国学者张亭栋教授却发现三氧化二砷是药剂中治疗白血病的有效成分，其对急性早幼粒细胞白血病（APL）患者效果最好。请从以上两个案例谈谈临床合理用药中，疗效与不良反应的关系。

4. 明代医家陈嘉谟曰：“医家一只眼，药家两只眼，病家全无眼。”所言医家关注的是病情，而药家却既需要通晓“药”，又应熟悉“症”，唯有此途径，才能为“无眼”之病家进行安全、有效的药物治疗。目前，我国医院药师分为药剂师、中药药剂师和临床药师，请分别论述其在临床合理用药中发挥的作用。

（李　楠）

# 第十一章　药事管理学

**学习目标**

掌握：药事管理学的概念及其重要性，药事管理学课程的主要内容；

熟悉：我国药事管理学科的发展沿革；药事管理的相关学科；互联网+背景下的药品信息管理、电子商务和国民健康保障；

了解：世界各国药事管理理论与实践的发展历程；药事管理学的相关案例讨论；药事管理专业的职业发展。

药事管理学是药学一级学科下的二级学科，是教育部药学专业本科教学质量国家标准规定的专业核心课程，是药学、管理学、经济学等形成的交叉学科。该课程的教学目的是使学生掌握药事管理法律法规和药师的职责与行为准则，熟悉药品研制、生产、流通、使用等各环节的质量保证和控制，明确药品的安全、有效与管理的关系，了解药学的社会性和管理方面的基本知识及经济全球化形势下药事管理的发展趋势。药事管理学科具有明显的社会属性，涉及药学事业的各个层面，与药学活动有紧密的联系。缺乏药事管理的约束，药学活动就不能有秩序、有规律、公平合法地进行。任何药学工作者都离不开这门学科的指导。

## 第一节　药事管理学的概念及发展简史

### 一、药事及药事管理

#### （一）药事

通常药学事业可简称为“药事”。现代“药事”的含义包括了与药品研制、生产、流通、使用、价格、广告、信息、监督等活动有关的所有事项。根据国家药物政策内容，药事还包括保证和控制药品质量、公平分配药品、合理用药、基本药物目录等有关的事项。

#### （二）药事管理

药事管理是指对药学事业的综合管理，是运用管理科学的基本原理和研究方法对药学事业各部分的活动进行研究，总结其管理活动规律，并用以指导药学事业健康发展的社会活动。药事管理有宏观与微观之分。宏观的药事管理是指国家对药学事业、药品质量的监督和管理。微观的药事管理系指药事各部门内部的管理，包括人员管理、财务管理、物资设备管理、药品质量管理、技术管理、药学信息管理、药学服务管理等工作。

#### （三）药事管理的重要性

**1. 实现人人享有卫生保健，必须加强药事管理**　现阶段，世界各国都面临着一个严重问题——医疗费用急剧增长，卫生经费所占国内生产总值的百分比急剧上升。因此，WHO 各国政府采取行之有效的药事管理措施，对人人享有卫生保健起到了重要的推动作用。健康中国是中国政府一项重要的战略和目标，旨在提升全民健康水平、优化医疗资源配置，让每个中国人都拥有健康的身体和良好的生活方式。健康中国的药事管理对于保障药品质量安全、规范药市秩序、指导安全用药和加强药店管理等方面都具有重要意义，对于促进公众健康具有积极作用。

**2. 加强药事管理，保证人们用药安全、有效** 药品是不同于一般商品的特殊商品，其真伪和质量的优劣，对于一般消费者难以辨识。药品可以防治疾病，但又有不同程度的不良反应。药品易被不法分子作为牟取暴利的工具，对广大人民群众的生命安全造成严重威胁。这就决定了各国政府必然采用行政的、法律的手段，对药品研究开发、生产、销售、广告、价格和使用加以严格管理。

**3. 加强药事管理，增强本国医药经济在全球的竞争力** 制药工业促进了医学发展，还担负了新药研制的重担，其具有的重大社会效益、高额经济效益和持续快速发展，使其成为各国经济领域的重要组成。制药工业和药品市场具有自身的特点。药品的研究开发、生产、经营应以社会效益为最高原则，坚持质量第一，必须处理好社会效益与经济效益、质量与数量的关系。经济全球化中药业的竞争十分激烈，企业与企业之间的竞争已逐渐成为国与国之间卫生保健及药事管理的竞争；质量与新药的竞争也逐渐转移为质量管理的竞争、新药的质量和药学服务的竞争、药业道德秩序的竞争。

## 二、药事管理学科发展简介

### （一）国外药事管理学科的发展

公元前 18 世纪，古巴比伦汉谟拉比王朝颁布了惩罚医药致死致残的法令。公元前 11 世纪，中国西周王朝建立了六宫体制，医师成为药事管理的中心。13 世纪，西西里王国将药事管理从医药管理中分离出来。1407 年，热那亚市颁布了最早的法定药师执业标准。1683 年，布鲁市禁止医生为自己的患者配药。1546 年，德国出现了西方国家的第一部法典。1617 年，伦敦药师协会成立，标志着欧洲药学职业的建立。1910 年，美国将商业药学列入基本科目。1916 年，美国将药学教师和药师考试分为 6 个领域，明确了商业与法律药学的学术地位。这些事件标志着药事管理学科的产生和在药学教育中的法定地位。美国药事管理学科一直处于世界各国中的领先地位，对各国药学界影响较大。美国药事管理学的发展可分为 3 个阶段。20 世纪初至 30 年代是商业与法律药学阶段，美国药学教员协会将商业药学确立为官方学科，并教授零售药房的经营知识。随后进入 20 世纪 30～50 年代的药事管理学科阶段，药师的角色从经济转向专业服务，药品法规的教育变得重要，药事管理学正式命名并规定课程内容。20 世纪 60 年代至今的社会与管理科学阶段，临床药学兴起，药学专业人员关注药学实践环境与药物治疗合理性的关系。药事管理学被定义为药学科学的分支学科，研究应用社会、行为、管理和法律科学，研究药学实践中专业服务环境的性质与影响。该学科开设了不同类别的课程，如交流沟通、社会和行为学、经济和市场学、管理学、法学和伦理学等。

### （二）中国药事管理学科的发展

我国高等药学教育建立药事管理学科体系，大体经历了两个阶段。

第一阶段：20 世纪 30～60 年代，主要是间断性引进英美和原苏联课程。中华人民共和国成立初期，我国对药品的管理主要是通过调整政策、下达命令进行约束，如 50 年代的查禁烟毒，以及 60 年代查禁滥用麻黄碱、安钠咖等案件。

第二阶段：20 世纪 80 年代至今，从我国药事管理实际出发，借鉴国外经验，建立了适应我国药业在全球化发展需求的药事管理学科体系。改革开放的 80 年代，我国加强了对药品的监督管理，1985 年 7 月 1 日，我国实施了《中华人民共和国药品管理法》（以下简称《药品管理法》）。目前实施的最新的《药品管理法》于 2019 年 8 月 26 日修订通过。

在我国，药事管理学是从属药学科学的一个分支，该学科在药学科学中所处的地位日趋重要和突出，主要表现在以下 3 个方面。

1. 教育部颁布的药学专业业务培养要求对学生应获得的知识与能力提出了 6 个方面的内容，其中之一是要求学生获得“药事管理和药事法规的基本知识”。

2. 药事管理学是药学专业核心课程之一。

3. 国家实施执业药师资格制度，药事管理与法规被列为必考科目之一。国家教育行政管理部门、药品监督管理部门、人事行政管理部门把药事管理学的知识和技能作为培养合格药学人才及从事药学实践工作的必备知识与技能，充分体现了该学科在药学科学中的地位和重要性。

# 第二节　药事管理学主要内容

## 一、药事管理学科课程体系

**1. 定义**　药事管理学（pharmacy administration）是对药学事业各分系统的活动进行科学管理的分类研究和总结药事管理规律和促进各分类系统发展的学科，是运用现代管理科学的基本原理以及社会学、经济学、法学和行为科学等的理论和方法于药学学科中产生的现代科学管理学的一门交叉学科。

**2. 性质**

（1）药事管理学是一门交叉学科：药事管理学是涵盖了药学、管理学、经济学、法学、政治科学、社会学、心理学、商业管理等的交叉学科。药事管理的研究对象是药学，根据对药学实践活动研究对象的不同，应用不同的学科理论。如前所述，药事管理学的理论基础是管理学，又由于管理的落脚点是药事活动，因此药事管理学的相关学科中，首要的是药学，这里所说的药学是传统意义上自然科学属性的药学。此外，无论从药物经济学的角度还是从医药产业健康发展的角度，药事管理活动都离不开经济学。药事管理学所涉及的另一门重要学科是法学，特别是与药品管理有关的法律和与医药经济活动有关的法律。另外，还有社会学、心理学、教育学等相关学科。

（2）药事管理学是药学的一个分支学科：药学有广义和狭义之分，广义的药学如同医学一样，既包括自然科学又包括社会科学，药事管理学即属于社会药学范畴。药事管理学是社会科学、管理学、经济学等学科理论在药学实践活动中的应用。药事管理学是药学科学与药学实践的重要组成部分，该学科运用社会科学的原理和方法研究现代药学事业各部门活动及其管理，探讨药学事业科学管理的规律，促进药学事业的发展，因而是药学科学的一个分支学科。

（3）药事管理学具有社会科学的性质：药事管理学主要探讨的是与药事有关的人们的行为和社会现象的系统知识，研究对象是药事活动中管理组织、管理对象的活动、行为规范以及他们之间的相互关系。因此，药事管理学具有社会科学的性质。

## 二、药事管理学科的研究内容

随着药学科学和药学实践的发展，药事管理学的研究内容也在不断完善。根据教学、科研和实践情况，药事管理学科的研究内容主要有以下 9 个方面。

### （一）国家药物政策

国家药物政策（national medicine policy）是国家卫生政策的组成部分，是由政府制定的有关药品研制、生产、流通、使用和监督管理的总体纲领，其目标是保证药品的安全性、有效性、经济性、合理性等。国家药物政策由一系列政策目标和政策措施构成，包括药品研制政策、生产供应政策、使用政策和经济政策等内容。

药品管理制度则是为实现某一特定政策目标而建立的一组药品管理规则或规则体系，包括药品研制管理制度、生产供应管理制度、使用管理制度以及经济管理制度等。这些规则中的一些内容上升为法律法规的称为药事管理法律法规，一些尚未上升为法律法规的，则以指导性文件的形式存在。

因此，国家药物政策是一种宏观性的纲领，对各项药品管理制度的制定和实施以及药事管理立法具有普遍的导向作用。药品管理制度和药事管理法律法规，既是这一纲领性政策的细化措施，更是国家药物政策的具体体现形式，也是《药事管理学》或《药事管理与法规》课程所要阐述的最主要内容。

## （二）药品研发管理

新药是指未在中国境内上市销售的药品，已上市药品改变剂型、改变给药途径，亦按照新药管理。国家鼓励研究和创制新药，保护公民、法人和其他组织研究、开发新药的合法权益；国家对药品研究及药品注册实行审批注册许可制度，目的是监管药品研究过程，保证药品的质量，确保人体用药安全、有效，质量可控。改革开放以来，我国十分重视对药品注册管理，制定了一系列法规，2020 年 7 月开始执行新的《药品注册管理办法》，该办法符合 WTO 的原则，在药品注册上与国际接轨，同时改革行政审批制度，贯彻了公开、公正、公平、效率的原则。

**1. 药物临床前研究** 药物临床前研究是指实验室阶段的研究。研究新药，必须向国家药品监督管理部门如实申报研究方法、质量指标、动物等药物试验结果或毒理试验结果，涉及药物安全性评价的临床前实验机构必须符合国家规定的《药物非临床研究质量管理规范》（good laboratory practice，GLP）。GLP 通过对药品研究的设备、设施、研究条件、人员资格与职责、操作规程的严格控制来保证药品安全性评价数据的真实性与可靠性。

**2. 药物临床研究** 药品临床研究是指药物用于人体的试验研究。临床试验分为 4 期：Ⅰ期临床是研究药物在人体的初步药效及人体安全性，受试对象通常是健康人群；Ⅱ期临床是研究药物在人体内的安全性与有效性及治疗剂量；Ⅲ期临床进一步扩大试验，患者人数增加，同时要求在多个医院进行试验；Ⅳ期临床为药物上市后，继续进行上市后监测，考察药物治疗效果和不良反应。

我国于 2004 年 3 月 1 日起对药物临床试验机构实施《药品临床试验质量管理规范》（good clinical practice，GCP）资格认定，2020 年修订。药物临床研究的管理，除了要保证研究资料的科学、可靠以外，还要保护受试者的权益，并保障其人身安全。GCP 是对临床试验全过程，包括试验方案设计、组织、实施、监察、稽查、记录、分析总结报告进行监督管理的法规性文件。

## （三）药品经营质量管理

《药品经营质量管理规范》（good supply practice，GSP）是药品经营企业在药品的购进、储运和销售等环节实行质量管理，建立包括组织结构、职责制度、过程管理和设施设备等方面的质量体系，并使之有效运行，确保销售药品的安全、有效。我国现行的《药品经营质量管理规范》于 2000 年 4 月 30 日由国家药品监督管理局局令第 20 号公布，2012 年 11 月 6 日卫生部部务会议第一次修订，2015 年 5 月 18 日国家食品药品监督管理总局局务会议第二次修订。根据 2016 年 6 月 30 日国家食品药品监督管理总局局务会议《关于修改〈药品经营质量管理规范〉的决定》的第三次修正，其管理内容吸收了供应链管理的观念；增加了计算机信息化管理、仓储温、湿度自动监测和药品冷链管理等管理要求；引入了质量风险管理、体系内审和设备验证等新的管理理念和方法。

药品经营企业全面实施 GSP，加强药品经营过程的质量管理，服务理念由追求客户满意度上升到为顾客创造价值，也有利于促进和推动药品经营企业间的兼并、联合和重组，使之朝着规范化、集约化方向发展。

## （四）药品生产质量管理

《药品生产质量管理规范》（good manufacturing practice，GMP）是药品生产和质量管理的基本准则，适用于药品制剂生产的全过程和原料药生产中影响成品质量的关键工序。药品生产管理的目的和任务是保证药品生产企业按照国家规定的生产条件和药品质量标准生产合格药品，并在此过程中优化资源配置，以最小的投入获得尽可能大的产出，提高经济效益和社会效益。

药品生产企业对药品的生产管理主要包括以下内容：①厂区规划；②生产计划管理；③生产过

程管理（包括劳动组织、药品制备工艺和质量管理）；④药品质量管理；⑤产品设计管理；⑥库存与采购管理等。

国家对药品生产的管理主要体现在对药品生产企业开办条件和药品生产的要求上，如下所示。

**1. 开办药品生产企业的审批程序** 从事药品生产活动，应当经所在地省（自治区、直辖市）人民政府药品监督管理部门批准，取得药品生产许可证。无药品生产许可证的，不得生产药品。

**2. 药品企业的开办条件**

（1）具有依法经过资格认证的药学技术人员、工程技术人员及相应的技术工人。

（2）具有与其药品生产相适应的厂房、设施和卫生环境。

（3）具有能对生产药品进行质量管理和质量检验的机构、人员以及必要的仪器设备。

（4）具有保证药品质量的规章制度。

**3. 原料、辅料和直接接触药品的包装材料必须符合药用要求**

（1）生产药品，应当按照规定对供应原料、辅料等的供应商进行审核，保证购进、使用的原料、辅料等符合前款规定要求。

（2）直接接触药品的包装材料和容器，应当符合药用要求，符合保障人体健康、安全的标准，并由药品监督管理部门在审批药品时一并审批。药品生产企业不得使用未经批准的直接接触药品的包装材料和容器。

**4. 药品生产要求**

（1）除中药饮片的炮制外，药品必须按照国家药品标准和国务院药品监督管理部门批准的生产工艺进行生产。

（2）生产记录必须完整、准确。

（3）药品生产企业改变影响药品质量的生产工艺的，必须报原批准部门审核批准。

（4）中药饮片必须按国家药品标准炮制。

药品生产企业对生产过程实施全面质量管理，按照《药品生产质量管理规范》组织生产，在此基础上，以市场为导向，以提高经济效益和社会效益为目的，选择生产不同种类的药品。国家从宏观政策上对药品生产进行支持和引导，省级药品监督管理部门对药品生产依法进行监督检查。

## （五）药品价格与广告的管理

2019 年国家医疗保障局制定了《关于做好当前药品价格管理工作的意见》，根据中国国情强调指出：要衔接完善现行药品价格政策、建立健全药品价格常态化监管机制。在 2019 年《药品管理法》修订中将药品价格与广告纳入到了法制的管理范围内。

**1. 药品价格的管理** 国家完善药品采购管理制度，对药品价格进行监测，开展成本价格调查，加强药品价格监督检查，依法查处价格垄断、哄抬价格等药品价格违法行为，维护药品价格秩序。

我国药品集中带量采购是协同推进医药服务供给侧改革的重要举措，党的十九大以来，按照党中央、国务院的决策部署，药品集中带量采购改革取得了明显成效，在增进民生福祉、推动三医联动改革、促进医药行业健康发展等方面发挥了重要作用。近几年来，通过药品集采购等措施，国家发展和改革委员会累计 30 余次降低了药品的最高零售价，对于解决药品价格过高的问题起到了一定的缓解作用。今后，我国将进一步落实党的二十大及新医改精神，尽快推进政事分开、管办分开、医药分开、营利性和非营利性分开，在政府的主导下，切实做好药品价格管理。

**2. 药品广告的管理** 药品广告发布前，其发布内容由药品监督管理部门审核批准，并发给药品广告批准文号方可发布；发布后如有违法行为，由市场监督管理部门进行处理。按《中华人民共和国广告法》和《药品管理法》规定，药品广告内容必须真实，以药品说明书为准，不得夸大其词，不得含有虚假内容；不得含有不科学的表示功效的断言或保证；不得利用国家机关、医药科研单位、学术机构或者专家、学者、医师、患者的名义和形象作证明；非药品不得宣传为有药品功效。

## （六）药品使用管理

药品使用管理的核心问题是向患者提供优质服务，保证合理用药，提高医疗质量。研究的内容涉及药房的工作任务、组织机构、药师的职责及其能力；药师与医护人员、患者的关系及其信息沟通与交流；药品的分级管理、经济管理、信息管理以及临床药学、药学服务的管理。随着临床药学、药学服务工作的普及与深入开展，如何运用社会和行为科学的原理和方法，研究药品在使用过程中，药师、医护人员和患者的心理与行为及沟通技术，推动药师和医师、护士的交流，以及药师和患者的互动，提高用药的依从性是今后药品使用管理的一项重点内容。

## （七）药学技术人员管理

药学技术人员是指具有药学专业知识，取得药学专业技术职称并从事药学工作的技术人员，是药品的研制、生产、流通、使用过程中保证药品质量，保障公众用药安全、有效的重要力量。国家自 1994 年 3 月起实行执业药师资格制度，以加强对药学技术人员的执业准入控制。

在药学实践中，在药品生产、流通、使用、科研、教学等不同岗位上有不同类型的药学技术人员，并根据其岗位不同，进行教学、科研、工程等相应技术职称的评定。

本部分简要介绍职称评定的药师和执业准入的执业药师。

药师（pharmacist）指受过高级药学专业教育或在医疗预防机构、药事机构或制药企业中，长期从事药物调剂、制备、检定和生产等工作，并经卫生部门审查合格的高级药学人员。在药学职称评定时将其分为初级职称（药师）、中级职称（主管药师）、高级职称（副主任药师和主任药师）。

作为医疗机构为主从业的职业群体，药师的共同职责一般可概括为：负责西药的处方调剂、制剂，指导临床合理用药；运用中医药学的基础理论和先进技术，研究、开发中药制剂，掌握中药鉴别、性能和加工炮制技术，负责中药的调剂；负责药品的检验和药检仪器的调试、保养；负责检查临床科室的药品使用、管理情况，发现问题，及时解决，协助临床搞好合理用药；严格执行各项规章制度及技术操作常规，杜绝事故、差错；运用国内外先进技术，参与药学科研和开展新业务、新技术，总结经验，撰写学术论文；参与教学，指导进修、实习人员的工作等。

执业药师（licensed pharmacist）是指经全国统一考试合格，取得《专业药师资格证书》并经注册登记，在药品生产、经营、使用和其他需要提供药学服务的单位中执业的药学技术人员。《药品管理法》规定，从事药品经营及生产活动应当有依法经过资格认定的药师或者其他药学技术人员。

## （八）特殊管理的药品

特殊管理的药品，指除普通药品以外，分别规定有特殊管理办法的医疗用诊断或治疗药品，包括麻醉药品、精神药品、医疗用毒性药品及放射性药品等 4 大类。国家对特殊药品实行特殊监管，颁布了《麻醉药品和精神药品管理条例》《医疗用毒性药品管理办法》《药品类易制毒化学品管理办法》，以充分发挥特殊管理药品防病治病的积极作用，同时严防因管理不善或使用不当而造成危害。其中医疗机构是特殊管理的药品采购、使用量最多的单位，加强对特殊药品的管理，关键是要控制医疗机构对特殊管理药品的使用、管理，医疗机构药房必须严格贯彻、执行国务院和卫生管理部门的法规、条例，加强特殊药品的使用、管理工作。

## （九）医药知识产权保护

在知识经济和经济全球化的大潮中，知识产权已成为许多国家发展和参与国际竞争的重要手段，成为关系国家核心竞争能力培育和国民经济长远发展的关键。药品知识产权保护是指对一切与医药行业有关的发明创造和智力劳动成果财产权的保护。

我国的医药知识产权保护形式多样，主要包括专利保护、商标保护、商业秘密保护和行政保护等。专利保护的对象为依法取得专利权的新医药产品，包括生产工艺、配方、生产方法、新剂型、制药装备、医疗器具以及新颖的药品包装、药品造型等。商标保护的对象主要是已注册或已经依法取得认定的医药品商标、原产地名称和计算机网络域名等。根据《中华人民共和国反不正当竞争法》规定，商业秘密是指不为公众所熟悉、能为权利人带来经济利益、具有实用性并经权利人采取保密措施的技术信息和经营信息，如中药复方制剂的秘方、制药企业的商业情报等。同时我国还有中药品种保护、药品数据保护等药品行政保护。

目前我国已形成了以《中华人民共和国专利法》《中华人民共和国商标法》等为主的法律保护和以《中药品种保护条例》等为主的行政保护有机结合，互为补充的完善的医药知识产权保护体系。

# 第三节　药事管理学案例分析

## 一、某药业有限公司劣药事件

**【案例简介】** 广东省中山市食品药品监督管理局（以下简称中山食药监局）根据国家食品药品监督管理总局（以下简称国家食药监总局）的线索通告，于2012年4月对某药业有限公司库存的使用浙江省新昌县某胶丸厂等企业生产的空心胶囊所产胶囊剂药品进行查封和现场抽样并检验，发现5个品种共7批次胶囊剂药品检验项目中铬含量超过国家标准。中山食药监局要求该公司提供供货方资料和销售流向统计表，但该公司未提供完整的会计账册，并且提供的销售情况与事实不符。因此，中山食药监局向广东省原食品药品监督管理局提请吊销该公司的药品生产许可证。该公司的药品生产许可证于2015年6月8日被吊销。

**【案例分析】** 药品安全涉及人民群众的生命安全和身体健康，必须实施严格监管，防范杜绝假药、劣药对人民群众生命健康造成损害。原食品药品监督管理部门对生产销售假药、劣药的违法行为依法查处，可以在严格把握行政处罚从重情节的基础上，吊销企业的药品生产行政许可，切断危害人民群众生命健康的假药、劣药生产销售链条。本案中，某药业有限公司不但存在生产、销售劣药的违法行为，而且在行政执法检查过程中，存在拒不配合执法检查的行为，造成已流向市场的劣药无法全部召回，可能给使用该批药品的患者身体健康造成不良影响。

## 二、过量服用中药饮片导致中毒事件

**【案例简介】** 2017年7月，杜某到某药房购买香加皮150克，并于当晚将150克香加皮煎水服用，出现胸闷、恶心、呕吐，被家人送往医院，经抢救无效死亡。市场和质量监督管理部门委托检验机构对涉案的香加皮抽样检验，检验结果为质量合格产品。某司法鉴定研究所出具《尸检鉴定意见书》，证明杜某某符合过量服用香加皮导致中毒致死，为死亡的主要原因；其自身所患冠心病的潜在疾病对死亡起辅助促进作用。杜某的妻子钟某，以及儿子杜某甲、杜某乙以某药房在无执业医师、营业员无上岗证的情况下出售香加皮给杜某而未告知煎服方法及注意事项导致其中毒死亡为由诉至法院，要求某药房及其股东袁某承担侵权责任。

**【案例分析】** 中药用药剂量过大或误用等均可引起中毒，因各种原因引起中药急性中毒的发生率日益增多，致死病例也不鲜见。中药饮片的功效、毒性、用量等并不被普通群众所熟知，一旦错误用药极易威胁生命健康安全，引发类似本案的悲剧。销售中药饮片应做到计量精准并告知煎服用法及注意事项。本案判决未尽到告知义务的药房对购买人因过量服用香加皮而导致的死亡承担相应的侵权责任，对销售中药饮片的经营者起到警示作用，警示其充分重视购药者的生命健康安全，在销售中药饮片时应充分尽到告知义务，告知中药饮片的煎服方法及注意事项。

## 三、吉林长春某生物科技公司问题疫苗事件

**【案例简介】** 2018年7月，国家药品监督管理局发布通告指出，长春某生物科技有限公司冻

干人用狂犬病疫苗生产存在记录造假等行为。检查组发现，该冻干人用狂犬病疫苗生产过程中存在记录造假等严重违反《药品生产质量管理规范》行为。根据检查结果，国家药品监督管理局迅速责成吉林省药品监督管理局收回长春某生物科技有限公司相关的药品 GMP 证书。

**【案例分析】** 疫苗关系人民群众健康、公共卫生安全和国家安全。从事疫苗研制、生产、流通和预防接种活动的单位和个人，应当遵守法律、法规、规章、标准和规范，保证全过程信息真实、准确、完整和可追溯，依法承担责任，接受社会监督。这起问题疫苗案件是一起疫苗生产者逐利枉法、违反国家药品标准和药品生产质量管理规范、编造虚假生产检验记录等的恶性事件。要深刻吸取教训，举一反三，重典治乱，去疴除弊，加快完善疫苗药品监管长效机制，坚决守住公共安全底线，坚决维护最广大人民的身体健康。

## 四、互联网销售假药案

**【案例简介】** 2020 年初，家住辽宁省大连市某区的周女士在网上查询糖尿病的治疗方法后，随即弹出了此条推送信息，详细咨询后，周女士花了 5 千多元，购买了该权威专家推荐的治疗药。谁知病情迟迟不见好转，指标竟一路上涨。感觉上当受骗的周女士这才选择报警。

原来 2019 年初，邹某甲、邹某乙兄弟二人做起了发财梦，他们从网上购买了成分不明的粉末装入胶囊，制成“药剂”，再进行药品包装，冒充“清肤消痒胶囊”“百草血糖康胶囊”“脉管舒灵胶囊”等不同种类的药品。为了打开销路，两人又摇身一变成了著名医院的医师，进行“电话接诊”。针对不同病情的患者，准备好不同说辞，以专家身份在网上解答病情并推销假药。对接收的订单，邹某甲负责包装快递，发快递，邹某乙负责建立账户收款。网络销售假药范围辐射到全国各地。辽宁省大连市甘井子区人民检察院接到案件后，发挥一体化办案优势，第一时间移送公益诉讼线索。检察机关与公安机关协同配合，全面调取电脑账单、微信记录、银行流水等证据，最终确认——两人生产销售的 42 种药品均为假药，销售假药 3860 人次，销售金额达 581 万多元。

**【案例分析】** 随着互联网的快速发展，网购在给消费者带来极大便利的同时，也为一些不法经营者带来了可乘之机，更让不少“周女士”在不知情的情况下被延误病情。违法者利用互联网网站宣传、销售药品，已成为很多违法分子销售假劣药品的手段之一。这种挂靠合法医疗机构内的专科门诊从事药品交易、利用网站伪造知名医院名义、以邮寄等方式销售药品的行为，常具有很强的欺骗性和隐蔽性。近两年国家药品监督管理局在“互联网购药安全警示公告”中曝光的违法网站，多数是这种情形。对这类通过互联网等方式违法宣传和销售药品的行为，一方面需要药品监督管理部门、公安部门、邮政部门和信息产业部门协作监管，另一方面也需要通过加大宣传等措施，使消费者对网上药品信息有足够的判别力。

## 五、药品标签警示不足案

**【案例简介】** 2022 年 4 月，云南省药监局接到举报后，对云南云某堂化妆品有限公司进行现场检查。检查中发现该公司自 2020 年 9 月至 2022 年 3 月，共生产销售标签不符合规定的化妆品 6 种，其标签均不同程度存在不真实、不准确、标注明示或者暗示具有医疗作用的内容、标注虚假或者引人误解的内容等问题，违反了《化妆品监督管理条例》第三十五条、第三十七条第二款的规定。云南省药监局给予没收云南云某堂化妆品有限公司不符合规定的化妆品及其包装材料、没收违法所得 0.7 万余元、处罚款约 33.6 万元的行政处罚。

**【案例分析】** 我国《药品说明书和标签管理规定》对企业在说明书上标示药品不良反应信息方面也有相似规定：“药品生产企业未根据药品上市后的安全性、有效性情况及时修改说明书或者未将药品不良反应在说明书中充分说明的，由此引起的不良后果由该生产企业承担”。另一方面，由于标签或说明书的一些固有限制或缺陷，在临床上标签和说明书外用药是常见的，但由此产生的法律责任由谁承担，在各个国家都还没有明确的规定。

# 第四节　互联网+药品与健康管理

## 一、互联网+药品与健康管理概述

### （一）互联网+

“互联网+”是信息化和工业化高层次的深度结合，其将互联网作为当前信息化发展的核心特征提取出来，并实现与工业、商业、金融、教育、医疗等服务行业的全面融合。

### （二）互联网+药品与健康管理

互联网+药品是将传统医疗机构、药品企业与互联网平台对接，为消费者提供药品价格和质量等信息，使人们能够在线求医问药。互联网+健康管理利用信息和医疗技术，建立了一套完善的服务程序，使人们能够随时监测和管理自身健康。互联网+健康管理将人类对疾病的防御由消极治疗转变为了积极管理。

## 二、互联网药品信息服务管理

为加强药品监督管理，规范互联网药品信息服务活动，保证互联网药品信息的真实、准确，根据《药品管理法》《互联网信息服务管理办法》，国家食品药品监督管理局于 2004 年 7 月 8 日发布《互联网药品信息服务管理办法》，于 2017 年 11 月 7 日进行修正。

### （一）互联网药品信息服务

互联网药品信息服务，是指通过互联网向上网用户提供药品（含医疗器械）信息的服务活动，其分为经营性和非经营性两类。

### （二）互联网药品信息服务要求

互联网站登载药品信息的规定包括：①必须提供科学、准确的药品信息，符合国家法律、法规以及药品、医疗器械管理的相关规定；②不得发布麻醉药品、精神药品、医疗用毒性药品、放射性药品、戒毒药品和医疗机构制剂的产品信息。网站发布药品广告的规定是药品（含医疗器械）广告必须经过药品监督管理部门审查批准，并注明广告审查批准文号。

### （三）《互联网药品信息服务资格证书》

拟提供互联网药品信息服务的网站，应当在向国务院信息产业主管部门或者省级电信管理机构申请办理经营许可证或者办理备案手续之前，按照属地监督管理的原则，向该网站主办单位所在地省级药品监督管理部门提出申请，经审核同意后取得提供互联网药品信息服务的资格。各省级药品监督管理部门对本辖区内申请提供互联网药品信息服务的互联网站进行审核，符合条件的核发《互联网药品信息服务资格证书》。

## 三、互联网药品交易服务管理

随着电子商务的不断成熟，中国互联网药品交易发展迅速。为加强药品监督管理，规范互联网药品购销行为，保证人们用药安全，原国家食品药品监督管理局制定了《互联网药品交易服务审批暂行规定》（以下简称《规定》），于 2005 年 12 月 1 日公布并正式实施。《规定》共 37 条，主要内容包括互联网药品交易服务的定义、类别和审批部门；各类别企业应具备条件；申报审批程序；法律责任。互联网药品交易服务，是指通过互联网提供药品（包括医疗器械、直接接触药品的包装材料和容器）交易服务的电子商务活动。另外，互联网药品交易服务机构的验收标准由国家药品监督管理局统一制定。

# 第五节　药事管理学相关学科与职业发展

## 一、药事管理学相关学科

### （一）药事法学

药事法学是指研究调整药品、医疗器械研制、生产、经营、使用和监督管理活动中产生社会关系法律规范现象及规律的学科。其作为研究现代法学和药学管理活动基本规律和一般方法的科学，在吸收借鉴传统药物管理经验与实践的基础上，同药学和管理科学相结合，使法学内容更加丰富和完善，从而使药学管理逐步纳入科学化、规范化、法治化管理的范畴。药事法学以新修订颁布的《中华人民共和国药品管理法》为研究主线，以《中华人民共和国疫苗管理法》《药品标准管理办法》《药品生产监督管理办法》《麻醉药品和精神药品管理条例》《医疗用毒性药品管理办法》《放射性药品管理办法》《血液制品管理条例》《中药品种保护条例》等各类行政规章为依据，政府通过行政权力对药事活动进行组织、管理过程中与相对各方所产生的社会关系，重点为药事行政权力的授予、行使、监督，表现为管理与服从、领导与从属等非平等主体之间的关系。药事法学的学科体系是指现行全部药事法律规范按照一定标准分类形成的体系化、有机联系的统一整体。

### （二）药物流行病学

药物流行病学是运用流行病学的原理与方法研究人群中药物利用及其效应的应用科学。研究内容为人群中药物的利用情况和药物效应分布；研究的最终目标是给医疗单位、预防保健部门、药政管理部门及社会大众提供有关人群中药物利用及药品安全性、有效性的信息，为合理用药提出有利的意见和建议，从而使药品的开发、生产、经营、管理及使用更趋于合理。药物流行病学使得药物不良反应（adverse drug reaction，ADR）监测在深度和广度上获得发展和提高。

### （三）药物经济学

药物经济学（pharmacoeconomics）是经济学原理与方法在药品领域内的具体运用，在领域经济评价理论与方法的基础上，结合医药领域的特殊性而发展的新兴学科，是研究如何以有限的药物资源实现最大健康效果改善的科学。广义的药物经济学主要研究药品供需方的经济行为、供需双方相互作用下的药品市场定价，以及药品领域的各种干预政策措施等。狭义的药物经济学是一门将经济学基本原理、方法和分析技术运用于临床药物治疗过程，并以药物流行病学的人群观为指导方法和分析技术运用于临床药物治疗的过程。其主要任务是测量、对比分析和评价不同药物治疗方案，药物治疗方案与其他治疗方案（如手术治疗、理疗等），以及不同卫生服务项目所产生的相对社会经济效果，为临床合理用药和疾病防治决策提供科学依据。

### （四）医院药学

医院药学是以临床医师和患者为服务对象，以供应药物和指导、参与临床安全、合理、有效的药物治疗为职责，以治疗效果为质量标准，在医院特定环境下的药学科学工作。它包括药事管理，以及药品的调剂、调配、制剂、临床药学、药物研究、药品检验与质控、药物信息、药学的科研与教学、药学人才的培养和药学人员的职业道德建设等。

### （五）社会医学与卫生事业管理

社会医学与卫生事业管理是医学和社会科学、管理科学之间的一个交叉学科群，包括社会医学、卫生事业管理学、卫生经济学、医疗保险学、公共卫生政策、卫生法学、医院管理、医学伦理学等主要学科及其分支学科。社会医学与卫生事业管理以生物-心理-社会医学模式为基础，以社会、社区及其卫生机构、人员为主要研究对象，将社会科学、管理科学的理论和方法应用于临床医学、预防医学和卫生事业管理学领域，力图揭示社会、文化、经济等因素对群体健康的影响，从而采取社会措施来防治疾病，促进卫生事业的发展与改革，提高卫生事业的效率和效益，其最终目的在于提高人民的健康水平和生活质量，促进社会经济的发展。

卫生事业管理的主要理论包括卫生工作方针、初级卫生保健理论、大卫生观、区域卫生规划、医疗保健制度、三级网及卫生体系、卫生资源配置、公平和效益理论等；主要技能有卫生服务研究的技能和方法，包括健康问卷调查、医疗需要量、卫生服务利用、卫生服务评价，以及卫生规划和制定卫生政策和理论研究等。

## 二、药事管理专业的职业发展

药事管理专业方向是培养具有药学、管理学、经济学等方面的知识和能力，能在各类医药工商企业、药品监督管理及相关机构从事药事与企业管理、分析、策划以及教学、科研等方面工作的高级应用型人才。未来主要从事药品监督管理、卫生行政管理、药品价格管理、医疗保险、医药卫生监察、医药经济调控等部门和药品生产经营企业、医药科研院所、医疗卫生机构等单位从事卫生和药政活动的监督管理、医药资源调查研究、医药市场行为和特征分析、策划及经营的高级药事管理工作，具体岗位集中在医药企业招商经理、项目经理、法律顾问、注册专员、认证经理、营销经理、车间主任等。

## 本章小结

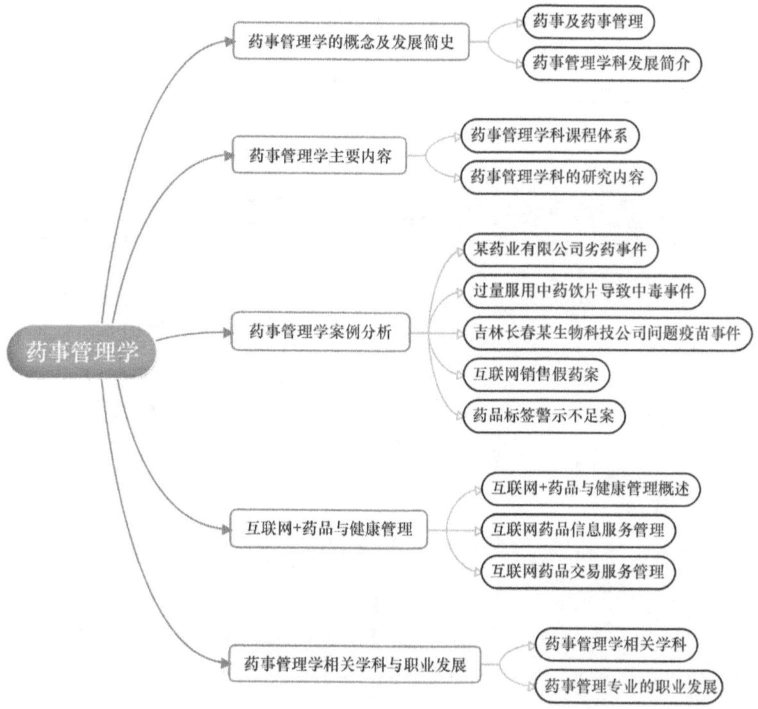

## 思 考 题

1. 如何理解药事管理学在药学专业中的学科地位?

2. 浅谈药事管理学科对我国医药卫生事业发展的影响。

3. 谈谈药学类专业学生学习药事管理学的现实意义。

4. 试述药事管理学科的主要研究领域包括哪些方面。请利用网络资源检索近年来我国药事管理学科的研究热点并进行归纳总结。

(李 刚)

# 第十二章 药品流通与药品营销

**学习目标**

掌握：药品营销、药品流通的概念。

熟悉：市场细分的步骤、药品流通的主要渠道。

了解：医药市场促销策略。

## 第一节 药品流通概述

商品流通是指商品或服务从生产领域向消费领域的转移过程。药品流通是药品从生产者转移到患者的活动、体系和过程。药品流通的概念不同于药品买卖、药品市场营销，包括了药品流、货币流、药品所有权流和药品信息流，属宏观经济范畴。

### 一、药品流通的特点

与其他商品流通相比，药品流通具有其自身特点，归纳起来有以下几点。首先，质量要求严格。在药品流通过程中药品质量的最低要求是禁止假、劣药品流通，始终保持药品质量符合国家药品标准，药品包装、标识物符合法定要求。其次，流通环节要求高，专业性强。药品与其他消费品不同，专业技术性很强。从采购到分发都必须药师参与管理、指导。处方药还必须根据执业医师处方调配销售。在流通全过程所提供的药学服务，只有合格的药师才能完成。最后，药品广告宣传内容要求高。药品广告审批严格，内容专业性强，处方药不能在大众媒体上发布广告，虚假、误导的药品广告将对人民生命健康产生严重后果。

### 二、药品流通的相关法律法规

药品流通环节是保证安全、有效、质量均一的药品到达消费者手中的重要阶段。该环节涉及的法律法规包括《药品经营质量管理规范》《药品流通监督管理办法》《药品广告审查办法》《药品召回管理办法》《药品进口管理办法》《互联网药品信息服务管理办法》等。

《药品流通监督管理办法》（以下简称《办法》）2006 年 12 月 8 日经国家食品药品监督管理局局务会审议通过，自 2007 年 5 月 1 日施行。在中华人民共和国境内从事药品购销及监督管理的单位或者个人，应当遵守该办法。办法中提到药品生产、经营企业、医疗机构应当对其生产、经营、使用的药品质量负责。药品生产、经营企业在确保药品质量安全的前提下，应当适应现代药品流通发展方向，进行改革和创新。药品监督管理部门鼓励个人和组织对药品流通实施社会监督。对违反本办法的行为，任何个人和组织都有权向药品监督管理部门举报和控告。该办法由药品生产、经营企业购销药品的监督管理、医疗机构购进、储存药品的监督管理、法律责任及附则等部分构成。

2017 年，国务院办公厅印发《关于进一步改革完善药品生产流通使用政策的若干意见》，内容包括提高药品质量疗效，促进医药产业结构调整；整顿药品流通秩序，推进药品流通体制改革；规范医疗和用药行为，改革调整利益驱动机制等方面。在整顿药品流通秩序，推进药品流通体制改革中，提出推动药品流通企业转型升级、推行药品购销“两票制”、完善药品采购机制、加强药品购销合同管理、整治药品流通领域突出问题、强化价格信息监测、推进“互联网+药品流通”等细则。

## 三、药品流通的主要渠道

药品流通渠道是指药品从生产者转移到消费者手中所经过的途径。它是沟通生产者和消费者需要的必不可少的纽带，由一系列机构所组成。这些销售机构通过分工协作，完成各自任务，最终在满足消费者需要的同时各得其所。药品流通渠道主要包括药品批发企业、药品零售企业和医疗机构。

### （一）药品批发企业

**1. 药品批发企业的定义** 批发商又称批发企业，一般是指用自己的资金从生产者购买商品，并将这些商品销售给零售商及其他批发商的企业。批发商经营的特点是成批购进和成批出售，它们并不直接服务于最终消费者。药品批发企业就是将购进的药品销售给药品生产企业、药品经营企业、医疗机构的药品经营企业。药品批发企业是药品流通渠道中不可缺少的机构，在沟通药品生产与销售的过程中，发挥了重要作用。无论是处方药还是非处方药，大部分都经由批发企业转售给医院药房或社会药房，促使药品流动、所有权和管理权转移、信息和资金流动，使药品市场具体化，完成药品营销功能，实现药品为人们健康服务的目的。

**2. 药品批发企业的作用**

（1）降低药品销售中的交易次数：药品销售时若由生产企业直接销售给零售商，其交易次数大大高于通过批发企业再售给零售商的交易次数，过程复杂。

（2）发挥集中与分散功能：药品批发企业在沟通产销的过程中，从各生产企业调集药品，又按照需要的品种、数量分散给药房，起着调节供求的作用。

### （二）药品零售企业

**1. 药品零售企业的定义** 药品零售企业是指将购进的药品直接销售给消费者的药品经营企业。零售商和批发商都是商品流通渠道的中间商，批发商是流通领域的起点或中间环节，零售商是流通环节的终端，其销售对象是最终消费者。药品零售企业一般指各类药店，须经法定部门审定必须具备的基本条件，准予注册取得许可证，然后才能开始经营活动。

零售药店销售药品的同时，还应为患者提供各种药学服务，这与食品、化妆品、等其他商品零售有很大的不同，不仅专业技术性很强，而且对患者防病治病有很重要的作用。零售药店是医疗保健系统的重要组成部分。

**2. 零售药店的类型** 根据药店地理位置进行划分，可以分为医院辐射型药店、社区服务型药店、商业中心地区药店、商场里店中店型药店。根据药店经营品种进行划分，可以分为处方药专卖店、常用医药产品药店、医疗器械专卖店等。根据药店经营销售管理模式可以分为单体药店、连锁药店、网上药店等。

**知识链接** 国内零售药店的概况

据国家药品监督管理局发布资料显示，截至2022年底，全国共有药品经营许可证持证企业643 857家。其中，批发企业13 908家、零售连锁总部6650家、零售连锁门店360 023家、单体药店263 276家。2022年全国药店数量继续保持增长态势，达到了62.33万家，比2021年的58.96万家，增加了近3.37万家，连锁率由57.2%提升至57.8%。从数量上看，广东、四川、山东三省的药店数最多，分别为62 197家、49 876家、47 240家。

近年来，随着我国大众健康管理意识的逐渐增强，药品零售行业面临着新的机遇与挑战，药学服务需求增大将成为药品零售产业发展的驱动力，社会普遍存在着“小病找药师，小病去药店”的现象。药品安全关乎患者的生命安全，增强百姓安全用药、合理用药的意识，形成良好的药品使用习惯和消费观念，将成为零售药店的药学服务重心。专业的药学服务不仅能为患者提供治疗用药品，还包括对患者的药物使用决策和合理使用提供服务，它贯穿于整个用药的全过程，是保障公众健康、改善患者生活和生存质量的必然要求。

### （三）医疗机构

**1. 医疗机构的定义**　医疗机构是指按照《医疗机构管理条例》取得医疗机构执业许可证，从事疾病诊断、治疗活动的机构。我国的医疗机构在药品使用方面占有重要位置，目前主要包括各级医院及基层医疗机构（社区卫生服务中心和站点、乡镇卫生院和村卫生室）等。据统计 2021 年中国医疗卫生机构数量约 103.1 万个，其中医院 3.7 万个，基层医疗卫生机构 97.7 万个，专业公共卫生机构数 1.3 万个。公立医疗机构 2021 年药品销售额约为 12 973 亿元。

**2. 医疗机构购买行为**　药品集中招标采购是目前医疗机构主要的药品采购方式，它是指多个医疗机构通过药品集中招标采购组织，以招投标的形式购进所需药品的采购方式。药品集中招标采购的目的是保证城镇职工基本医疗保险制度的顺利实施，从源头上治理医药购销中的不正之风，规范医疗机构药品购销工作，减轻社会医药费用负担。2018 年 11 月中央全面深化改革委员会第五次会议审议通过了《国家组织药品集中采购试点方案》，确定药品集中采购试点地区范围为北京、天津、上海、重庆和沈阳、大连、厦门、广州、深圳、成都、西安 11 个城市（简称 4+7 城市），由此拉开了国家药品集中采购的序幕。

## 四、药品集中带量采购

国家组织药品集中带量采购是按照“国家组织、联盟采购、平台操作”的总体思路，采取带量采购、量价挂钩、以量换价的方式，与药品生产企业进行谈判，达到降低药品价格、减轻患者医药费用负担的目的。截止到 2023 年 9 月，国家医疗保障局已组织开展了八批国家药品集采，333 种药品中选，价格平均降幅超 50%。

2021 年《国务院办公厅关于推动药品集中带量采购工作常态化制度化开展的意见》对药品集中带量采购进行了相关规定，主要包括以下几方面。

### （一）药品集中带量采购覆盖范围

**1. 药品范围**　按照保基本、保临床的原则，重点将基本医保药品目录内用量大、采购金额高的药品纳入采购范围，逐步覆盖国内上市的临床必需、质量可靠的各类药品，做到应采尽采。对通过仿制药品质量和疗效一致性评价的药品优先纳入采购范围。符合条件的药品达到一定数量或金额，即启动集中带量采购。

**2. 企业范围**　已取得集中带量采购范围内药品注册证书的上市许可持有人（药品上市许可持有人为境外企业的，由其依照《中华人民共和国药品管理法》指定履行药品上市许可持有人义务的中国境内的企业法人），在质量标准、生产能力、供应稳定性等方面达到集中带量采购要求的，原则上均可参加。参加集中带量采购的企业应对药品质量和供应保障作出承诺。

**3. 医疗机构范围**　所有公立医疗机构（含军队医疗机构）均应参加药品集中带量采购，医保定点社会办医疗机构和定点药店按照定点协议管理的要求参照执行。

### （二）药品集中带量采购结算方式

医疗机构应承担采购结算主体责任，按采购合同与企业及时结清药款，结清时间不得超过交货验收合格后次月底。在医保基金总额预算基础上，建立药品集中带量采购预付机制，医保基金按不低于年度约定采购金额的 30%专项预付给医疗机构，之后按照医疗机构采购进度，从医疗机构申请拨付的医疗费用中逐步冲抵预付金。在落实医疗机构采购结算主体责任的前提下，探索通过在省级药品集中采购机构设立药品电子结算中心等方式，推进医保基金与医药企业直接结算。医保经办机构对医疗机构申请结算的医疗费用要及时审核，并足额支付合理医疗费用。

医疗机构对医保目录内的集中带量采购药品，以中选价格为基准，确定医保支付标准。对同通用名下的原研药、参比制剂、通过一致性评价的仿制药品，实行同一医保支付标准。对未通过一致性评价的仿制药品，医保支付标准不得高于同通用名下已通过一致性评价的药品。

### （三）分级管理

国家对药品集中带量采购实施分级开展工作。国家组织对部分通过一致性评价的药品开展集中带量采购，根据市场情况开展专项采购，指导各地开展采购工作。各省（自治区、直辖市）对本区域内除国家组织集中带量采购范围以外的药品独立或与其他省份组成联盟开展集中带量采购，并指导具备条件的地市级统筹地区开展采购工作。地市级统筹地区应根据所在省（自治区、直辖市）安排，就上级组织集中带量采购范围以外的药品独立或与其他地区组成联盟开展集中带量采购。对尚未纳入政府组织集中带量采购范围的药品，医疗机构可在省级药品集中采购平台上自主或委托开展采购。集中带量采购中选价格应及时报上级医药价格主管部门备案。

# 第二节　药品营销概述

药品市场营销简称药品营销，从其本质来看，药品市场营销就是药品服务的具体化过程。任何与药品销售相关的医疗活动、服务或想法，都包括在药品市场营销范围之内。作为市场营销学的分支，它的研究理论与传统营销学相似，又具有医药行业的特色。药品作为一种特殊商品，它在政策法规、监管方式、促销模式等方面不同于普通商品。药品营销是医药企业在市场营销理论的指导下，根据医药市场的特点，通过产品和服务满足需求和欲望的过程。

## 一、药品市场与营销环境

### （一）药品市场

**1. 药品市场的定义**　药品是指用于预防、治疗、诊断人的疾病，有目的地调节人的生理功能并规定有适应证或者功能主治、用法和用量的物质，它是一种特殊的商品。药品市场是指个人和组织面对药品现实和潜在购买者的集合。它一般由两部分组成：由直接消费者构成的医药消费者市场；由医药生产企业、经营企业和医疗机构组成的医药组织市场。

药品市场按药品产品的形态分为实体药品市场和医疗服务市场；按购买者的性质和购买目的分为消费者市场和经营者市场；按营销区域分为国际市场、国内市场和地区市场；按流通环节分为批发市场和零售市场；按药品产品的供求关系分为买方市场和卖方市场。

**2. 药品市场的特点**　药品市场的顾客不仅有直接消费药品的患者，而且还有决定患者用药的医师，这和其他消费品有很大不同。除此之外，疾病本身以及疾病的发病率也决定着药品市场。药品市场的需求具有一定的弹性，受消费者认知能力、广告宣传、医保制度等多种因素的影响。

**3. 影响药品市场的因素**

（1）消费者：所有居民都是药品市场的潜在消费者，他们的性别、地区、年龄、文化程度、民族、宗教、职业、购买力等均会对药品市场产生影响。

（2）医师：医师对处方药市场有决定性影响，因为处方药的销售不以顾客的选择为意志，而是由医师决定的。

（3）医疗政策：各国政府制定的医疗政策，对药品市场有直接和间接的影响。国家医疗保障制度、药品采购制度等直接或间接地影响着药品市场。

（4）企业策略：药品市场可受到企业内、外部多种因素影响，这些因素包括企业形象、营销战略、促销手段等，如很多非处方药的销售受广告的影响很大，当广告投放密集的时候，销量也会大幅增加。

（5）科技水平：科技的发展使得医药产品不断更新换代，由此带来的药品疗效的提升、成本的变化、销售方式的改变，都让药品市场充满了机遇与挑战。

### （二）药品市场营销环境

**1. 营销环境的定义** 药品市场的营销环境是指影响医药企业营销活动的各种内、外部因素的总和。它具有客观性、动态性、不可控性等特点。

**2. 营销环境的分类** 药品营销环境包括宏观营销环境和微观营销环境。宏观营销环境是影响企业的社会力量，包括人口因素、经济因素、地域因素、政治法律因素等。微观营销环境是指与企业紧密联系，产生直接影响的各种组织与行为力量，包括供应商、中间商、竞争者、消费者等。

## 二、药品市场调研与预测

### （一）药品市场调研

**1. 药品市场调研定义** 药品市场调研是指以科学的方法系统地设计、收集、分析和报告与医药企业所面临具体营销情况相关的数据和信息，为医药企业制订营销战略提供参考依据。它具有政策性强、被调研对象专业、内容广泛、时效性强等特点。

**2. 药品市场调研类型** 根据调研功能和调研方法的不同，药品市场调研可以分为以下4种。

（1）探索性调研：探索性调研是指调研者在医药市场不确定的情况下，为明确问题，缩小问题的范围所进行的一种调查研究。调研者对市场进行一些假设，再通过调研来进行论证。

（2）描述性调研：描述性调研是指调研者通过调查、分析和研究，对所研究的市场现象进行客观、实际、准确地描述。这种调研只涉及事物的表面，并不回答现象背后产生的原因及后果。

（3）因果性调研：因果性调研是在探索性调研和描述性调研的基础上，经过对数据的处理，结合各方面的因素，探究市场现象和变量之间因果关系的一种调研方法。通过该调研，调研人员可以解释一个变量如何导致另外一个变量产生变化。

（4）预测性调研：预测性调研是根据市场调研分析的结果，对市场未来发展趋势或者医药市场前景进行判断。它是在市场描述性调研和因果调研的基础上，根据过去和现在的经验、数据过程进行预测和判断，得出结论。

**3. 药品市场调研方法** 药品市场的调研一般需要经过以下5个步骤。

（1）确定主题：调研的第一步是需要确定调研目标。主题的确定在整个调研过程中非常重要。只有确定调查目标，才能开展后续的行动，确定需要搜集和整理的医药市场信息的内容、方法等。

（2）制订方案：制订调研方案是整个调研过程的核心，在开始调研前，需要确定调研项目、调研时间、调研工具、选择调研信息的来源及调研方法、调研人员、调研费用预算等内容。确定调研方法包括了调研地点、调研对象、调研时间、调研方法等。

（3）搜集信息：市场调研信息搜集是调研人员根据调研方案获取市场信息的过程。信息搜集过程复杂，工作量大，涉及的方法很多，很容易出错，是决定市场调研质量的关键。常见的资料搜集分为两种：一手资料的搜集和二手资料的搜集。一手资料是调研人员首次深入市场记录的资料，又被称为实地调研；二手资料是通过对政府部门发布的各种年鉴、行业协会报告等资料，又被称为文案调研。

（4）整理分析：市场调研人员通过文案调查和实地调查，能够获得与调研目标相关的各类资料，但是原始资料并不能直接用于决策，还需要对其进行进一步的整理，经过筛选和提炼，加工和处理，提高资料的准确性和适用性。

（5）撰写报告：撰写调研报告是整个市场调研的最后一步，是对整个调研工作的总结。在撰写调研报告时，通常需要文字简洁、观点明确、重点突出调研结果，尽可能使用图、表进行说明，以便于决策者对整个报告迅速了解。调研报告通常包括序言、正文、附录三部分。调研报告的提交并非整个市场调研的结束，往往还需要对调研报告所得出的结论实施后进行检验。

市场调研既要制订合适的方案，又要选择合适的调研方法、可行的调研技术。目前药品市场调研主要涉及的调研技术有问卷设计技术及抽样技术。

调查问卷是药品营销调研中最常见的调查工具，问卷的质量直接影响到调研的质量，关系到调研目标是否能够实现。调查问卷需要具备主题突出、便于回答、方便整理等特点。在能够获取需要信息的前提下，尽量减少问题的数量，降低被调查者回答问题的难度。问题的类型包括是非题、多项选择题和自由回答题。

药品市场调研所用到的抽样方法包括随机抽样方法和非随机抽样方法。随机抽样就是所有样本按照随机的原则进行抽取，样本中的每一个个体被抽到的概率都是一样的。药品市场调研的内容较多，例如营销环境调研、市场需求调研、产品价格调研、促销模式调研、消费者调研、竞争对手情况调研等。

## （二）药品市场预测

**1. 药品市场预测概述** 药品市场预测是在市场调研的基础上，运用科学的方法对医药市场需求和医药企业内部需求以及影响市场需求变化的诸因素进行分析研究，是对未来的发展趋势作出的判断和推测。药品市场调查的对象是医药市场已经发生和存在的现象和事件，药品市场预测是依据调查掌握的情况预测医药市场的未来发展趋势。

药品市场预测有利于医药企业进行定位，帮助医药企业制订合理的市场营销策略，提升企业在市场中的适应性和竞争力。按照预测范围区分，药品市场预测可以分为宏观市场预测和微观市场预测；按照预测时间可以分为短期预测、中期预测和长期预测；按照预测性质可以分为定性预测和定量预测。

**2. 药品市场预测程序** 药品市场预测通常分为以下 3 个步骤。

（1）预测前的准备：开展药品市场预测前，需要确定预测目标，拟定需要预测的项目、实施方案、预测人员、费用预算，这是开展市场预测的第一步，之后就需要收集企业的内、外部资料，收集资料尽可能全面、系统、广泛。

（2）实施市场预测：药品市场预测的实施包括选择预测方法、建立预测模型、开展预测。

（3）编写预测报告：结束预测后应该开始编写预测报告，报告包含预测目标、预测对象、主要数据和资料等，供企业参考，提供决策依据。

**3. 药品市场预测方法** 药品市场预测最常见的方法是定性预测和定量预测。

（1）定性预测：定性预测又称判断预测，主要根据企业经营者或者行业内专家的知识、经验和对市场信息的掌握程度，对市场发展前景进行评估预测。这种预测方法较为简单，不需要复杂的数据资料和计算模型，适用面较高，具有一定的科学性。

定性预测包括类推法、经验判断法、消费者调查法、专家意见法。类推法是根据事物之间的相似性，从已知的市场因素变化发展，推测预测目标未来发展趋势。经验判断法主要依靠预测对象相关各类人员的知识经验，对预测对象的未来发展变化趋势进行判断。消费者调查法是预测者通过调查潜在购买者未来购买产品的倾向，对产品销量作出推断。专家意见法是应用广泛的预测方法，依靠专家的经验和分析能力，对已有数据进行综合分析，判断未来发展趋势。

（2）定量预测：定量预测是根据历史统计数据，运用一定的统计方法和数学模型进行科学分析，揭示变量之间的规律性，对预测目标进行定量分析与研究。定量预测结果客观、准确，但是不够灵活，很难解释复杂多变的环境影响因素。药品市场预测有利于企业正确制订与实施营销战略，建立正确的市场定位，有利于企业实行正确的医药产品策略、产品定价策略，选择营销渠道，有效开展促销活动。

## 三、药品市场细分与定位

药品市场有众多的消费群体，不同群体有着不同的购买需求、购买习惯，药品销售者不可能将所有消费者都作为客户，只能根据企业自身的实力和特点，选择一定的市场区域范围，满足一部分消费者的需求。因此，企业需要在市场调研的基础上，进行市场细分、目标市场选择和市场定位。

### （一）药品市场细分

**1. 药品市场细分的概念** 药品市场细分是指医药企业把整个市场的消费者，按照特定因素区分，从而将大的市场划分为若干个“子市场”的过程。药品细分应该遵循可区分性、可衡量性、可进入性、可盈利性的原则。

市场细分可以根据消费者市场细分，也可以根据生产者市场细分。消费者市场细分的依据主要有地理因素、人口因素、心理因素、行为因素和利益因素。生产者市场细分的依据主要有组织类型、组织规模、决策者等。

**2. 药品市场细分的步骤** 药品市场细分的程序通常包括 5 个步骤。

（1）选定范围：根据企业战略目标的需要，结合企业资源和市场环境，选择一个合适的产品市场范围。

（2）提供依据：通过市场调查预测，了解消费者对于产品的基本要求，调查分析潜在消费者的基本需求情况，为市场细分提供依据。

（3）分析整理：了解不同潜在消费者的需求，找到关键点分析整理，初步形成几个细分市场，对于其中具有共同需求因素的市场予以剔除，筛选出最能发挥优势的细分市场。

（4）准确命名：结合子市场消费者特点，合并重复子市场，将划分的子市场进行命名。命名应该具有创造性和个性，易于区分和记忆。

（5）完成细分：评估每一个细分市场的规模，对于顾客数量、盈利情况、竞争产品等进行估值，选择企业最有竞争力的细分市场，设计营销策略，帮助企业顺利进入。

### （二）药品目标市场

**1. 药品目标市场的概念** 药品目标市场，是医药企业在市场细分的基础上，根据企业自身的资源，结合细分市场的规模和发展潜力，选择最能发挥优势的细分市场。选择目标市场一般需要考虑以下因素：①市场容量足够大，能够为企业提供较好的效益；②细分市场的发展潜力较好，有需求没有被满足；③目标市场的竞争尚不够激烈，竞争者较少或者竞争不够充分；④目标市场能够发挥企业自身优势，企业有实力在该市场开展一系列恰当、灵活的营销活动。

**2. 药品目标市场营销策略** 医药企业有效选择目标市场的营销策略主要有 3 种：无差异性营销策略、差异性营销策略、集中性市场营销策略。

无差异性营销策略是把整个医药市场看成一个整体，注重消费者需求中的相同之处，忽略细分市场之间的区别，向市场推出一种产品或者采用一种营销策略，以此吸引市场上大多数消费者。差异性营销策略是指企业针对多个目标市场，采用不同的营销策略，设计不同的产品，满足不同消费者的需求。集中性市场营销策略是指企业以一个或者几个细分市场作为目标市场，针对一部分特定的消费者，集中力量开展营销策略，通常采用这种营销策略的企业，不追求较大市场上较小的份额，而是希望在较小市场内获得较大份额。

### （三）药品市场定位

**1. 药品市场定位的概念** 药品市场定位是指针对消费者对产品的重视程度，为医药企业产品创造并培养一定的特性，树立一定的市场形象。药品市场上同类产品众多，各有特色，只有在前期调查的基础上，明确产品定位，树立企业形象，才能形成特色产品。

**知识链接** **感冒药的市场定位**

感冒是一种患病率很高的疾病，大多数患者选择自我康复或者自行购买感冒药进行治疗，感冒药市场潜力巨大，2020年的市场规模已经达到了440亿元。感冒药市场也是药品竞争最为激烈的领域之一，有上千家制药企业生产不同类型的感冒药。

占据感冒药市场大部分市场份额的是有限的几个大品牌，不同品牌之间往往采用差异化的市场定位获取消费者。例如新康泰克通过“12小时缓解感冒症状”的宣传，体现出其缓释、药效持续的特点。泰诺通过“30分钟起效”的广告词，强调了作用效果起效快。白加黑将白天服用的药片中易引起嗜睡的化学成分去除，强调了白天服药不瞌睡的特点。康必得则将中西药结合的特点作为独特卖点。正是通过这些独特的定位，获得不同消费者群体的青睐。

**2. 药品市场定位的策略** 常用的药品市场定位策略主要是3种：对立定位、补充定位、重新定位。对立定位是企业与实力相当的竞争对手正面竞争，使自己的产品进入相同的目标市场，争夺顾客。补充定位是指企业通过对现有市场环境和产品的分析，发现一部分消费者需求没有被很好地满足，从而开发出相应的产品填补市场空白的定位策略。如果企业的产品在竞争中无法占据优势，或者竞争者推出本企业产品的替代品，就可以考虑重新定位了。

## 四、医药市场营销新进展

随着社会的发展，在传统营销模式的基础上，出现了一些新型的营销方式，在医药市场营销中发挥着越来越重要的作用，以下列举部分新出现的营销模式。

### （一）关系营销

关系营销与传统的交易营销不同，关系营销是以关系为导向，它把市场营销看作是一种连续性、互利的伙伴关系，通过建立、发展、保持这种良好的关系获得长远利益，并以此作为一种新型营销理念。

### （二）绿色营销

绿色营销也称生态营销或环境营销，它是指企业在营销活动中，谋求顾客利益、社会利益和企业利益的协调。实施绿色营销，有利于提高企业形象，增强产品的竞争能力，促进企业的可持续发展，并能引发商机。

### （三）合作营销

合作营销是企业为达到降低企业营销风险、共同拥有市场、资源共享等目的，而与其他企业采取的联合开拓市场、联合开发新产品、联合使用商标及品牌等一系列利益共享的营销行为。

### （四）事件营销

事件营销是挖掘、策划具有新闻价值的人物或者事件，利用传播学的规律有效传播，从而借助该人物或者事件提升企业形象和知名度，最终提高产品销量的营销方法。事件营销也存在一定的不可控性，随着自媒体时代的来临，每一个人都可能成为事件的现场目击者，不同的报道角度，可能引起公众不同的理解。

### （五）网络营销

网络营销是通过互联网络、电脑通信和数字交换式媒体的作用来实现组织营销目标的一种新型营销模式。伴随着电子商务的发展、互联网技术的进步、网上药品交易政策的不断完善，我国互联网药品交易发展迅速，网上药店数量呈现不断增长的态势。但是网络在为消费者提供便捷的同时，也给虚假医药信息和假、劣药品提供了很大的隐匿空间。

药品是一种特殊的商品，网上售药必须要持有药品监管部门核发的《互联网药品交易服务资格证》。凡是向个人消费者零售药品的，首先应当是实体药品零售连锁企业，符合自建网站审批管理规定。取得在网上售药资质的企业，都应该在自己网站的醒目位置上标注资格证书编号，供消费者查询核实。

## 五、药品促销概述

医药企业不仅需要生产出质量符合要求的药品，还要善于通过促销活动与目标顾客的沟通，树立企业及产品的市场形象，及时、有效地把药品的信息传递给目标消费者，引发消费者的购买兴趣和欲望，扩大产品的销售。医药促销是指医药企业将医药产品或所提供的服务与顾客进行信息沟通，引起其兴趣、好感与信任，进而作出购买决策的一系列活动的总称。常用的促销策略包括人员推销、广告促销、营业推广和公共关系。

### （一）人员推销

人员推销又称直接推销，是指企业派出营销代表直接与中间商、现实或潜在的顾客进行面对面接触、洽谈，通过双方的信息沟通和交流，促进商品和服务的销售，并且通过信息的反馈来发现和满足顾客需求的促销方式。人员推销在促销领域发挥着重要的作用，优点是双向交流信息，针对性强，有助于营销人员及时掌握顾客的需要，随时调整自己的推销方案，在竞争顾客偏好、建立顾客购买信心和促成当面迅速成交等方面效果显著。缺点是在于推销费用高、推销范围有限、优秀的营销人员不易寻找等。

### （二）广告促销

广告是企业按照预算方式，支付一定数额的费用，通过不同的媒体对产品进行广泛宣传的一种促销方式。医药广告最常使用的媒体形式包括报刊、杂志、电视、广播等，它们各有优、缺点（表 12-1），选择时应该遵循扬长避短的原则，结合产品特性，达到最佳效果。

**表 12-1 广告媒体的优、缺点比较**

| 广告媒体 | 优点 | 缺点 |
|---|---|---|
| 报刊 | 传播速度快、覆盖面广、区域性强 | 周期短、吸引力低 |
| 杂志 | 保存周期长、可复制、可信度高 | 等待时间长、覆盖面小 |
| 广播 | 成本低、受众广泛、传播速度快 | 周期短、不易记忆 |
| 电视 | 形式丰富、受众广泛、覆盖面广、 | 成本高、受众针对性差 |
| 户外 | 成本低、展示时间长、受众广泛 | 形式单调、不易记忆 |
| 交通工具 | 成本低、受众广泛、区域性强 | 受众针对性差、不易记忆 |
| 互联网 | 成本低、互动性强、覆盖面广 | 难以衡量效果、易被屏蔽 |

### （三）营业推广

医药企业营业推广也称销售促进，是一种适宜于短期推销的促销方法，是企业为激发消费者购买和促进经销商的效率而采取的销售活动，诸如陈列、展出与展览、表演和许多非常规的销售尝试，具有针对性强、销售效果明显、规定性和非经营性以及短期性等特点。针对最终消费者的营业推广方式包括赠送样品、折价券和消费卡、特价销售等；针对中间商的医药营业推广包括批发折价、推广津贴、交易会或博览会等。

### （四）公共关系

公共关系是一种隐性的促销方式，它是以长期目标为主的间接促销手段，具有可信度高、传播能力强、成本较低等特点。医药企业进行公共关系活动的主要方式有编写新闻、散发宣传材料、举行社会捐助活动和建立企业独特的形象识别系统等。建立良好的医药公共关系，有利于树立医药企业形象，开拓医药产品销路，创造良好的营销环境。对企业形象构成危害的事件被称为危机事件，当危机到来之前或到来之时，企业需要积极行动，努力维护与政府、公众之间的关系，消除危机带来的不利后果，这个活动被称为危机公关。企业应该在日常建立预案，对员工开展相关培训，在危机发生后迅速处理，把损失降到最低。

# 第三节　药品营销相关学科与职业发展

## 一、药品营销相关学科

药品营销学是建立在市场营销学、药物经济学、管理学和药学专业知识基础之上的一门应用学科。

### （一）市场营销学

市场营销学自 20 世纪 70 年代末引入我国，已经经历了 40 多年的发展历史。市场营销学的定义并不统一，美国市场营销协会认为市场营销是引导产品或劳务从生产者流向消费者的企业营销活动。药品营销学是市场营销学的分支，它的理论基础源于市场营销学，同时带有医药行业和产品的自身特色。

### （二）药物经济学

经济学是研究人类行为及如何将有限或者稀缺资源进行合理配置的社会科学。药物经济学是运用经济学原理和方法来提高药物资源的配置效率，促进临床合理用药，控制药品费用的增长，为药品的市场经营决策和药品管理决策提供依据的一门学科。药品营销中有关定价、供求关系等内容，都属于它的研究范畴。

### （三）管理学

管理学是研究在现有的条件下，如何通过合理组织和配置人、财、物等因素，提高生产力的水平，是社会组织中，为了实现预期的目标，以人为中心进行的协调活动。药品营销学中的企业管理、团队管理、药事管理等内容，都需要运用管理学的研究理论和研究方法。

### （四）药学

药品营销学同时具备营销学与药学的双重特征，学习者除了应该了解管理学、经济学等相关知识外，也应该掌握基本的药学知识，如药理学、药剂学、临床药学等相关专业知识。

## 二、药品营销专业的职业发展和能力要求

### （一）药品营销专业的职业发展

医药行业是国民经济的重要支柱产业，也是快速发展的行业。伴随着我国经济快速发展、医药企业竞争的日益加剧、人民健康意识的不断增强，社会对于医药人才的需求量也越来越大，药品营销专业相关工作的就业前景非常广阔。学生未来主要从事药品销售、药品管理、药学服务等相关工

作。例如在医药连锁零售业、医药生产企业从事医药仓储管理、医药客户服务、药品销售、医药采购等相关工作；在医药企业、医疗机构、药品储备等单位从事医药购销、养护、调剂、质量控制及技术管理工作；在卫生行政部门从事药品的检验、监督工作。

### （二）药品营销专业的能力要求

药品营销专业培养的是具有药学、营销学等多学科知识的应用型人才，从业人员需要具备高度的责任感、敬业精神和良好的职业道德。例如在促销过程中，从业人员不能在产品包装上虚假宣传、过度包装造成资源浪费、播放欺骗性广告推销产品，使消费者作出错误的购买决策。

医药企业的从业人员只有诚信经营，才能获得消费者的认可，实现长期持续的发展。创建于1874年的胡庆余堂，是医药领域的老字号企业，被誉为“江南药王”，胡庆余堂的大多数匾额都是朝外挂的，唯独一块“戒欺”匾挂在营业厅后，面对办公之所，时刻提醒员工诚信经营，这反映出了企业童叟无欺、货真价实的经营理念，也是企业延续百年的基石。

从业人员必须遵循职业道德，使企业在消费者心目中树立起良好的形象。从业人员还需要具有自信心和顽强的毅力，能够对情绪自我调控，同时具备较好的沟通能力、语言表达能力，掌握基本的医药产品知识和市场营销知识。

## 本章小结

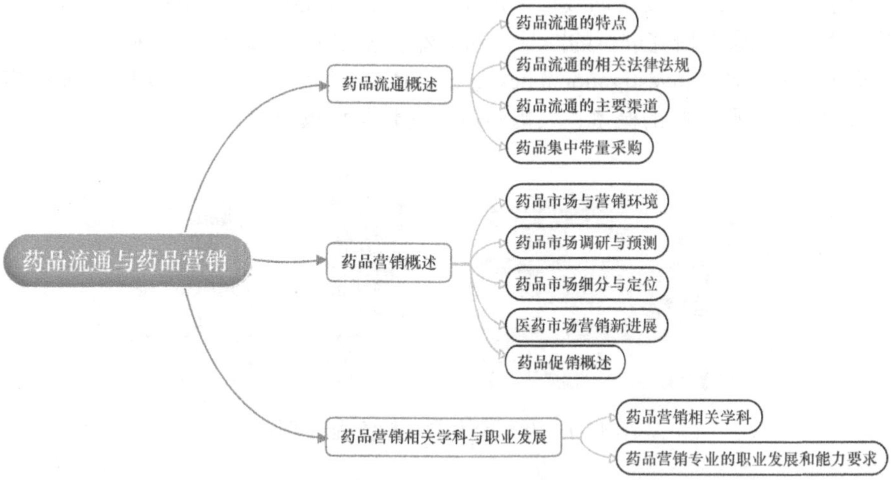


## 思考题

1. 药品和普通商品在销售过程中有何差异？
2. 药品流通过程中需要注意哪些问题？
3. 药品营销人员应该具备哪些素养？

（李　乐）

# 第十三章 药物的研究与开发

**学习目标**

掌握：药物研发基本概念、研究内容及一般流程。

熟悉：临床前研究与临床研究的相关要求。

了解：目前新药研发的前沿进展。

药物的研究与开发是指药物从实验室发现到上市应用的整个过程，历经药物的发现研究和开发研究两大阶段，区分两个阶段的标志是候选药物的确定，即在确定候选药物之前为发现阶段，确定之后为开发阶段。所谓候选药物是指拟进行系统的临床前试验并进入临床研究的活性化合物。新药研发被认为是高风险、高收益的活动，过去业界一直流传着“双十”的说法，意思是新药研发需要耗时十年，耗资十亿美金。一般而言，一款新药从研发到上市的流程大体如下：先导化合物的研发、临床前研究、临床研究，以及审批上市（图 13-1）。新药临床前研究的主要目标是决定药物是否可以相对安全地用于人体的临床研究，以及药物分子是否显示药理效应而值得进一步的药物研发，是保证首次试用于人类的第一道安全防线。一般说来，大约有 80%以上的候选药物分子在临床前研究阶段中被淘汰。在临床前研究进行的同时，还应该考虑人体临床试验的计划方案和准备向药监部门提交新药临床研究申请（investigational new drug，IND）的资料。设计合理、严谨的临床前研究实验，可以减少临床试验失败的概率，大幅缩短研发时间和减少开支。

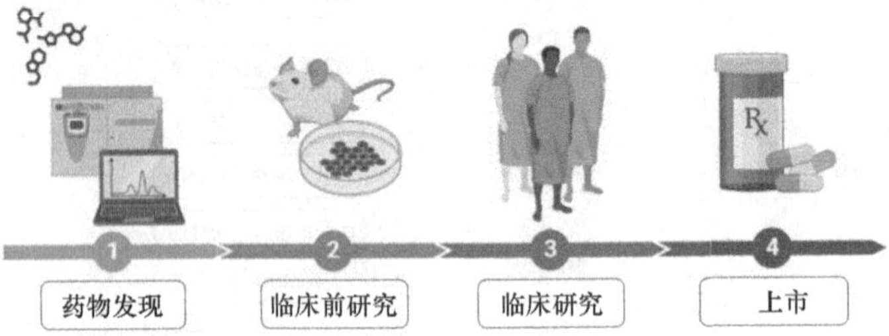


图 13-1　新药研发的一般流程示意图

## 第一节　药物发现研究

在确定候选药物之前为药物的发现阶段，大体流程包括发现与确认药物靶点、发现先导化合物、确定候选药物等。

### 一、药物靶点发现与确认

药物靶点是指药物在体内作用结合的位点，主要包括受体、酶、离子通道、激酶以及核酸等生物大分子，已成功开发药物或正在进行药物研发的药物靶点至少有 600 多个。理想的药物是安全的、有效的，并且对其靶点具有特异性，以便将不良反应降至最低。确定治疗疾病的目标和作用的靶点，是创制新药的出发点。药物作用的新靶点一旦被发现，往往会成为一系列新药发现的突破口，甚至有“一个靶点成就一个产业”的说法。当药物的作用靶点得到验证和确认之后，就会根据靶点的空间结构设计一系列可与其匹配的分子结构的化合物，它们则被称为苗头化合物。譬如，以前人们只知道阿司匹林具有解热、抗炎、镇痛、抗血栓，甚至抗癌作用，直到 1971 年阐明了阿司匹林作用机制为抑制前列腺素合成，这才明确了其药物作用靶点，继而药学家们集中精力研发了一系列保留解热、抗炎、镇痛作用，但克服胃肠道等不良反应的非甾体抗炎药。

### 二、先导化合物发现和优化

先导化合物也叫新化学实体，是指各种途径和方法得到的具有某种生物活性或药理活性的化合物。通过多重筛选和评估之后，少量的苗头化合物可以成为具备开发前景的先导化合物。先导化合物一般有 3 种方式可以获得：①直接提取。在药物研发的早期阶段，从植物、动物或者微生物体内直接提取。例如，吗啡从罂粟植物果实提取、紫杉醇最早是从太平洋红豆杉树皮中提取的。②有机合成。主要包括化合物的分子设计、新化合物从头合成、化合物体外活性筛选以及疾病动物模型筛选。③分子改造。目前主要利用有机合成、分子生物学、基因工程等技术将目标分子进行改造。

先导化合物一般具有新颖的化学结构，是现代新药研究的出发点，它可能因为活性小、选择性不高、药动学性质不好或毒性较大等缺点，不能直接作为新药来开发，但可以在该化合物结构的基础上，进行一系列的结构改造或修饰，得到符合治疗要求的新药。先导化合物需要在药理活性上具备明确的构效关系和量效关系，在性质上具备可优化成为候选药物的基本属性。根据化合物属性和体内活性分析的原则，通常会采用不同的方法去调整化合物的分子结构，从而实现优化化合物性质的目标。除此之外，还可应用基于结构的药物设计思想，依据对生物靶点三维结构的认识，通过“合理药物设计”方法增强配体设计的目的性，避免药物设计过程中的偶然性、盲目性及低效率等问题。计算机辅助药物设计的思想也已经融入到先导化合物发现和优化的各个方面，其融合了蛋白质结晶学、结构生物学、分子图形学和高性能计算等相关学科的发展成果，而在此基础上发展起来的人工智能技术在药物的研发过程中正逐渐发挥着重要作用。先导化合物通过了细胞模型选择性筛选，并进一步完成药动学和各种动物体内安全性评价后，基本上就达到了临床前候选药物的标准。

## 第二节　药物临床前研究

药物临床前研究需要在法规指导下进行包括原料药和药物制剂的药学研究、动物体内的药理学研究以及安全性评价等系统研究工作，以综合评估新药的成药性。早期合成的原料药主要用于药效学、初步药动学、初步毒理学等研究。随着新药研发的进程，需要不断放大药物合成的规模，制剂部门需要进行系统的制剂处方和工艺研究，质控部门需要进行质量标准和控制研究、稳定性研究等工作，从而开发出符合临床需求的新药制剂。临床前药效学主要研究药物在动物体内的药理作用以及给药剂量和频率等关键信息。临床前药动学研究主要研究药物在动物体内的吸收、分布、代谢、排泄的性质，从而指导临床确定给药方案。

### 一、临床前药学研究

#### （一）化学、制造和控制

化学、制造和控制（chemistry，manufacturing and control，CMC）主要是指生产工艺、杂质研究、质量研究，稳定性研究等药学研究，是药物研发的重要方面，CMC 申报也是药物申报资料中非常重要的部分。化学药新药开发工作的第一步是原料药合成工艺研发，第一批提供的原料药主要用于毒理学研究（100～1000g）。在临床前研究阶段 CMC 的研究重点有：①化合物性质的确定；②剂型、处方和规格确定；③工艺研究；④质量标准研究。制备充足的原料和制剂，满足研究需要，要对工艺中产生的杂质进行有效的控制，初步确定处方工艺。

### （二）制剂开发

制剂开发是药物研发的一个重要环节。早期制剂研究的目的是将候选药物尽快推向临床。制剂研究的总体目标是通过一系列研究工作，保证剂型选择的依据充分，处方合理。处方前研究是开发成功制剂的关键。首先应进行新原料药的物理、化学表征，了解原料药的各种物理、化学性质，如水溶性、pH、溶解度等。药物制剂开发目的之一是增加药物的细胞膜通透性，药物分子都需要细胞膜渗透才能到达全身循环。即使在静脉内、肌肉内或任何其他肠胃外给药途径之后，药物可以通过细胞旁途径渗透到细胞外空间，但药物必须穿过细胞膜才能到达其生物靶点。在制剂处方研究中，可以探索各种赋形剂是否适合，赋形剂包括填充剂、稀释剂、防腐剂、调味剂等。

## 二、临床前药理学研究

### （一）药动学研究

临床前药动学研究是通过动物体内、外和人体体外的实验研究方法，揭示药物在体内的动态变化规律，获得药物的基本代谢动力学参数，从而阐明药物的吸收、分布、代谢和排泄的过程和特点。通过药动学研究，可以获得药物药效暴露量、起效时间及维持时间，可以给临床试验的给药剂量和药效间隔提供重要的参考依据。

### （二）药效学研究

临床前药效学研究内容包括验证药物在不同系统/模型中的有效性及表征药物作用的量效、时效关系，以及探索药物的给药方案和阐明药物的作用机制。药效学研究涉及体外和体内试验。体外试验是在分子、细胞、离体组织或器官等水平上的研究，可初步了解药物的作用和机制，一般在新药的早期研发阶段开展。体内试验是在生物整体水平上的研究，是支持临床拟用适应证有效性的重要依据。通过药效学研究，可以预测新化合物对临床拟用适应证的有效性，阐明药物的作用特点，为设计优化临床试验方案、揭示药物的毒性机制并制订风险控制计划提供理论依据，可进一步预测药物的临床价值及开发前景。

### （三）临床前安全性评价

主要是观察和检测药物对机体的损害及影响，系指在实验条件下进行的各种药物毒性试验，包括安全药理学试验、单次给药毒性试验、重复给药毒性试验、生殖毒性试验、遗传毒性试验、致癌性试验、局部毒性试验、免疫原性试验、依赖性试验、毒代动力学试验以及与评价药物安全性有关的其他试验。安全药理学主要是研究药物在治疗范围内或治疗范围以上的剂量时，潜在的不期望出现的对生理功能的不良影响，即观察药物对中枢神经系统、心血管系统和呼吸系统的影响。临床前安全性评价应在符合《药物非临床研究质量管理规范》（GLP）规范的实验室完成，以确保临床试验用药的安全性。

# 第三节　药物临床研究

当一个药物通过临床前研究后，需要向药监部门提交 IND，以便可以将该药物应用于人体试验，为后续药品注册申请提供依据。药品注册申请分为药物临床试验、药品上市许可以及再注册等。而药品上市许可申请及审批又分为新药上市许可申请及审批、仿制药品上市许可申请及审批。因此，临床试验开始前必须由申请人提出申请，获得批准后方可在指定的时间和地点进行。一般来说，新药临床试验完成Ⅰ～Ⅲ期研究内容后，仿制药品完成生物等效性试验后，方可进行上市许可申请。为保证药物临床试验过程规范，数据和结果的科学、真实、可靠，保护受试者的权益和安全，监管部门制定了《药物临床试验质量管理规范》(GCP)，其是药物临床试验全过程的质量标准，包括方案设计、组织实施、监查、稽查、记录、分析、总结和报告。目前执行的是2020发布了新修订的GCP。实施临床研究的过程也需要遵从《中华人民共和国人类遗传资源管理条例》，该条例是为了有效保护和合理利用我国人类遗传资源，维护公众健康、国家安全和社会公共利益而制定。

## 一、新药临床试验申请到新药上市审批的过程

### （一）新药临床试验申请与审批

申请人完成新药临床前研究后，可向国家药品监督管理局药品审评中心(简称药审中心)提交相关研究资料并提出新药临床试验申请。药审中心组织药学、医学和其他技术人员对已受理的新药临床试验申请进行审评。申请人未收到药审中心否定或质疑意见的，可按照提交的方案开展药物临床试验；若现有资料和数据存在重大缺陷，临床试验方案不完整或风险控制措施无法保障临床试验受试者安全的，药审中心不同意开展临床试验。

### （二）新药临床试验的过程

药物临床试验是指以人体(患者或健康受试者)为对象的试验，意在发现或验证某种试验药物的临床医学、药理学以及其他药效学作用、不良反应，或者试验药物的吸收、分布、代谢和排泄，以确定药物的疗效与安全性的系统性试验。应当在具备相应条件并按规定备案的药物临床试验机构开展，相应的药物临床试验方案必须获得临床试验机构伦理委员会审查同意。新药临床试验分为Ⅰ期临床试验、Ⅱ期临床试验、Ⅲ期临床试验、Ⅳ期临床试验。根据药物特点和研究目的，研究内容包括临床药理学研究、探索性临床试验、确证性临床试验和上市后研究。Ⅰ期临床试验、Ⅱ期临床试验、Ⅲ期临床试验通常按期依次实施。

### （三）新药上市许可申请与审批

申请人在完成药品上市注册的临床前和药物临床试验研究，并做好接受药品注册核查检验的准备后，可提出药品上市许可申请，并提交相关研究资料。药审中心组织技术人员，按要求对已受理的药品上市许可申请进行审评。审评过程中可基于风险启动药品注册核查、检验。药审中心根据药品注册申报资料、核查结果、检验结果等，对药品的安全性、有效性和质量可控性等进行综合审评。综合审评结论通过的，批准药品上市，发给药品注册证书。综合审评结论不通过的，作出不予批准的决定。

## 二、临床试验的参与方与主要职责

药物临床试验的过程复杂，参与其中的机构和人员较多，涉及的主要参与方包括申办者、药物临床试验机构、研究者、合同研究组织、伦理委员会等。申办者指负责临床试验的发起、管理和提供临床试验经费的个人、组织或者机构，主要是指医药企业。申办者一般为药物的拥有者，发起药物的临床试验，也是临床试验的最终责任方。在临床试验中的核心职责是保护受试者和保障试验结果的真实性。药物临床试验机构是指具备相应条件，按照GCP和药物临床试验相关技术指导原则等要求，开展药物临床试验的机构，一般为具有医疗机构执业许可证和二级甲等以上资质的医院。在药物临床试验机构中具体实施临床试验并对临床试验质量及受试者权益和安全负责的试验现场负责人称为研究者。临床试验机构和研究者是负责具体执行临床试验项目和保护受试者权利、健康的机构和研究人员；合同研究组织指通过签订合同授权，执行申办者或者研究者在临床试验中的某些职责和任务的单位。申办者可以将其临床试验的部分或者全部工作和任务委托给合同研究组织，但申办者仍然是临床试验的最终责任方，应当监督合同研究组织承担的各项工作。合同研究组织应当实施质量保证和质量控制；伦理委员会指由医学、药学及其他背景人员组成的委员会，其职责是

通过独立地审查、同意、跟踪审查试验方案及相关文件，获得和记录受试者知情同意所用的方法和材料等，确保受试者的权益、安全受到保护。

## 三、新药临床试验分期

### （一）Ⅰ期临床试验

Ⅰ期临床试验是初步的临床药理学及人体安全性评价试验，包括耐受性试验、药物代谢动力学（药动学）试验以及药物效应动力学（药效学）试验。Ⅰ期临床试验的目的是对新药的人体初步安全性进行评价；评价人体对药物的耐受性；了解药物在人体内吸收、分布、消除的药动学规律；了解药物的药效学特征；为新药Ⅱ期临床试验推荐用法用量等。受试人群一般为健康成年人或者目标适应证患者。样本量一般为20～80例。

### （二）Ⅱ期临床试验

在Ⅰ期临床试验明确了药物的人体耐受性、安全性、药动学特点和推荐的Ⅱ期用法用量后，即可以开始启动Ⅱ期临床试验，该期研究重点转移到了药物的疗效上，是治疗作用的探索阶段，其又称探索性临床试验。Ⅱ期临床试验的目的是初步评价药物对目标适应证患者的治疗作用和安全性，确定新药作用于目标患者的有效剂量范围并为Ⅲ期临床试验设计提供依据。受试人群是目标适应证患者。样本量应大于100例。有效性指标又称为疗效指标，是反映受试药物用于患者所表现出临床获益的主要观测和评价工具。将有效性指标分为临床终点、替代终点、生物标志物等。安全性指标一般来说包括生命体征、体格检查、实验室检查、影像学检查等指标。

### （三）Ⅲ期临床试验

Ⅲ期临床试验属于临床试验的治疗作用确证阶段，又称为确证性临床试验，其是为了进一步确证Ⅱ期探索性临床试验所得到有关新药有效性和安全性的数据，为新药获得上市许可提供足够的证据。Ⅲ期临床研究一般是关于更广泛人群、疾病的不同阶段，或合并用药的研究。另外，对于预计长期服用的药物，Ⅲ期临床研究会进行药物延时暴露的试验。通过Ⅲ期临床试验能证明新药对目标适应证患者是安全、有效的，其受益/风险比是可以接受的，可为新药上市提供充分的依据，同时还为药品说明书和医师处方提供充分的数据。Ⅲ期临床试验可以通过足够多的受试样本量，一般采用多中心、随机、双盲、对照试验设计，进一步确证Ⅱ期临床关于新药的疗效、长期安全性和受益/风险比，为新药最终获批上市提供确切的证据。受试人群也是目标适应证患者。样本量应大于300例。

### （四）Ⅳ期临床试验

Ⅳ期临床试验为新药上市后由申请人进行的应用研究阶段，又称为上市后研究，其目的是考察在广泛使用条件下药物的疗效和不良反应、评价在普通或者特殊人群中使用的利益与风险关系以及改进给药剂量等从而进一步完善药物上市前的有效性数据，完善临床药理学信息。受试人群是目标适应证患者。样本量应大于2000例。

## 四、生物等效性试验

生物等效性是仿制药品制剂评价的重要指标，是判断仿制药品是否可与原研药相互替换使用的依据；同时，生物等效性也是创新药制剂评价的重要指标，是保证含同一药物活性成分的两制剂体内行为一致性以及是否可互相替代的依据。

药物制剂要产生最佳疗效，其药物活性成分应当在预期时间段内释放、吸收，并被转运到作用部位达到预期的有效浓度。大多数药物是进入血液循环后产生全身治疗效果的，作用部位的药物浓度和血液中药物浓度存在一定的比例关系，因此可以通过测定血液循环中的药物浓度来获得反映药物体内吸收程度和速率的主要药动学参数，间接预测药物制剂的临床治疗效果，以评价制剂的质量。允许这种预测的前提是制剂中活性成分进入体内的行为是一致并且可重现的。鉴于药物浓度和治疗效果相关，假设在同一受试者，相同的血药浓度-时间曲线意味着在作用部位能达到相同的药物浓度，并产生相同的疗效，那么就可以药动学参数作为替代的终点指标来建立等效性。因此，生物等效性是指药学等效制剂或可替换药物在相同试验条件下，服用相同剂量，其活性成分吸收程度和速率的差异无统计学意义。生物等效性试验方法按照研究方法评价效力，其优先顺序为药动学研究、药效学研究、临床研究和体外研究。受试人群为健康成年受试者。一般而言，生物等效性试验的样本数在 18～24 例，就可满足大多数药物对样本量的要求，但对某些变异性大的药物可能需要适当增加例数。

# 第四节 新药研发案例

## 一、阿托伐他汀的研发

降胆固醇与心血管药物阿托伐他汀研发是一个经典的“传奇”。阿托伐他汀是羟甲基戊二酸单酰辅酶 A（HMG-CoA）还原酶抑制药，曾在 2004—2011 年连续 8 年销售额超过 100 亿美元，也成为医药研发、销售史上的一个奇迹，而他汀类药物最初的发现就是源于天然产物。

1910 年德国化学家在冠心病患者尸体解剖中首次发现了其主动脉壁的粥样斑块内含有大量的胆固醇，含量为正常人的 20 倍以上，预测胆固醇的升高很可能是促使动脉粥样硬化斑块形成的一个潜在原因。胆固醇与动脉粥样硬化的循证研究之路就此开启。到 20 世纪 50 年代末，科学家们已经证明 HMG-CoA 还原酶是胆固醇合成过程的关键酶。胆固醇生物合成的基础研究成果，尤其是 HMG-CoA 还原酶功能的发现为调血脂药物的研发找到了可能的治疗靶点。1968 年日本科学家远藤章根据以往学者对微生物研究的成果——“认为微生物体内某种酶与其抑制剂是共存的”这一理论为指导提出了一个合理的设想：某种菌类可能会产生抑制 HMG-CoA 还原酶的代谢产物，从而抑制胆固醇的合成，这种物质将成为一种潜在的药物。通过建立新的筛选模型与方法开始着手从微生物代谢产物中寻找活性成分。1973 年远藤章发现一种来自橘青霉的培养液提取物能够非常有效地抑制胆固醇的合成，并从提取物中成功提取、纯化了美伐他汀，其作为史上首个 HMG-CoA 还原酶抑制药被全世界的科学家所知晓。尽管美伐他汀进入了临床研发阶段，但因为受到小鼠活性实验结果不佳与实验犬致癌等因素影响，这一活性分子的研发进程最终被中止。1979 年美国科学家又从真菌微生物的培养液中分离出了洛伐他汀，继而开始了洛伐他汀的临床研究。终于在 1987 年洛伐他汀被美国 FDA 批准成为第一个全球上市的他汀类药物。此后一系列他汀类药物相继问世，如普伐他汀、氟伐他汀。1996 年底，FDA 又批准了阿托伐他汀上市。因临床研究显示阿托伐他汀在安全性和疗效上优于临床使用的其他他汀类降脂药物。因此，一经上市，它便成为了第一个年销售额突破百亿大关的畅销药物。

距远藤章教授发现美伐他汀已经过去了 40 余年，他汀类药物也变成了人尽皆知的畅销药经典。他汀类药物的发现得益于科学家对胆固醇及其生物合成机制数十年的探索，无数杰出的研究成果尤其是 HMG-CoA 还原酶的发现成为他汀诞生的先决条件，其也是以生物活性为导向天然药物开发的一项经典案例。

## 二、肿瘤坏死因子 α 抑制药的研发

肿瘤坏死因子 α（TNF-α）是一种主要由巨噬细胞和单核细胞产生的促炎性细胞因子，可参与正常炎症反应和免疫反应，以三聚体蛋白质形式存在。TNF-α 是正常免疫反应的关键成分，然而不

适当或过度生产 TNF-α 是有害的，并可能导致疾病，类风湿关节炎、炎性肠病、银屑病、强直性脊柱炎、葡萄膜炎都是由 TNF-α 分泌异常引起的，因此靶向 TNF-α 阻止其生物活性是治疗自身免疫病的关键。1998 年，第一个 TNF-α 抑制药英夫利昔单抗上市，其属于人鼠嵌合单抗；同年，第二个 TNF-α 抑制药依那西普上市，其是通过 DNA 重组技术获得的融合蛋白；2002 年，第三个 TNF-α 抑制药阿达木单抗上市，其是全球上市的第一个全人源单克隆抗体，也是 TNF 抑制药中获批最多适应证的药品，由于其结构中没有任何非人类蛋白质，因此比英夫利昔单抗的免疫原性更低，因抗药抗体反应带来的不良反应风险也较低。因阿达木单抗适应证多、治疗周期长，故多年来稳居全球的销售之冠。

## 第五节　新药研究新进展与新动态

化学药和生物药不断迭代、基因和细胞药物崭露头角，目前全球创新药进入了新的阶段。总体来说，新药研究创新的四个维度有基础理论创新、药物形式创新、生物标志物创新、临床试验方案设计创新。基础理论创新是创新药物研究与开发的源泉，了解人体病理生理后，进而可望确定安全、有效的靶点及开展作用机制和生物学特性研究；近年来新的药物形式和给药技术快速发展，单抗等大分子药物、RNA 药物、细胞疗法、基因编辑技术不断涌现，随着技术的进步，制药行业不断打破壁垒，从天然产物提取、分离到化学合成再到生物制药，从单一学科到多学科交叉融合，带动医疗向更加精准和个性化的方向发展；生物标志物是可供客观测定和评价的一个普通生理或病理或治疗过程中的某种特征性的生化指标，通过对它的测定可以获知机体当前所处生物学过程中的进程。肿瘤治疗已经进入了精准医学时代，通过生物标志物对患者分层可以提高治疗效果。所以在原始创新里能否找到与疾病相关、易于检测的生物标志物帮助疾病鉴定、早期诊断及预防、治疗过程的监控也成为原始创新的重要方面。临床试验设计是临床试验的核心问题，如果设计考虑不周，可能会导致临床试验的失败，或需要大量的重复试验或补充试验，减慢临床试验进程，提高临床试验的费用。创新的临床试验方案设计可改变临床研究的方式，创新性临床试验方案可提高研究的成功率和效率，加快新药上市。

近年的全球新药研发延续了近年来的推陈出新态势，创新生态不断优化，特别是在抗体药物、细胞与基因治疗、治疗性疫苗的研发。抗体药一直以来都是新药研发领域的重点，2023 年全球范围内共有 20 款抗体药物获批上市。单特异性抗体仍是抗体药物研发的重点领域，此外双特异性、多特异性抗体和抗体偶联药物领域的研究热度也呈现上升趋势；细胞与基因治疗药物是各主要大国的重点竞争领域，其技术方法多样，整体研发壁垒高，迭代快速。经过基因修饰的细胞疗法被称为细胞基因治疗，该领域以 CAR-T、TCR-T 等疗法为代表，主要应用于肿瘤领域。2023 年，我国上市了全球首个全人源靶向 B 细胞成熟抗原的 CAR-T 细胞治疗药物，用于治疗多发性骨髓瘤。核酸类和基因抑制类产品的研发逐年增加，这类产品包括反义寡核苷酸、适配体、小分子抑制性 RNA 等，主要的治疗领域为肿瘤、罕见病、遗传病和感染性疾病，因该类产品结构相对简单，整体技术难度和生产制造的复杂性及成本相对其他类别较低，因而能够迅速发展。近年来，治疗性疫苗新药项目数持续稳步上升，目前主要应用于肿瘤领域，其作用机制主要是通过激活免疫系统产生有效的抗肿瘤应答，提高其临床疗效的方向主要集中于确定免疫原性新抗原、增强抗原免疫原性、载体和递送系统的优化以及克服免疫抑制性肿瘤微环境等几个方面。

## 本 章 小 结

药物研发是一个耗时长、投入高的系统工程。本章从药物发现与新药研发一般流程开始，以化学药研发为例按药品注册流程顺序，从新药临床前研究、临床试验研究、注册及注册后再评价等具体过程展开系统介绍，并通过当前新药研究的部分热点介绍，使同学们能够初步了解学科交叉在新药研究中的重要性，从而为未来如何拓展学习提供一定的引导。

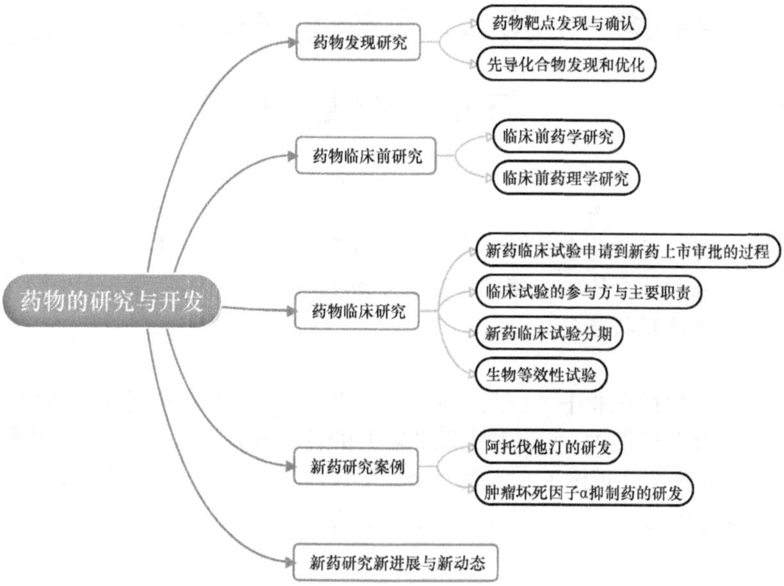


## 思　考　题

1. 药物研发的一般流程是什么？
2. 临床研究分几期，各期的目的、意义是什么？
3. 简述你对新药研究进展与动态哪个方向感兴趣，理由是什么？

（余　娴　于　超）

# 第十四章　药学类专业学生职业能力与职业规划

**学习目标**

掌握：不同职业岗位对药学专业人才的职业能力要求及其养成途径。

熟悉：药学类专业毕业生的职业领域与就业方向。

了解：药学行业发展现状与趋势。

职业能力是指在特定的职业中，个人将知识、能力、概念进行类化迁移与整合，进而逐步培养起来的一种完成职业任务的能力，是对某类职业需要的各项能力的综合。通过完整的大学药学专业教育，药学类专业大学生应在理论上和实践两个方面基本具备药学相关专业的职业能力，并为将来从事药学类工作在知识、技能以及心理上奠定良好的基础。

## 第一节　药学类专业人才的职业发展

药学类专业人才在健康领域和医疗产业中具有非常重要的地位，不仅需要为患者提供优质的药学服务，还在药物研发、生产、流通、监管等方面发挥着关键作用。随着国内医药产业由大到强的转型发展以及人口老龄化日益加剧，医药行业对药学类人才的职业素养也提出了新的要求。

### 一、药学职业

#### （一）药学职业简介

2015 年教育部高等学校药学类专业教学指导委员会发布了《药学类专业教学国家质量标准》，指出了药学类专业指导性培养目标，即培养人格健全、全面发展，掌握药学学科基础知识、基本理论和基本技能，具备创新精神、创业意识和实践能力，能够从事药物研发、生产、流通、管理、质量控制和药学服务等方面工作的高素质专门人才。

根据办学定位不同，各高校药学类人才培养目标各有特色，一般情况下，本类专业毕业生的主要职业领域有药物研发、生产、流通、管理、质量控制和药学服务，分别在药品研发与生产企业、药品经管企业、医疗机构、药品监督管理机构或药学教育机构等部门从事药学相关工作。

#### （二）药学职业的特点

药品是一种特殊的商品，既有商品的一般属性，同时又与人们的生命健康相关；药学工作直接或间接关乎着人们的生命健康，服务质量要求严格，既要遵守相应的法律法规要求，又要符合药学职业道德要求。具体来说，药学职业存在以下特点。

1. 从事药学工作要坚持人民至上的服务宗旨。无论是从事药品研发、生产、流通，还是在使用领域工作，均直接或间接关系着人民的健康和患者的安危，关乎每一位个体是否能得到及时、准确的药学服务。因此，药学工作者在开展各项工作时应始终将人民健康放在首位，不能为了商业利益而违反职业道德。

2. 从事药学工作需要经过严格的学历教育。正是由于药学职业关乎人民健康的特殊性，从事药学工作者必须经过严格的学历教育，目前与药物临床使用相关的职业领域均须通过准入考试，获得相关执业资格后才能开展相应工作。

3. 从事药学工作要有执着的科学精神和家国情怀。围绕新药开发的国际竞争关系与科技创新的新药研发开展有组织的科研，具有为国为民做好新药研发和药学服务药者仁心的家国情怀，适应新医科背景下人文、生物、化学、人工智能、管理等多学科交叉的知识体系，培养新时代复合型药学工作者。

4. 从事药学工作要有科学、严谨的治学治药态度。药学职业专业性强，如药品研发、生产、流通过程如何保证药品质量，以及药品临床使用如何保证合理，均涉及很多的科学问题，药学工作者要始终保持科学、严谨的工作态度，开展各项药学工作。

5. 从事药学工作要有善于与人沟通的交流能力。在医疗机构从事临床药学工作，需要及时与患者、医护人员沟通交流，而沟通效果往往受到社会环境、医患关系、药师个人素养等方面因素的影响。因此，具备良好的职业道德、掌握相应的人际沟通技巧、在实践中不断积累经验，有助于药师提供高效、准确的药学服务。

### （三）药师、执业药师与临床药师

现阶段我国从事药品调剂、临床药学、药品生产及销售等相关工作的部分岗位，需要获得相应的职业资格，主要包括药师、执业药师、临床药师。

**1. 药师** 药师主要是指受过高等药学专业教育或在医疗预防机构、药事机构或制药企业中，从事药物调剂、制备、检定和生产等工作，并经行业主管部门及人事部门审查合格的药学人员。从事药学工作的人员，通常称为“药师”，但目前“药师”一般专指医疗机构药学人员。一般而言，在医疗卫生系统，药师是一种专业技术职称称谓，该职称系列包括药师、主管药师、副主任药师、主任药师，相当于初级、中级、副高、正高级职称。

**2. 执业药师** 执业药师是指经全国执业药师资格考试，取得《执业药师资格证书》并经注册登记取得执业药师注册证，在药品生产、经营、使用单位中执业的药学技术人员，目前执业的主要领域为药品生产、质量管理及药品销售领域。我国《药品生产质量管理规范》规定药品生产企业生产管理负责人、质量管理负责人、质量受权人应当至少具有药学或相关专业本科学历（或中级专业技术职称或执业药师资格）;《药品经营质量管理规范》中规定，药品经营企业质量负责人应当具有大学本科以上学历、执业药师资格和 3 年以上药品经营质量管理工作经历，质量管理部门负责人应当具有执业药师资格和 3 年以上药品经营质量管理工作经历,法定代表人或者企业负责人应当具备执业药师资格。企业应当按照国家有关规定配备执业药师，负责处方审核、指导合理用药。

随着社会经济的不断发展和人们生活水平的提高，在医药卫生体制改革的大背景下，将进一步强化执业药师制度的实施，并对执业药师分级定标、岗位服务标准、多点执业的条件与标准提出要求，执业药师将会发挥越来越大的作用。

**3. 临床药师** 临床药师是指接受过系统药学或临床药学专业教育，具有高等医药院校大学本科临床药学专业或全日制药学专业毕业本科以上学历，具有扎实的临床药学专业理论知识与技能及药学、临床医学相关专业的基础知识与技能，以及参与临床药物治疗方案设计与实践、研究与实施合理用药的知识与技能，并承担医疗机构临床药学技术工作的专业人员，通过规范化培训，并经考核合格，取得临床药师专业资质的药学从业人员。

## 二、国内药品行业发展形势与人才需求

近年来随着我国医药工业的发展，以及人们对健康服务意识的增强，社会对药学专业人才有着巨大的需求，使不同医药行业的细分领域对人才需求的数量和质量都发生了较大的变化。

## （一）药品研究与开发

随着世界财富的增长和人口的老龄化，人们对健康的重视程度和支付能力不断提高，但已有药物还远远不能满足社会的需求。现在已知的大约7000种罕见病只有约350个批准的治疗药物，即使癌症、糖尿病、阿尔茨海默病等常见、多发疾病也仍然缺乏有效的治疗手段。随着国家支持新药创制的政策持续增强，我国新药研发在世界范围内参与竞争的各方面条件日臻成熟，越来越多的医药企业开展了创新药物研究，截至2020年，中国对全球医药研发的贡献已跻身“第二梯队”前列，中国对全球研发管线产品数量的贡献跃至约14%，在全球排名第二，医药研发企业以及科研院所对药物创新人才的需求也日趋旺盛。

新世纪以来，国家“重大新药创制”科技专项于2008年启动，推动了制药研发行业的发展，创新药发展进入“快车道”。2012年，国务院出台了《国家药品安全“十二五”规划》，明确提出开展仿制药品质量的一致性评价工作，使药物从研发开始便严控产品质量，逐渐与国际接轨。2016年2月，国家食品药品监督管理总局发布《关于解决药品注册申请积压实行优先审评审批的意见》，为创新药、临床急需药品开辟了“绿色通道”优先审评，促进了药物从研发到生产的转化。为了推动我国医药工业向创新驱动转型，并加快其实现高质量发展，2021年12月，工业和信息化部等九部门联合编制出台了《“十四五”医药工业发展规划》，提出“十四五”期间要落实产品创新和产业化技术突破等重点任务，通过鼓励校企合作办学、委托培养、共建实训基地等方式加强人才队伍建设，健全医药创新支撑体系，加强产、学、研、医技术协作。

医药研发人才的培养周期非常漫长，我国医药研发人才的存量紧缺，增量不足，高级研发人才、核心研发人才更是一将难求。未来药企对研发人才，特别是对核心研发人才的抢夺将进入白热化阶段。研发类的职位通常包括临床研究分析类高级人才、药品器械注册类管理人才、医学管理类人才、研发项目管理人才、产品管理类人才、药学研究类高级人才、临床数据管理和临床监察类高级人才等。

药学类专业本科生在研发岗位最初通常为实验技术人员，以操作性岗位为主，作为项目组成员参与完成各种实验。参与药物研发工作，应注重培养良好的科学探索精神，坚持人民健康至上的宗旨，保持对科学研究的热爱，有较好的创新思维及创新能力、科学严谨的工作态度，掌握较为扎实的理论知识，具备专业的实验技能，及时关注行业管理动态，不断提高发现及解决问题的能力。

## （二）药品生产与质量控制

截至2021年9月底，有效期内药品生产许可证共7974个（含中药饮片、医用气体等），其中原料药和制剂生产企业5228家，化学药生产企业4144家，中药生产企业（含饮片）4569家，中国已是世界第二大医药市场。我国是医药企业数量最多的国家，中国药企的制剂生产能力全球第一，原料药生产能力全球第二。伴随医药市场的快速发展，社会将需要大量高素质的药学专业人才，从事药品生产与质量控制。药学专业学生毕业后可到制药公司和药品研究机构从事各类药物研究、开发、生产和质量控制与检测等方面的工作。

药品生产与质量控制是保证上市药品质量的关键环节，随着国内、外药品生产技术水平不断提升，对于生产与质量管理人才的专业知识与综合能力要求越来越高。从事药品生产，药学类毕业生一般从生产技术人员起步，在熟悉药品生产流程后逐渐步入生产管理人员或重要的技术岗位；从事质量控制工作一般从质量检验员（quality control，QC）起步，逐步成长为药品质量保证（quality assurance，QA）的管理人员。

从事药品生产与质量管理工作，需要严格遵守《药品生产质量管理规范》，实事求是，坚持做好细节管理，避免或杜绝工作差错，在坚持规范的基础上不断创新，提高工作质量及工作效率。

## （三）药品经营与管理

截至2022年底，全国共有药品经营许可证持证企业64.39万家，其中，批发企业1.38万家，零售连锁总部6650家，零售连锁门店约36万家，单体药店26.32万家。近年来，国家相关部委发布了一系列的法律法规指导和规范连锁药店行业的发展。国家对连锁药店政策经历了从“降低药品虚高价格，控制医疗费用过快上涨”到“鼓励零售药店发展，发挥药品流通行业在药品供应保障和服务百姓健康方面的作用”到“提出深化药品、耗材流通体制改革”，再到“推进国家组织药品和耗材集中带量采购使用改革”的变化。

社会零售药店职位主要有营业员、处方审核员以及药店负责人。为了完善现代药品流通体系，提高药品流通效率，促进行业高质量发展，2021年10月，商务部发布了《关于“十四五”时期促进药品流通行业高质量发展的指导意见》，涉及连锁药店的总体目标如下：到2025年，药品流通行业与我国新发展阶段人民健康需要相适应，创新引领、科技赋能、覆盖城乡、布局均衡、协同发展、安全便利的现代药品流通体系更加完善。培育形成1～3家超五千亿元、5～10家超千亿元的大型数字化、综合性药品流通企业，5～10家超五百亿元的专业化、多元化药品零售连锁企业，100家左右智能化、特色化、平台化的药品供应链服务企业。药品批发百强企业年销售额占药品批发市场总额的98%以上；药品零售百强企业年销售额占药品零售市场总额的65%以上；药品零售连锁率接近70%。

随着我国医药卫生体制改革的不断深入，医药商业行业作为医药行业产业链中的关键环节，上接医药研发制造等生产端，下连医院、零售药店等消费端，具有畅通医药商品销售渠道、满足医药终端消费需求的双重作用，是医药行业中不可或缺的一环。医药商业公司的主要职能部门涉及质量管理部、采购部、营销部、仓储部和配送部等部门。

药学类毕业生可以在药品经营企业从事药品销售、学术推广、质量管理、物流运输等工作，在熟悉营销业务规律后，可以逐步晋升为高级药品营销管理人员。从事药品经营工作，应具备良好的职业道德及职业操守，掌握较为扎实的专业知识，人文素养全面，善于人际沟通与交流，工作中须严格执行《药品经营质量管理规范》等相应法规及规章。

### （四）医疗机构药学服务

截至2022年底，全国医疗卫生机构数为103.3万个，其中医院3.7万个。近年来，随着医疗机构药品销售“零差率”政策的实施，医院药学工作已经从“药品保障供应型”向“以患者为中心服务型”快速转变。2020年国家6部门联合制定了《关于加强医疗机构药事管理促进合理用药的意见》，提出应拓展药学服务范围，包括开设合理用药咨询或药物治疗管理门诊、加强医疗机构药学服务、发展居家社区药学服务、规范“互联网+药学服务”等，同时提出要强化临床药师配备，鼓励医疗机构开设药学门诊，明确了加强药学人才队伍建设、合理体现药学服务价值、保障药师合理薪酬待遇等方面的措施。

在医疗机构从事药学工作，通常包括临床药师岗位、调剂岗位、药品采购岗位、药品验收保管岗位、药学信息咨询服务岗位等。药学服务职能的延伸和发展，促使基层医疗机构需要优化药学人才队伍结构，将药学人才的培养方向转向合理用药和专业化的用药指导。医院药学的发展与临床服务的关联度将更加密切，服务水平将更加专业化和个性化，但目前医院药剂人员的数量和学历水平尚不足以完全满足临床药学工作的需要。

在医疗机构从事药学服务，应具备良好的职业道德，坚持患者至上的服务理念，具备扎实的药学与医学相关专业知识，及时更新药物治疗相关信息及药品监管法规；从事临床药学工作者，在具备扎实医药相关知识的基础上，应更加善于与医护人员及患者等的沟通交流，开展个体化用药研究，不断提高指导合理用药的水平。

### （五）药品监管

国务院药品监督管理部门主管全国药品监督管理工作。省（自治区、直辖市）人民政府药品监督管理部门负责本行政区域内的药品监督管理工作。设区的市级、县级人民政府承担药品监督管理职责的部门负责本行政区域内的药品监督管理工作。药品监督管理部门设置或者指定的药品专业技术机构，承担依法实施药品监督管理所需的审评、检验、核查、监测与评价等工作。

以上部门人员招聘按照公务员或事业单位编制专业技术人员的要求进行招考，药学专业人才可以通过公务员或事业单位编制人员招聘考试，进入各级政府药品监督管理机构从事药品监督管理工作。相对来说，参与药品监督管理的岗位较少。从事本类工作，在具备扎实的药学专业知识的基础上，还应坚持为人民服务的宗旨，善于人际沟通交流，熟悉行业发展动态，专业知识面广，学习能力强，持续保持管理水平与行业发展相一致。

### 三、国内药学类毕业生就业去向与就业形势

近年来，药学专业的就业形势呈现出了积极的发展趋势，随着国内医疗卫生改革的不断深入，制药工业与药学服务行业也在不断地转型发展，药学类毕业生的就业去向及就业形势也发生了相应的变化。根据对我国西部 11 所设置有药学类专业的高校初步调研，药品研发与制造、药学服务行业已成为本专业毕业生就业的主要渠道，尤其是药品研发的基础实验岗位、药品生产与质量检验岗位近年来吸纳了较多的本科毕业生就业，占比为 30%～50%；随着国内药品流通管理相关政策的深刻调整，药品营销领域就业人数呈下降趋势，同时对个人专业水平与综合素质要求越来越高，一般占比为 10%～30%；医疗机构药学服务人才需求主要面向临床药学人才，总体呈求大于供的形势，但由于本科毕业生需经过临床药师规范化培训才能上岗，因此本科毕业生直接进入医疗机构药学部门的数量较前些年有所减少，一般占 10%～20%；参加公务员或事业单位编制人员考试，一般招收名额少而参考人数多，就业人数不到 10%的毕业生；其他选择药学教育行业、科研院所或企业研发机构的科研助理，就业人数比例约占 10%；近年来国家大力倡导及支持毕业生自主创业，但由于药品行业的特殊性，仅少部分有条件的毕业生选择自主创业，但总体趋势呈上升趋势。随着国家研究生教育规模的不断扩大，选择攻读研究生学位的毕业生呈增加趋势，报考人数逐年增加。根据生源质量以及教育水平，各校考研升学率有所不同，所调研的西部院校为 15%～55%。

## 第二节　药学类专业学生职业能力与养成

### 一、药学类专业学生职业能力

职业能力指的是在特定的职业中，个人将知识、能力、概念进行类化迁移与整合，进而逐步培养起来的一种完成职业任务的能力，是对某类职业需要各项能力的综合，可分为基本职业能力、专业能力、综合能力 3 个层面。

#### （一）基本职业能力

基本职业能力是大学生职业能力培养的基础。基本职业能力是指基本的学习能力、文字表达能力、逻辑思维能力、人际交往能力、较强的创新和创业意识、实际动手能力以及终身学习能力等，是进行深入系统专业能力培养和综合能力培养的前提。

#### （二）专业能力

专业能力是大学生职业能力培养的关键，是特定职业要求必须具备的专业素质，作为核心职业素养，是职业能力培养的关键一环。按本科教学质量国家标准要求，药学类本科生应具备以下专业能力。

**1. 掌握药学基础学科的基本理论与方法**　掌握与药学相关的数学、物理学、化学、生物学、医学等学科的基本理论与方法。

**2. 掌握药学的基本知识与实验技能** 掌握药物化学、药剂学、药理学、药物分析学等学科的基础知识、基本理论、基本技能，受到各学科实验技能、科学研究方法的基本训练；具备从事药物研发、生产、流通、管理、质量控制和药学服务的基本能力。

**3. 掌握药学相关方面的知识及能力** 具有较强的计算机应用能力，能够掌握文献检索、资料查询及运用现代信息技术获取相关信息的基本方法，了解药学及相关学科的发展动态和前沿信息，熟悉药事法规、政策，熟练应用一门外语。

### （三）综合能力

综合能力是大学生职业能力培养的重点。综合能力是考量大学生能否胜任工作岗位的重要指标，主要包括社会能力与个人能力。社会能力主要指个人在团队中的协作发展、交往合作以及运用理论解决实际问题的综合素养。具备良好的环境适应能力、人际交往能力、团结协作能力以及心理承受能力是在工作中开拓进取的重要条件。个人能力应达到国家思想政治教育以及职业素质等方面的要求，主要包括爱岗敬业、严谨认真、诚信友善的职业道德和职业人格，是职业能力中最活跃的能动要素。个人能力的提升可以调动就业者的积极性和主动性，从而促进其他能力的培养。个人能力为社会能力提供发展前提，社会能力为个人能力提供发挥空间，二者相互依存、相互促进，共同推动大学生职业能力的提升。

## 二、药学职业能力的培养途径

### （一）课堂学习

课堂教学是培养大学生职业能力的主阵地。通过思政教育课程的学习，培养学生热爱祖国、拥护党的领导的基本政治素养，树立正确的人生价值观，以及服务人民健康事业的崇高理想；通过专业课程学习，使学生掌握本专业的基础知识、基本理论与基本技能，了解药学学科发展前沿，熟悉药品行业发展趋势，具备从事本专业相关工作的基本能力；通过选修课程的学习，拓展学生的认知视野，发展个人兴趣爱好，提高人文素养或创新就业能力。

课堂学习也是培养学生自主学习、终身学习能力的主要途径。近年来随着“以学生为中心”教育教学改革的不断深入，学生学习能力已成为人才培养的关键目标之一，也成为学生毕业后进一步事业发展的主要驱动要素。因此，学生在课程学习时应注意养成良好的自主学习习惯，积极思考问题，主动获取知识，及时归纳总结，注重动手实践能力训练，培养专业兴趣，促进终身学习能力养成。

药学类专业为实践性专业，实践技能是学生专业素质培养的重要部分。专业实践能力是指药学专业领域要求学生必须具备的专业技术与能力。各学校均按照培养目标建立了药学专业实践体系，培养学生的专业实践能力。大多院校的实验课包括课程实验、综合性与设计型实验、开放性实验等，培养学生不同学科的实验技能，以及综合应用多学科知识与技能解决较为复杂科学问题的创新思维及能力。

### （二）科研训练与毕业论文

大学生在校期间实习前的科研训练，除了实验课程以外，还可参与大学生开放性与创新性试验、大学生创新创业项目、参与教师科研项目等。学生应根据自身学习情况及兴趣爱好，积极参与以上科研能力训练项目，培养科学研究兴趣，提高动手实践能力，促进课程内容学习。

本科毕业论文属于药学生培养的必修环节，是培养学生创新能力、实践能力和创业精神的重要实践过程，也是学生运用已学知识、理论和技能研究和解决问题的一次综合训练，也是对大学期间所学知识与技能掌握程度的一次综合测试。国家标准要求毕业论文原则上应为实验性论文，选题应符合医药行业人才能力素质目标要求，并结合药学科研与药品生产的实际问题。

### （三）见习实习

药学类专业见习是指大学生在进行专业实习前，通过学校组织或经学校同意后自主联系等方式，到药品企业或医疗机构等进行相对集中的观摩学习，以达到熟悉工作纪律、了解工作流程和规范的教育教学安排。专业见习有助于学习了解和熟悉药学行业现状，促进理论联系实际，增强专业兴趣，促进学生职业方向的形成，也为后期专业实习奠定了基础。

专业实习是药学专业人才培养中重要的实践性教学环节，是药理学、药剂学、药物分析、药物化学、药事管理学等专业课程课堂教学内容的延伸和扩展，通过专业实习可使学生了解药品工业化生产和药房管理等具体运作及其相关药学知识，增加学生的感性认识，藉以巩固和充实所学专业的基础理论和实践技能，丰富有关药品生产、检验、流通、使用、研究与开发等领域的基本理论、基本知识和基本技能，培养学生从事新药研究与开发、药物评价、药品生产管理、质量保证和合理用药指导等专业能力，培养学生适应社会和药学工作环境的能力，具备良好的团队协作、和谐的人际交往素养，综合培养和训练学生理论联系实际，独立观察、分析、解决问题的能力，增强社会适应能力。

### （四）大学生创新创业

近年来，大学生创新创业工作已成为大学生培养的基础工作之一，参与的学生越来越多，创新创造水平逐年提升。从国家到地方，包括部分社会团体，以及各学校均提供了相应条件资助大学生开展创新创业项目训练。学生根据学习特长及兴趣爱好，应积极参与此类项目申报与实施，通过查询资料，开展立项可行性论证、试验方案的设计、项目申报书的撰写、项目汇报 PPT 的制作、现场答辩，项目获得立项批准后开展实验操作、试验结果的归纳分析，科研论文的撰写发表以及结题报告的撰写准备等工作，渐进培养学生的创新精神和创新能力。

创业是指创造新的职业，创办新的企业。大学生创业就是改变就业观念，利用所学的知识、才能和技术以自筹资金、技术入股、寻求合作等方式创立新的就业岗位。大学生创业不仅可以自己就业，还可为他人创造就业机会，提供就业岗位，由被动求职到主动创业，把知识的拥有者变为创造价值贡献的创业者。大学生创业需要在校期间有意识地加强自身素质与能力的培养，树立立志创业的理想和志向，并和实际学习目标结合起来，在学习过程中不怕困难和挫折，出色地完成学业；同时，应积极参加各种实践活动，在确立目的、制订计划、选择方法、执行决定和开始行动的整个实践活动中，实现意志目的，锻炼意志品质。在此基础上，还应加强意志的自我锻炼，注意培养提高自我认识、自我监督、自我学习的能力。

### （五）社团活动

学生社团是高校第二课堂的主要抓手，具有独特的育人功能，社团活动已成为构建大学校园文化的主力，大学生社团活动是高校立德树人和提升大学生综合能力与素质的基本载体。学生通过参与社团活动，有助于培养独立意识和积极向上的人生态度，有助于培养学生的集体意识与责任意识。社团内团结互助、平等友爱、共同前进的人际关系，可潜移默化地使大学生的集体主义观念得以增强；同时，社团活动有助于大学生发挥特长，发掘潜能，提升综合素质。

研究发现，大学生参加社团活动各维度与大学生社会性发展之间具有正向关系，并且大学生参加社团活动的次数、持续参加活动的年限、参加社团的种类数、与社团其他成员交往的次数对大学生的道德认知、政治态度、角色适应、个性发展可产生不同程度的影响。积极参加社团活动对大学生社会性发展具有促进作用，参加不同种类的社团活动，社会性发展的不同方面表现也有差异。

### （六）社会实践

大学生社会实践是高校思政课程和实践育人的重要内容，主要指在高校党委学生工作部、校团委或思政治课教师指导下，大学生深入社会开展志愿服务、公益活动、跟岗见习、实习实训、考察调研和体验历练等系列活动的过程。社会实践是高校立德树人和思政教育的重要构成和实现途径。

社会实践是课堂教育的延伸和升华，是培养大学生运用理论知识分析问题、解决问题能力的重要途径，在加强大学生基础理论教育、专业知识教育的同时，可着重培养和锻炼大学生在社会实践中运用和发展知识的意识和能力。通过寒、暑假期间的社会实践活动，有助于使学生逐步认识社会、了解社会、体验社会，丰富学生的社会经验，让学生了解药学相关专业等行业现状，将自己所学的专业知识和社会实践融合起来，做到理论与实践相结合，为今后就业打下坚实的基础。

鼓励支持学生参加社会实践活动有利于培养学生坚定的理想信念，帮助学生练就过硬的本领，提升其适应社会的能力。通过在社会实践中广泛接触社会，了解国情社情，与广大普通群众的深入接触，有利于大学生将所学知识与实际相结合，养成脚踏实地的作风。

目前全国性的社会实践活动主要有大学生暑期“三下乡”社会实践活动，学生通过组建团队，结合党史学习宣讲、乡村振兴战略、医疗卫生服务、关爱留守儿童等主题，深入爱国主义传统教育基地、革命老区、贫困地区、地震灾区等地，以走访调研、宣讲报告、医疗服务等形式，深入社会，服务社会，了解国家发展现状，投身志愿服务，培养责任意识，坚定理想信念。

## （七）认知与实训

认知与实训是本科教学计划中非常重要的实践性教学环节，各学校制订不同的认知与实训内容，以实现不同的培养目标。如 GMP 认知与实训，可让学生掌握 GMP 的概念、内涵及 GMP 的各种原则和具体要求，以及在制药企业的实际应用等，增强学生对药物制剂生产制备、质量检测的了解，增强感性意识；又如药房认知可作为药学专业学生理论与实践、课堂与临床之间的桥梁。通过药房认知，使学生的理论知识得到巩固，由抽象到具体，由生疏到熟悉，同时药房认知也是培养语言表达能力、药房服务、工作态度的过程，通过药房认知学生能准确表达自己的思想、观点、意见、建议，以求所表达的信息使顾客能理解、明白、接受，激发并提高学生主动参与的意识，倡导优良的沟通表达意识。

## （八）学科竞赛

学科竞赛活动是在紧密结合专业知识的基础上，以竞赛的方法激发学生理论联系实际，促进实践教学，增强学生学习兴趣，激发学生主动发现问题、解决问题，以提高学生的综合能力。目前全国综合学科类竞赛类活动主要有“互联网+”大学生创新创业大赛、“挑战杯”全国大学生课外学术科技作品竞赛和“挑战杯”中国大学生创业计划竞赛、全国大学生创新创业年会（国家级大学生创新创业训练计划）。

被誉为“药学挑战杯”的“全国大学生药苑论坛”是由中国药科大学于 2008 年发起创立的药学类大学生创新论坛，主题定为“大学生创新创业成果交流”，每年举办一次，已发展成为国内药学院校本科学生开展创新创业成果交流展示的品牌论坛。中国药科大学发起设置的“全国医药院校药学/中药学专业大学生实验技能竞赛”同样也是为了加强药学/中药学实验教学，激发学生对实验的兴趣，培养学生综合素质和创新能力，塑造学生学术道德和科研品格。

除了全国性的学科竞赛以外，各省市以及高校也举办相应的活动，如实验技能大赛、创新创业大赛等。在校生应根据自身学习情况，在教师指导下，积极参与以上学科竞赛活动，在提高科研素养的同时也可开拓视野，增加自信，进一步激发创新创业能力。

## （九）人文修养

人文素养是大学生人格、气质与修养的综合表达，对于健全人格、改善思维方式、提高综合素质具有重要的促进作用。在校大学生应养成良好的阅读习惯，加强传统文化学习，阅读国内外经典名著，促进认知文化素养、道德文化素养、行为文化素养以及人文精神素养的养成，并积极参加学校组织的各类社会实践，不断提升自身人文素质修养，为将来更好地从事药学工作奠定基础。

### （十）体育锻炼

本科教学质量国家标准要求，大学生应掌握体育运动的一般知识和基本方法，形成良好的体育锻炼和卫生习惯，达到国家规定的大学生体育锻炼合格标准，能够正确认识自我且心理健康。

著名的体育教育家马约翰先生曾说，“体育是培养健全人格的最好工具”。中国奥林匹克运动的先驱张伯苓也曾说，“教育里没有了体育，教育就不完全”。体育运动不仅能够强身健体，而且处处体现着德育的功能，对陶冶情操、启迪智慧、壮美人生，对于培养团结、合作、坚强、献身和友爱精神，弘扬民族精神，对于人的意志品质、自信心、心理调节能力以及健康生活方式的培养，都有着积极的作用。体育既是素质教育的重要内容，又可以通过育体进而全面育人，同时体育锻炼可以调节心情，振奋精神，还有助于大学生不良情绪的宣泄，可以增强人的人际交往，促进身心和谐。

大学生可以根据自身身体素质及学校体育设施条件，选择适合自己的运动项目，遵循体育锻炼规律，合理安排运动时间，可以围绕特长和兴趣爱好固定一两个专项坚持锻炼，充分调动自觉锻炼的积极性，养成长期锻炼的习惯，保持身心健康，提高学习效率和生活质量。

# 第三节　药学类专业学生职业发展规划

对于大学生来说，职业生涯规划有助于提高未来的职业竞争力，而职业生涯目标的设定，则是职业生涯规划的核心。只有树立了目标，才能明确奋斗方向。

## 一、职业生涯规划的概念及意义

### （一）职业生涯规划的概念

人的职业生涯发展分为成长、探索、创业、维持、衰微 5 个阶段。职业生涯规划就是一个人根据对自身及环境的了解，对自己的职业发展及人生道路进行系统规划和调整的过程。大学生的职业生涯规划是指学生通过对自我的认知和环境的了解，在专业人员的帮助下，对自己的学习、工作、生活进行规划。

职业生涯规划指大学生在校期间对未来职业进行的总体规划，大学生可根据个人的兴趣、能力、学识、性格、价值取向等多种因素明确职业发展方向。只有制定了明确的职业生涯规划，大学生才能有的放矢地完成学业。调查发现，近三成大学生表示对自己未来的职业发展没有明确的规划。在就业指导课程的教学中，学校对在校生职业生涯规划的引导较少。就业指导课程缺少对学生职业发展的可持续性引导，致使大学生缺乏明确的职业生涯规划，不能准确进行职业定位。

### （二）职业生涯规划的意义

每份工作、每个个体，都有自己的优势与不足。如何知己知彼，扬长避短，实现个人与工作的最佳契合，是每个人职业生涯中非常重要的课题。对于大学生来说，在学校期间尽早明确未来目标和方向，能够使自己有明确的奋斗目标，促进个人的个性发展和综合素质的提高，能够较好地认清形势、找准位置，合理安排学习生活，以便转换传统就业观念，适应社会需要，找到满意适合的发展模式，给自己的高校生涯画上完美句号，将自己的才能在接下来的工作旅程中进行最大限度的发挥。

职业生涯规划也是一种对自身职业及人生进行分析、规划、安排、调整的能力，掌握了这种能力，即便日后就业环境等主、客观条件发生了变化，学生仍然能够及时调整目标，重新为自己规划好职业道路。

## 二、职业生涯规划的原则和方法

### （一）正确认识自我

职业生涯规划的第一步，需要对自我有一个清晰的认知，包括对自我的世界观、人生观、价值观、性格与兴趣、能力等的认知。职业规划的第一步，应当是人生规划，在进行职业规划前，首先要从三观的角度明确自己的人生目标、价值取向和追求，这样做出的人生规划才能给个人的职业规划作最好的指引，从而提高最终职业规划的准确性及对个体的适用性。

### （二）评估职业环境

大学毕业生在做职业生涯规划时要足够了解周围的相关环境，从而评估环境因素对职业生涯规划的影响，不断分析环境的特点以及环境发展变化的情况，要去把握环境因素的优势与劣势。环境因素包括自身环境和外界环境两大方面。外界环境包括宏观环境和行业环境，自身环境可以包括自身的家庭环境及教育背景等，两者之间相互关联。例如各行业、各领域对求职者学历的要求不同，因此在做职业规划的时候必须对自身的教育背景作考量。

### （三）找准职业定位

职业定位就是大学生基于可持续发展设定的职业生涯规划目标与自身潜能和客观存在的条件寻找最佳职业生涯规划定位。通过对行业的深入认知，对自我的正确评判，结合上述多个维度，即“世界观、价值观、人生观、性格、兴趣、能力、技能、教育、人脉、家庭”，锁定目标之后，把目光放到未来自己想从事的方向上。

### （四）确立职业目标

确立目标是大学毕业生职业生涯规划组成中重要一部分。通常目标会有短期、中期、长期和永久目标之间的区别。永久的目标需要大学生长期不断奋斗才有可能得以实现，在确立永久目标时，不但要考虑现实情况，还要思考目标的可行性。在建立短期目标的时候也要相对更具体，更具操作性。

### （五）制订实施策略

制订实施策略就是给职业生涯规划的目标找到可行性方案。如果没有实际行动，那职业目标就只是一种空想，所以要制订详细的目标行动方案，更要把行动方案落实到地。

### （六）适时调整计划

职业生涯规划的目标与计划不是一成不变的，是要在不断实践中去检验其可行性，从中得出有效的结果，从而可以及时判断职业生涯规划环节中出现的问题，并且及时找出相应的对策进行解决，并不断对规划进行修改与完善。随着自身条件及外部环境的变化，也可以适时调整自己的职业规划，使之更加符合个人发展及社会需要。

## 三、药学类专业学生的职业生涯规划

随着我国经济的稳步发展，人均可支配收入也在稳步上升，人民的健康保健意识也在逐步增强，随着《中华人民共和国药品管理法》等法律法规的修订，医疗改革的实施进入了新阶段，“药品高质量发展”等发展战略的提出，当前我国医药行业发展的核心理念集中在保障人民用药安全、有效、可及，以及鼓励创新、提高医药产品质量等方面，药学的职业内涵和工作岗位也在不断发生着变化。因此，如何规划职业生涯，并在此基础上规划大学生活，是每一位药学生应当尽早思考的。

要做好药学职业生涯规划，应当做到“由内及外，再回归于内”，首先做到对自我有充分的认识和分析，根据学习专长、兴趣爱好、性格特点、价值取向、社会与家庭环境，再结合对宏观政策和行业发展的了解，选择职业领域，制订职业目标及职业生涯规划，并以此来指导大学生的学习生活。

具有探索精神、锲而不舍精神的学生可从事药物研究与开发等方面的工作；做事有条不紊、准时细心的同学可选择药物生产、药物质量控制等方面的工作；性格外向、善于与人沟通的同学可选择临床药学、药物营销等方面的工作；原则性强、情绪稳定的同学可选择监督管理等方面的工作。总之，药学生可根据兴趣爱好以及自身特长，结合各就业方向的特点综合评判，制订有利于自身发展需要的职业目标和规划。

职业无高低贵贱之分，无论从事药品研发、生产、流通、使用或其他相关领域，适合自己才能有好的发展。职业领域确定后，应有意识地加强相关专业知识与技能学习，加强对相关行业现状及发展趋势的了解，积极参加相应领域的社会实践，培养对该领域的兴趣与热爱，为毕业后工作或继续深造作好准备。

## 本章小结

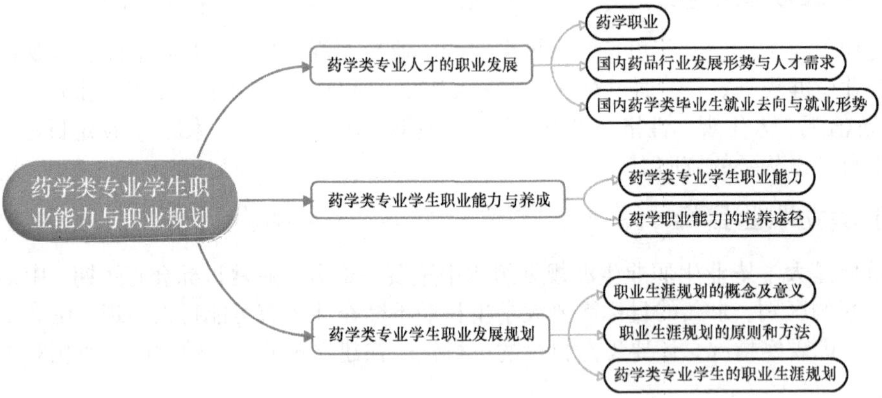


## 思考题

1. 药学类专业学生应如何养成关心、关注药品行业发展的良好习惯？
2. 药学工作者的职业道德应从哪些方面养成？
3. 根据所在学校教育教学条件，思考制订个人在药学职业能力培养方面的学习计划。
4. 试结合个人性格特点、兴趣爱好以及区域医药行业人才需求，制订个人的职业规划。

（许小红　胡昌华）

# 参考文献


巴雪冰，杨连生，郭驰. 2018. 社团活动对大学生社会性发展的影响研究. 大连理工大学学报，39（1）：65-71.
白仁仁. 2019. 药物研发基本原理. 北京：科学出版社.
毕开顺. 2016. 药学导论. 4版. 北京：人民卫生出版社.
毕开顺. 2021. 药学导论. 5版. 北京：人民卫生出版社.
樊陈琳，姚文兵，吴晓明. 2021. 我国高等院校临床药学教育内涵式发展探析. 中国医院药学杂志，41（02）：119-124.
范大超. 2021. 新药临床试验实践. 上海：上海科学技术出版社.
方亮. 2022. 药剂学. 9版. 北京：人民卫生出版社.
冯变玲. 2022. 药事管理学. 7版. 北京：人民卫生出版社.
冯国忠. 2015. 医药市场营销学. 3版. 北京：中国医药科技出版社.
郭丽，柴慧芳. 2018. 药物化学. 北京：科学出版社.
郭宗儒. 2017. 后来居上的降脂药阿托伐他汀. 药学学报，52（12）：1970-1974.
杭太俊. 2022. 药物分析. 北京：人民卫生出版社.
郝国祥，郑义，黄欣，等. 2022. 基于成果导向教育理念的临床药学专业本科培养模式的建设与实践. 中国药房，33（13）：1635-1641.
侯雪莲，武志昂. 2015. 我国高等临床药学教育发展述评及对策研究. 医学与哲学（A），36（04）：64-67.
胡昌华. 2023. 生物技术药物学. 北京：人民卫生出版社.
简敬一，陈辉煌，洪其生，等. 2020. 基于液相色谱分离的天然产物药物活性成分筛选技术研究进展. 药学学报，55（7）：1504-1510.
蒋学华. 2013. 药学概论. 北京：清华大学出版社.
李俊. 2018. 临床药理学. 6版. 北京：人民卫生出版社.
李萍. 2020. 生药学. 4版. 北京：中国医药科技出版社.
刘钢. 2020. 头孢菌素C的生物合成及其调控. 四川师范大学学报（自然科学版），43：569-579+566.
刘建平. 2016. 生物药剂学与药物动力学. 5版. 北京：人民卫生出版社.
罗玉晶，杨悦，杨静玉，等. 2017. 我国临床药学教育的现状分析. 中国大学教学，5：89-92.
罗臻，刘永忠. 2018. 医药市场营销学. 2版. 北京：清华大学出版社.
门瑞雪. 2021. 人的全面发展视域下的大学生职业能力培养. 人民论坛，12：86-88.
乔雪，张亚群，果德安，等. 2022. 中药药效物质研究方法及进展. 中国科学：生命科学，52（6）：908-919.
石天放，崔力，王月君，等. 2022. 关于提高我国药品流通行业集中度的研究——以美国、日本为借鉴. 中国食品药品监管，4（219）：43-56.
王沥. 2012. 诺贝尔奖中的科学：生理学或医学奖卷. 北京：科学出版社.
王欣然，姚文兵，孙小丽. 2018. 我国药学类本科专业结构调整的研究与思考. 中国高等医学教育，1：32-33+65.
吴春福. 2020. 药学概论. 5版. 北京：中国医药科技出版社.
徐寒梅. 2020. 新药非临床研究与开发. 北京：中国医药科技出版社.
杨宝峰. 2022. 药理学. 9版. 北京：人民卫生出版社.
叶敏，秦路平. 2022. 生药学. 8版. 北京：人民卫生出版社.
詹蕾，黄承志. 2022. 药物分析及药物分析学发展史探究. 西南师范大学学报（自然科学版），47（7）：97-100.
张冰，徐刚. 2005. 中药不良反应概论. 北京：北京大学医药出版社.
张蓬，王爱萍，刘沙，等. 2023. “新医科”背景下药事管理学信息化教学探索. 药学教育，39（01）：67-70.

赵军宁，杨明，陈易新，等. 2010. 中药毒性理论在我国的形成与创新发展. 中国中医药杂志，35（7）：922-927.

中国药学年鉴编辑委员会. 2021. 中国药学年鉴. 北京：中国健康传媒集团中国医药科技出版社.

周四元，韩丽. 2017. 药剂学. 北京：科学出版社.

周威，袁兴妹，刘香，等. 2019. 药学公共科研平台在药物分析学科发展中的作用. 药学教育，35（1）：66-69.

（德）格哈德克勒贝. 2019. 药物设计：方法、概念和作用模式. 上海药明康德新药开发有限公司译. 北京：科学出版社.

Dumontet C, Reichert JM, Senter PD, et al. 2023. Antibody-drug conjugates come of age in oncology. Nat Rev Drug Discov 22，641-661.

Giustiniano M，Gruber CW，Kent CN，et al. 2021. Back to the medicinal chemistry future. J Med Chem，64，15515-15518.

Jigang Wang, Chengchao Xu, Yin Kwan Wong, et al. 2019. Artemisinin, the magic drug discovered from traditional Chinese medicine. Engineering，5（1）：32-39.

Liu M，Cao Y，Lv DY，et al. 2017. Effect of processing on the alkaloids in aconitum tubers by HPLC-TOF/MS. Journal of Pharmaceutical Analysis，7（3）：170-175.